Springer

Machine Learning in
Dentistry

机器学习与口腔医学

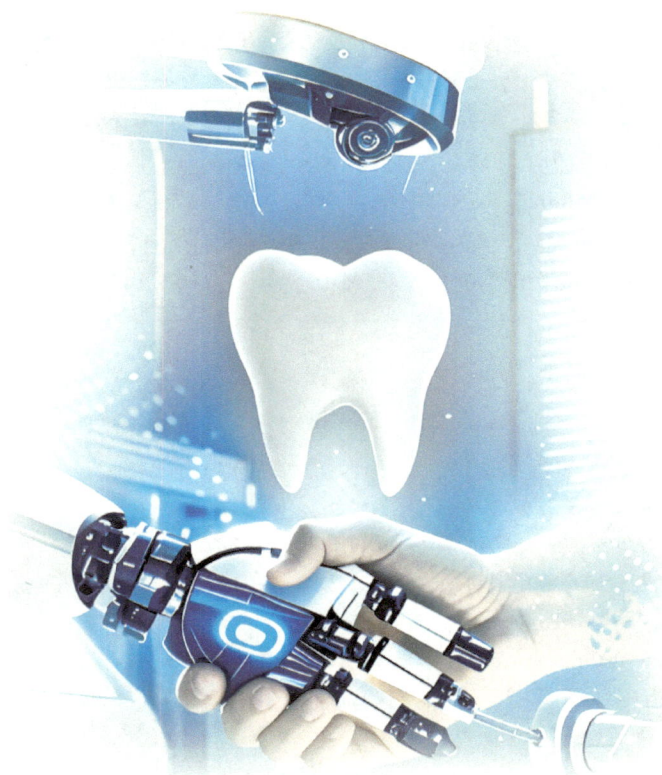

主编 | [美] Ching-Chang Ko 柯庆昌
[美] Dinggang Shen 沈定刚
[美] Li Wang 王利

主审 | 白玉兴

主译 | 谢贤聚　李文杰　王亚杰

中南大学出版社
www.csupress.com.cn
·长沙·

著作权合同登记号：图字 18-2025-033

First published in English under the title
Machine Learning in Dentistry
edited by Ching-Chang Ko, Dinggang Shen and Li Wang
Copyright © Springer Nature Switzerland AG, 2021
This edition has been translated and published under licence from
Springer Nature Switzerland AG.

图书在版编目（CIP）数据

机器学习与口腔医学 /（美）柯庆昌,（美）沈定刚,
（美）王利主编；谢贤聚, 李文杰, 王亚杰主译. --长沙：
中南大学出版社, 2025.4.
　　ISBN 978-7-5487-6183-9

　　Ⅰ. R78-39
　　中国国家版本馆 CIP 数据核字第 20251UZ585 号

机器学习与口腔医学
JIQI XUEXI YU KOUQIANG YIXUE

主编　Ching-Chang Ko 柯庆昌　　Dinggang Shen 沈定刚　　LiWang 王利
主译　谢贤聚　李文杰　王亚杰

□出 版 人	林绵优
□责任编辑	陈　娜
□责任印制	李月腾
□出版发行	中南大学出版社
	社址：长沙市麓山南路　　　　邮编：410083
	发行科电话：0731-88876770　　传真：0731-88710482
□印　　装	广东虎彩云印刷有限公司

□开　　本	787 mm×1092 mm　1/16	□印张 13.25	□字数 318 千字
□版　　次	2025 年 4 月第 1 版	□印次 2025 年 4 月第 1 次印刷	
□书　　号	ISBN 978-7-5487-6183-9		
□定　　价	200.00 元		

编 委 会

主编 Ching-Chang Ko 柯庆昌
（美国俄亥俄州立大学）
Dinggang Shen 沈定刚
（中国上海科技大学生物医学工程学院）
Li Wang 王利
（美国北卡罗来纳大学教堂山分校）

主审 白玉兴

主译 谢贤聚　李文杰　王亚杰

译者 （按姓氏笔画排序）
马雁崧（首都医科大学附属北京口腔医院）
王少烽（首都医科大学附属北京口腔医院）
王宇凤（北京朗视仪器股份有限公司）
方东煜（首都医科大学附属北京口腔医院）
左飞飞（北京朗视仪器股份有限公司）
石田蕾（北京朗视仪器股份有限公司）
冯睿琦（北京朗视仪器股份有限公司）
刘　海（中南大学湘雅口腔医院）
孙　玥（首都医科大学附属北京口腔医院）
李浙杭（中南大学粉末冶金研究院）
谷颖之（首都医科大学附属北京口腔医院）
张　宁（首都医科大学附属北京口腔医院）
张　珂（首都医科大学附属北京口腔医院）
张　莉（首都医科大学附属北京口腔医院）
张海萍（首都医科大学附属北京口腔医院）
陈　珺（中南大学湘雅口腔医院）
殷金磊（北京朗视仪器股份有限公司）
常　莜（首都医科大学附属北京口腔医院）
薛俊杰（首都医科大学附属北京口腔医院）

主审、主译简介

主　审

白玉兴：教授、主任医师、博士生导师。现任首都医
科大学附属北京口腔医院院长。中华口腔医学会副会长
及口腔医学计算机（数字化）专业委员会前任主任委员、
口腔正畸专业委员会前任主任委员、口腔医学教育专业
委员会副主任委员；北京口腔医学会会长及口腔正畸专
业委员会前任主任委员、数字化口腔医学专业委员会主
任委员等。担任北京市牙病防治所所长、北京口腔医学
研究所所长。《中华口腔医学杂志》《中华口腔正畸学杂
志》副总编辑及《北京口腔医学杂志》主编。国际牙医师
学院院士(FICD)，英国爱丁堡皇家外科学院正畸专科院士国际考官。享受国务院政府
特殊津贴。入选国家百千万人才工程。

先后承担 8 项国家自然科学基金及多项其他国家级、省部级课题，获省部级科技
奖 10 项，发表论文 337 篇，主编(译)论著 20 本。获国家发明专利 14 项，实用新型专
利 19 项。牵头组织起草制定完成了我国口腔正畸学界的第一个、第二个团体标准暨技
术指南《口腔正畸无托槽隐形矫治技术指南》和《牙周病患者正畸治疗指南》。

主　译

谢贤聚：主任医师，副教授，硕士生导师。首都医科
大学附属北京口腔医院正畸科主任。中华口腔医学会口腔
计算机专业委员会委员、学术秘书、北京口腔医学会正畸
专业委员会主任委员，北京口腔医学会口腔美学专业委员
会常务委员。北京市"科技新星"。获华夏医学科技奖。

主持、参与国家自然科学基金 5 项，发表 SCI 论文
30 余篇。获发明专利 2 项，实用新型 4 项、成果转化
2 项。主译专著《无托槽隐形矫治技术》，参编(译)专著
3 部，团体标准《口腔正畸无托槽隐形矫治技术指南》《牙
周病患者正畸治疗指南》编制工作组组长。

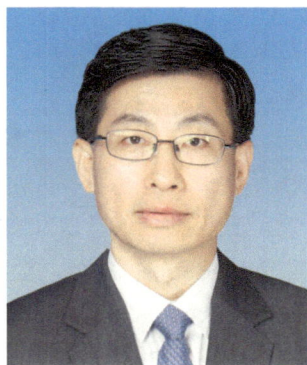

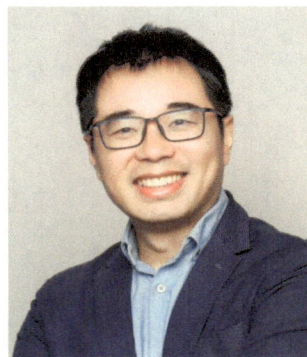

李文杰：中南大学湘雅口腔医院口腔正畸科副主任医师、副研究员、硕士生导师。湖南省口腔医学会口腔颌面数字医学及影像学专业委员会常务委员，湖南省口腔医学会口腔正畸专业委员会青年委员，湖南省生物医学工程学会理事，湖南省科学技术协会科普专家库成员。

近 5 年以通讯作者或第一作者发表论文 12 篇（Q1 区 5 篇），主持、参与 7 项国家级、省部级科研项目。拥有授权国家发明专利 4 项，实用新型专利 6 项。第十届全国大学生基础医学创新研究暨实验设计论坛总决赛（医工交叉赛道）全国金奖和最佳学术奖指导教师，美国正畸学与牙颌面矫形学杂志（AJO-DO）审稿专家（2022、2019 Top Reviewer）。主编口腔科普图书《团团圆圆爱牙记》荣获 2024 年湖南省优秀科普作品。

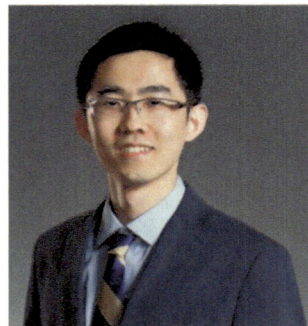

王亚杰：正高级工程师，北京朗视仪器股份有限公司副总经理兼数字化口腔事业部总经理，毕业于清华大学，多年来致力于高端医疗器械的研发与产业化，主导和深度参与了多项创新产品的研制，包括国产第一台口腔锥形束计算机断层扫描仪（CBCT）、全球首创四合一多功能 CBCT 和耳鼻喉双源锥形束 CT 等；主持和参与了多项国家及省部级科研课题，获授权专利 66 项，获北京市科技进步二等奖和北京市发明专利奖。

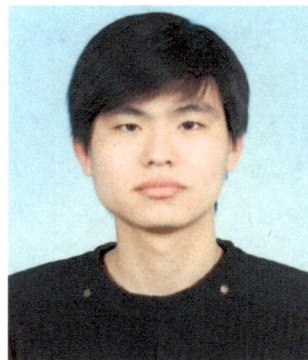

口腔领域中的机器学习

机器学习（machine learning，ML）是人工智能（artificial intelligence，AI）中的一个分支，在学术界和社会公众中均发展迅速。在当代口腔领域，锥形束计算机断层扫描（cone beam computed tomography，CBCT）、口内三维扫描、三维打印和个性化治疗计划等数字化技术在科学研究和临床应用中都发挥着越来越重要的作用。这些技术有望实现更加可预测、客观、有效的治疗，同时减少医源性并发症的发生。但要实现变革，来自各相关领域的数据科学家和口腔专家必须共同努力，开发出具有转化价值、并可应用于口腔医疗保健和生命科学领域的大数据分析。

在过去，诊断信息是通过临床沟通、石膏模型和椅旁诊视收集的。专家随后对这些信息进行综合分析，设计治疗方案并付诸实施。根据医生的经验不同，诊断、治疗计划的制定及其实施的每个步骤都可能存在巨大差异，而且这些差异是纯经验主义的。因此，传统的口腔教育很大程度依赖于对临床医生的眼、手和判断力（批判性思维）的反复训练，以尽量减少标准化诊疗中的差异。即便在专业院校和终身继续教育中花费大量时间，也仍然无法保证每个人都能达到相同的专业水平。

现如今，新技术可以取代人类的眼睛和双手，人工智能可将人类的学习过程教授给机器来弥合教育差距。许多医疗工作者已将数字技术整合到实际工作流程中，减少了对操作技能和视觉识别的依赖。计算机软件在整合这些技术以改善客观感知、认知和经验操作方面还处于初级阶段。然而，口腔领域中的机器学习是指从大数据、文献、经验和结果依赖性学习（outcome-dependent learning）中开发个性化的精准操作，并改进诊断和治疗计划。其中包括对大型、复杂"组学"数据集的分析，如颅面疾病的基因位点和生物标志物。

本书的目的是回顾当前涉及机器学习的临床系统和口腔研究，及其在各口腔亚专业之间的关联。书中展示的例子代表了当代口腔领域中应用机器学习方法可能带来的机遇和挑战。我们邀请了专家们就以下四个领域发表评述。

机器学习在口腔影像学中的应用

口腔医生通常通过阅读放射影像片来诊断颅颌面部异常，以识别潜在问题。然而，读片可能出现偏差，诊断的准确性取决于医生的经验。由于 3D 图像数据量更大且依赖操作者经验，其读片的任务压力更大。使用机器学习进行图像增强，可以使诊断更加准确和客观，并且可以使治疗方案个性化。

计算机不会因处理繁重的任务而感到疲倦，它可以接收大量数据并快速处理信息。首先，计算机接收一组标记为结构健康和不健康的放射影像图片。当计算机获取相应的专家诊断数据后，它可以根据与某种疾病或健康解剖结构相关的图像特征进行分类。因此，将一个新病人的影像图片输入计算机时，机器很容易地将其与在专家诊断训练集中的图像特征相匹配。市面上已经有能够检测 2D 全景片特征的机器学习程序，如 denti. ai 或 dentistry. ai。在本书中，我们将深入探讨计算机在机器学习和深度学习辅助 3D 图像分割和标志点检测方面中发挥的作用。第一至五章介绍了相关算法，并举例说明了其在颅面骨骼结构增强、面部表面识别以及正颌外科手术模拟中的应用。

机器学习在口腔疾病诊断及治疗计划中的应用

在进行医学诊断时，口腔医生会收集患者的主诉、病史、谈话交流和放射影像学资料。其中一些信息是描述性的，因此口腔医生必须具有丰富经验且处于最佳状态，以便仔细关注患者叙述中的每一个字的细微差别。因为须综合这些词汇才能作出正确的诊断，口腔医生可能很容易出现误诊。在 2011 年，牙医对口腔病变的误诊率高达 43%(Kondori 等人)。这个数字高得惊人，表明还有很大的改进空间。在医学领域，有各种各样的商业软件用于对病理图像的自动注释，而本书则侧重于使用人工智能进行临床诊断和治疗计划。

自然语言算法是机器学习/深度学习的一部分，可支持关键词搜索并识别描述性陈述的频率和模式。第六至九章介绍了用于正畸诊断和治疗计划的最先进的人工智能技术。这包括面部识别、头影测量分析、图表分析、自动生成问题列表和治疗计划、颅面异常的特征描述以及正畸拔牙决策。在未来，人工智能可以节省时间并在简化任何流程的同时提高准确性。

机器学习与口腔设计/疗效评估

新兴的口内扫描仪和 3D 打印技术已经改善了口腔正畸临床的工作流程。迄今为止，数字表面模型的使用从诊断到治疗计划已有了显著扩展，例如正畸隐形矫治。从牙弓中自动分割牙齿已应用于修复体设计、牙齿位置设计和排列、个性化治疗以及以患者为中心的疗效评估。第十章介绍了最新的从 3D 表面模型分割牙齿的人工智能技术。口腔专业一直处于应用人工智能分析策略的前沿，利用"大数据"的优势进行个性化治疗干预，如隐形矫正。第十一章概述了机器学习及其如何进行疗效评估。具体而言，我们将重点关注颅面基因组学的最新进展以及与图像相关的评估结果。

机器学习辅助的口腔医学研究

口腔系统健康与良好的口腔医学研究紧密相关。临床研究旨在制定循证指南及研究其对广大人群健康和福祉的潜在影响。这些研究的转化价值在很大程度上依赖系统评价的有效性。第十二章对使用机器学习进行系统评价的综述。作者还讨论了应用人工智能(AI)相较于过去主要由专家进行系统回顾的缺点和潜在隐患。

人类基因组学是最早使用大数据的研究领域之一。在第十三章中，研究人员介绍了如何将机器学习和深度学习算法应用于口腔医学的组学研究中，用于分析单核苷酸多态性(SNPs)与复杂疾病的关联、CNV 和 SNV 调用以及 DNA 甲基化数据。最后，我们讨论了机器/深度学习在口腔生物力学中的潜在发展方向(第十四章)。

感谢 Springer 和所有撰稿人的供稿，感谢 Tai-Hsien 博士和 Chunfeng Lian 博士负责与撰稿人沟通的联络工作，感谢 Devan 女士对稿件的管理。特别感谢 Pastewait、Piers、Chien 三位博士和 Zheng 女士对稿件的审阅。我们相信，这本书只是当代口腔领域人工智能主题系列丛书的开端。

柯庆昌　沈定刚　王利

Contents 目 录 ▲

第一篇

机器学习在颅颌面骨骼结构CBCT分割中的应用

第一章
机器学习在颅颌面骨骼结构 CBCT 分割中的应用

Chunfeng Lian, James J. Xia, Dinggang Shen, Li Wang①

1.1　引言

　　锥形束计算机断层扫描（cone-beam computed tomography，CBCT）已被常规应用于颅颌面（craniomaxillofacial，CMF）畸形患者的诊断和治疗。与传统的多层螺旋 CT（multi-slice computed topography，MSCT）[21]相比，CBCT 放射剂量更小，检查成本更低。通过对颅颌面骨骼（即上、下颌骨）CBCT 影像的精准分割，可构建精准的三维骨骼模型。这是定量评估各类颅面畸形的必要手段[32]。然而，牙颌面 CBCT 图像的分割是具有挑战性的，主要原因包括：①CBCT 图像通常存在相当大的伪影；②由于使用低剂量辐射，CBCT 的信噪比较低；③由于诊断需求，拍摄 CBCT 时上下颌处于牙尖交错位，因而牙齿咬合面影像相互重叠。由于上述原因以及 CBCT 的图像信息较多，手动分割 CMF 的骨骼依赖于大量人力和经验，这也表明了开发自动化 CMF 骨骼分割的重要性。

　　传统的 CBCT 自动分割方法包括阈值法和形态学法、迭代法和基于模型的方法。阈值法[11]通常采用简单的强度阈值和颅面形态学标准分割骨骼，该方法对 CBCT 图像伪影极为敏感。半自动化迭代方法[15, 25]将自动分割与专家人工调整结合用于骨骼的分割。这种方法的分割性能也在很大程度上受到图像伪影的影响，例如由种植牙[28]引起的伪影。基于

---

① 本书所有作者姓名及参考文献插入均按原著照录。

＊　C. Lian · D. Shen · L. Wang
美国北卡罗来纳大学教堂山分校放射科和生物医学研究影像中心
电子邮件：chunfeng_lian@ med. unc. edu；dgshen@ med. unc. edu；li_wang@ med. unc. edu
J. J. Xia
美国得克萨斯州休斯敦卫理公会医院研究所口腔颌面外科
电子邮件：JXia@ houstonmethodist. org
Springer Nature Switzerland AG2021
C. -C. Ko et al. （eds.）, *Machine Learning in Dentistry*,
https://doi.org/10.1007/978-3-030-71881-7_1

模型的分割方法[9, 12, 14, 28]通常基于统计形状模型①(statistical shape models，SSMs)或图集②进行分割。例如，Gollmer 等人[9]提出将最小化受统计形状先验约束的目标函数用于下颌骨分割。然而这种方法只适用于形状相对简单的下颌骨，而不适用于形状复杂的上颌骨。Wang 等人[28]提出了一种基于图像块③的稀疏编码方法将上下颌骨从软组织中分割。然而，稀疏编码依赖于可变形的配准(目标和多个图集之间)以及逐个体素优化，因此基于该方法在训练和推理阶段都很耗时。

近年来，机器学习算法已成功应用于各种医学图像计算任务，如重建/合成[10, 34]、配准[5, 24]、分割[18, 19, 23, 30]、检测[8, 26, 33]和诊断[1, 16, 17]。例如，作为一种非参数集成学习方法，随机森林④(random forest，RF)[4]及其变体以随机采样的图像特征和训练样本中学习决策树⑤的集成模型，在许多分割任务中显示出具有竞争力的性能[7, 13, 30, 31]。受这些成功应用的启发，Wang 等人[29]提出了一种新的基于 RF 的序列模型。该模型将高质量(并逐渐完善)的解剖先验与外观成像特征相结合，构建一系列 RF，用于高效和全自动分割上、下颌骨 CBCT。简单地说，这种先验引导序列 RF 方法包括训练步骤和测试步骤。在训练步骤中，首先提取 CBCT 图像的外观特征和初始分割概率图(上、下颌骨)的上下文特征，在此基础上训练序列 RF 来选择判别特征进行分割概率图的迭代优化。在测试步骤使用从任意测试图像中提取的相同初始输入，将学习到的序列 RF 有序地应用于优化测试图像的上、下颌骨的概率图。

本章将详细介绍这种先验引导的序列 RF 方法。在本章 1.2 节将介绍随机森林和图像特征提取的基本背景。在本章 1.3 节将介绍先验引导的序列 RF 的工作原理。在本章 1.4 节将介绍一些基于牙颌面畸形患者 CBCT 图像数据集的实验结果。在本章 1.5 节将对本章进行总结。

1.2 背景

1.2.1 随机森林

随机森林作为一种通用的监督学习⑥方法，具有较高的效率和可扩展性，它可以看作是多个二元决策树的平均值。决策树由两类节点组成，即分裂节点和叶节点。如图 1.1 所

① 统计形状模型是一种用于描述和分析物体形状变化的统计方法。这种模型通常基于一组形状的数据样本，通过对这些样本进行统计分析，提取形状的共同特征和变化规律。
② 图集通常是指一个包含多张图片或图像的数据集合。图集可以用于训练机器学习模型、进行图像识别、图像分类、图像检测等任务。
③ 图像块是指图像中的一个小块区域或片段。这个概念通常用于将大尺寸图像分解成更小的部分，进而通过补丁来实现图像处理、图像识别以及其他一些视觉任务。
④ 随机森林是利用集成学习的思想将多棵树集成的一种算法。通过构建多个决策树并结合它们的预测结果来进行分类或回归任务。
⑤ 决策树是一种用于分类和回归任务的非参数有监督学习算法。它是一种分层树形结构，由根节点、分支、内部节点和叶节点组成。其目标是创建一个模型，通过学习从数据特性中推断出的简单决策规则来预测目标变量的值。
⑥ 监督学习是指从标注数据中学习预测模型的机器学习方法，其本质是学习输入到输出的映射的统计规律。

示,分裂节点将输入数据路由到其左侧或右侧子节点。每个叶节点都是连续二元分裂的终端,存储路由到它的训练样本信息(即不同类别的比率)。所有的决策树都是用随机采样的训练数据(即 Bootstrap 样本①)独立训练,每个分裂节点都与随机采样的特征/描述符子集的特定分裂函数相关联。

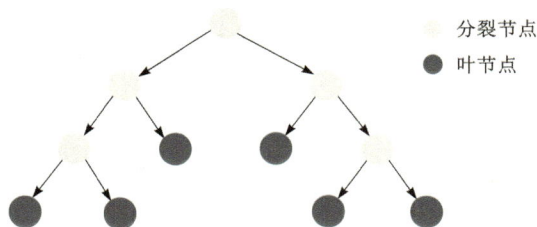

图1.1　深度为3的简化二元决策树

（图例：分裂节点、叶节点）

在这一节的余下部分将介绍一些关于随机森林的基础背景,包括二元决策树的构建,并针对分类问题训练随机森林。

1.2.1.1　二元决策树的构建

在给定一组训练样本(例如 CBCT 体素)和一组可以提取的特征(例如,Haar-like 特征②)中,通过每次二元分裂最大化每个子集的纯度,训练决策树将样本递归到不同的叶节点。在分类的情况下(例如,预测 CBCT 体素是否来自上颌骨、下颌骨或背景),子集的纯度根据分配给它的训练样本标签来定义。即各自的分割函数应该鼓励将训练集划分为具有相同标签的子集。设 S 是一组到达分裂节点的训练样本,每个样本都有一个类标签在 $\{1, \cdots, C\}$。以集合 φ 为索引的特征随机元组,在节点上的分割方式为:

$$\left| \frac{1}{|S_{\mathrm{L}}|} \sum_c p_c^{\mathrm{L}} \log p_c^{\mathrm{L}} + \frac{1}{|S_{\mathrm{R}}|} \sum_c p_c^{\mathrm{R}} \log p_c^{\mathrm{R}} \right| \qquad (1.1)$$

其中 $S_{\mathrm{L}} = \{s \in S \mid f(s, \varphi) \leqslant t_\varphi\}$ 和 $S_{\mathrm{R}} = \{s \in S \mid f(s, \varphi) > t_\varphi\}$ 是来自 S 的二进制样本子集,$s \in S$ 则作为特定的训练样本。系数 p_c^{L} 和 p_c^{R} 分别表示第 c 类样本在 S_{L} 和 S_{R} 中的比例。运算 $f(s, \varphi)$ 表示对样本 s 的第 φ 个特征的提取,t_φ 是随机确定的对应阈值。

从根节点(即第一个分裂节点)到叶节点,通过随机采样特征子集 φ,在每个分割节点递归地操作上述步骤,直到满足以下条件之一[7]:①决策树达到预定义的最大树深度(例如,图1.1中的树深度为3)。②到达节点的训练子集太小,无法进一步分裂。③节点的纯度超过预定义阈值。当分裂停止时,将相应的节点作为叶节点,并存储有关到达该节点的训练集标签信息。

训练结束后,所有测试样本会回到根节点。然后根据相关的分裂函数递归路由到后续的分裂节点,直到它到达叶节点。测试样本属于何种类别的概率由各自叶节点中存储的训练样本的标签信息决定。

1.2.1.2　随机森林的构建

随机森林是一系列二元决策树的集合。通过对不同的训练子集进行随机采样来替换

---

① Bootstrap 样本是一种通过有放回地从原始数据集中抽取样本来生成新样本集合的统计方法。Bootstrap 方法常用于统计推断和机器学习中,用于估计总体参数的置信区间、方差等。

② Haar-like 特征是一种用于目标检测和特征提取的特征描述方法,最初被用于 Viola-Jones 人脸检测算法。Haar-like 特征是基于 Haar 小波基函数的一种特征表示方法,通过计算图像中不同位置、大小和形状的矩形区域的灰度差异来描述图像特征。

原始训练集(如自举采样)以及通过随机选择特征来对决策树进行独立训练,可以大大增加模型的多样性并提高泛化能力[4, 7]。

每棵训练树的叶节点存储着被路由到它的训练样本的分布(类标签)。在推理过程中,每个测试样本会到达每棵树中的一个叶节点,利用训练样本各自的标签分布来推断这个测试样本的类别概率。最终将来自所有树的标签分布值归一化为每个测试样本的类别可能性,并将标签确定为具有最大可能性的类别。

值得一提的是,与其他分类模型(如支持向量机)相比,随机森林在推理过程中具有高效处理高维输入特征数据的优势。这主要是因为每个测试样本只经过从根节点到每棵树中特定叶节点的一条路径。这意味着只需要提取该测试样本在特定路径中使用的特征,而不是训练期间使用的所有输入特征。

1.2.2　特征提取

在计算机视觉和医学图像计算领域,会根据不同任务的性质设计各种各样的特征。最常用的特征包括尺度不变特征变换①(scale-invariant feature transform,SIFT)[22]、Haar-like样特征[20]、局部二值模式②(local binary pattern,LBP)[2]和定向梯度直方图(histogram of oriented gradients,HOG)[6]。

考虑计算效率,笔者使用 3D Haar-like 特征[29]构造先验引导序列随机森林。体积中每个体素的 Haar-like 特征是根据从体素中随机置换一个 3D 补丁或两个非对称的 3D 补丁计算而来的。从数学上讲,给定一个体素 v 和它的两个随机移位的补丁 P_1 和 P_2,Haar-like特征定义为:

$$f(v) = \frac{1}{|P_1|} \sum_{u \in P_1} I(u) - b \frac{1}{|P_2|} \sum_{w \in P_2} I(w) \tag{1.2}$$

式中:$I(u)$ 表示体素 u 和 $b \in \{0, 1\}$ 的图像强度。研究显示[29],从原始 CBCT 图像和分割概率图中可提取 Haar-like 特征,补丁 P_1 和 P_2 在 17×17×17 邻域内采样。正如下一节将要介绍的,来自不同输入的同类特征实际上提供了互补但不同的信息。

1.3　先验引导的序列随机森林

在本章中,笔者将上、下颌骨的 CBCT 分割作为一个体素分类任务,即提取每个体素的成像特征来训练分类模型,也称为先验引导的序列 RFs。该模型预测每个体素属于上颌骨、下颌骨或背景的概率。通过在每个体素位置分配概率值最大的标签来决定最终的分割。

与其他监督机器学习方法相同,先验引导序列 RF 方法由训练步骤和测试步骤组成,细节如下所述。

---

① 尺度不变特征变换是图像处理领域中的一种局部特征描述算法。算法实质是在不同的尺度空间上查找关键点(特征点),计算关键点的大小、方向、尺度信息,利用这些信息组成关键点对特征点进行描述的问题。

② 局部二值模式是一种用来描述图像局部纹理特征的算子,具有旋转不变性和灰度不变性等显著优点。

1.3.1　训练

收集一组图集(即专家分割的 CBCT 数据)和一组训练样本,按照图 1.2 所示的流程构建分割模型。训练步骤包含三个重要组成部分:①估计每个训练图像的初始概率图;②分别从概率图和原始图像中提取上下文特征和外观特征;③构建一系列自动上下文 RFs,逐步细化训练图像的概率图。

1.3.1.1　初始概率图

使用多个专家分割的 CBCT 数据作为图集来估计上、下颌骨的初始概率图。这些初始概率图可以提供重要的解剖先验来指导自动分割模型的构建[36]。具体来说,将图集(连同相应的手动分割图)刚性对齐到每个训练图像上。对于训练图像中的每个体素,首先从所有可用的图集中统计相应位置的标签数量(即上、下颌骨和背景);然后将它们归一化(随后进行 $\delta = 2$ mm 的高斯平滑[35]),作为描述属于不同类别的体素的初始概率。这种简单而高效的策略可以生成合理的初始概率图,如图 1.2 所示。

1.3.1.2　互补的成像特征

为了全面描述每个 CBCT 图像体素,构建可靠的体素分类模型,我们从原始 CBCT 图像和上一步估计的相应分割概率图中提取成像特征(即随机 Haar-like 特征[27])。值得注意的是,来自原始图像和概率图的成像特征提供了不同且互补的信息。一般来说,原始图像提供低层次的外观信息,而分割概率图提供高层次的上下文/语义信息。利用从原始图像和概率图中提取的特征构建的分类器通常被称为自动上下文模型(auto-context model),该模型在计算机视觉[3]和医学图像计算领域都有非常成功的应用[19, 30]。

1.3.1.3　序列 RF

每个体素的上下文和外观成像特征被组合为单个特征向量,用于训练自动上下文分类模型。与其他经典的分类器(如支持向量机①和多层感知器②)相比,这里使用随机森林的主要原因是它可以有效地处理大规模训练样本(即图像体素),并可以有效地从高维输入特征空间中选择具有判别力的特征。

为了逐步提高上下文特征的质量以实现更准确地分割,需要以串行方式训练多个自动上下文 RF,直到收敛③。即,通过从最新的自动上下文 RF 预测的分割概率图中提取上下文特征,对这些上下文特征进行反复更新,然后将其进一步外观特征相结合,以训练新的自动上下文 RF。一般情况下,整个模型的分割性能可以在有限的迭代次数内收敛。

---

① 支持向量机是一种用来解决二分类问题的机器学习算法,它通过在样本空间中找到一个划分超平面,将不同类别的样本分开,同时使得两个点集到此平面的最小距离最大,两个点集中的边缘点到此平面的距离最大。
② 多层感知器是一种前馈人工神经网络,由具有非线性激活函数的全连接层组成,至少包含三层,即输入层,隐藏层和输出层。
③ 收敛指某个值一直在往所期望的阈值靠近。

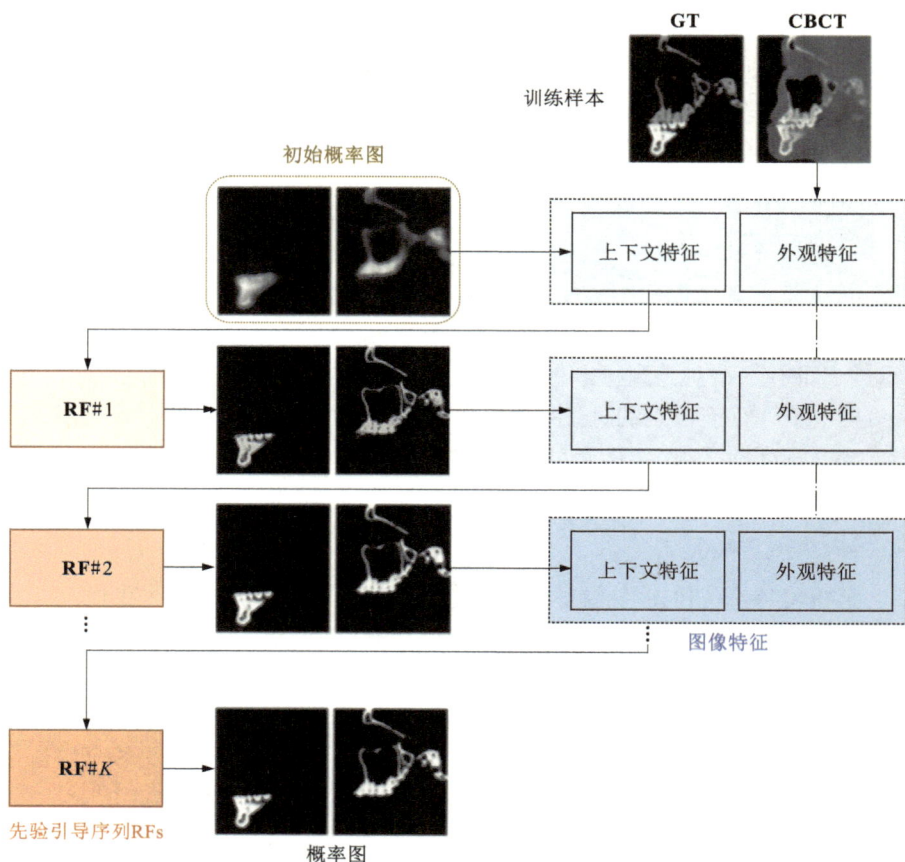

注：图中有 3 个重要的组成部分，即训练样本初始概率图的定义、成像特征的提取和一系列自动上下文 RF 的构建。GT 代表 ground truth(基准真实值①)。

图 1.2　CBCT 图像中 CMF 骨骼分割的先验引导序列 RF 训练示意图[29]

1.3.2　推理

　　训练后，将先验引导的序列 RF 有序应用于测试 CBCT 图像上，生成质量不断显著改善的上、下颌骨概率图，如图 1.3 所示。具体来说，对于图 1.3(a)所示的输入 CBCT 图像，在训练阶段使用的相同图集被刚性对齐到生成的初始概率图上[图 1.3(b)]。分别从概率图和原始 CBCT 图像中提取上下文和外观特征，并将其输入第一个自动上下文 RF 中，生成优化概率图[图 1.3(c)]。由此进一步提取更新后的上下文特征，并结合外观特征训练后续的自动上下文 RF，生成预测图[图 1.3(d)]。这个过程重复进行，直到输出最终概率图[图 1.3(e)]。该示例中的先验引导序列模型包含三个自动上下文 RF。

---

① 基准真实值是数据集中真实标签或真实值，它是机器学习中用于评估模型性能的重要指标。

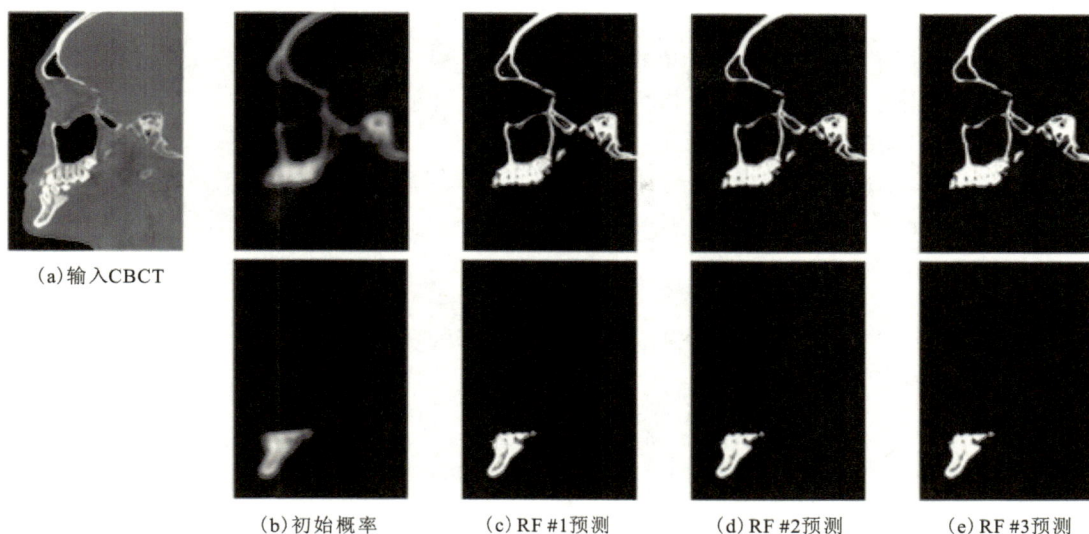

| (a)输入CBCT | (b)初始概率 | (c)RF #1预测 | (d)RF #2预测 | (e)RF #3预测 |

图 1.3　使用先验引导序列 RF 对输入 CBCT 图像进行上、下颌骨概率图的逐步优化[29]

1.4　实验

1.4.1　数据集和预处理

本研究数据集包括了 30 例接受双颌正颌手术治疗的非综合征性牙面畸形患者的 CBCT 扫描数据。这些患者包括 12 名男性和 18 名女性，年龄为 24±10 岁。CBCT 扫描数据是通过 i-CAT 机器（矩阵为 400×400，曝光时间为 40 秒）拍摄，获得各向同性分辨率的三维体（体素大小：0.4 mm×0.4 mm×0.4 mm）。所有 CBCT 图像都经过 HIPAA 匿名化，并由一位经验丰富的 CMF 外科医生使用 Mimics 10.01 软件（Materialise NV，Leuven，Belgium）手动标注真实的骨分割。手动标注一个数据大约需要 12 小时。

训练时，从每个训练图像中采样了 5000 个体素位置。以每个体素位置为中心，分别从原始图像和分割概率图中的 17×17×17 局部图像块中提取了 10000-D Haar-like 特征。训练结束后，以测试图像中的每个体素位置有序地作为中心，有序地来提取成像特征，并将其输入到训练好的模型中，从而预测各体素为上颌骨或下颌骨的概率。对一个 CBCT 数据进行自动分割大约需要 20 分钟，明显快于人工标注。

1.4.2　实验设置

通过留一法交叉验证①（leave-one-out cross-validation）对先验引导的序列随机森林方法进行评估。即通过 30 次迭代，将有序地选择 30 个受试者中的每一个作为测试样本，剩余

---

① 留一法交叉验证是指假设有 N 个样本，将 1 个样本作为测试样本，其他 N-1 个样本作为训练样本，这样得到 N 个分类器，N 个测试结果，用这 N 个结果的平均值来衡量模型的性能。

的受试者作为训练集。通过嵌套交叉验证①（nested cross-validation）在训练集上确定 RF 的调优参数。具体而言，每个 RF 由 40 棵深度分类树构建，每棵树的深度不大于 100。

以人工标注为参考，通过多个指标量化自动分割性能，包括：①Dice 比率（dice ratio，DR）与手动和自动分割之间重叠成正比；②平均表面距离（average surface distance，ASD）；③豪斯多夫距离（Hausdorff distance，HD）与手动和自动分割之间表面一致性成反比。更准确地说，给定分割 A 和 B，Dice 比率被定义为：

$$\mathrm{DR}(A, B) = \frac{2|A \cap B|}{|A| + |B|} \tag{1.3}$$

式中：$|A|$ 表示 A 中的体素数；$A \cap B$ 表示 A 与 B 之间的重叠。

平均表面距离定义为：

$$\mathrm{SDE}(A, B) = \frac{1}{2}\left[\frac{\sum_{a \in \mathrm{surf}(A)} \mathrm{dist}(a, B)}{|\mathrm{sruf}(A)|} + \frac{\sum_{b \in \mathrm{surf}(B)} \mathrm{dist}(b, A)}{|\mathrm{sruf}(B)|}\right] \tag{1.4}$$

式中：$\mathrm{surf}(A)$ 表示 A 表面上点的集合；$\mathrm{dist}(A, B)$ 表示 A 点到 B 表面的最短距离。

豪斯多夫距离定义为：

$$\mathrm{HD}(A, B) = \max\left[\max_{a \in A}\mathrm{dist}(a, B), \max_{b \in B}\mathrm{dist}(b, A)\right] \tag{1.5}$$

将先验引导的序列随机森林方法与其他主流方法进行比较，以展示其优越性能及重要组成部分的有效性。与其竞争的方法包括：①多数投票②（majority voting，MV）；②基于补丁的稀疏表示③（sparse representation，SR）[28]；③无先验的序列随机森林。值得注意的是，MV 方法也被用于生成先验引导的序列随机森林方法的初始概率。序列 RF 在第一次迭代中不包含 RF 构造的初始概率图。

1.4.3 上、下颌骨分割结果

图 1.4 显示了一个典型的受试者 CBCT 和采用不同自动化方法进行分割，以及由经验丰富的 CMF 外科医生进行的手动分割结果，其中第一行为整体分割情况，第二行为局部分割细节的放大可视化。从图 1.4 中可以得到以下观察结果：首先，由于在仿射配准过程中可能存在误差，MV 的结果不如其他更先进的方法（例如 SR 和所提出的方法）准确。值得注意的是，MV 的分割结果是合理的，这足以作为先验引导的序列随机森林方法的指导。其次，SR 法采用了更精确的非线性配准方法进行图集与目标对象的对齐，并对稀疏学习参数进行了优化，因而结果优于 MV 法。然而，放大后的可视化显示，SR 不能在咬合区域正确分离上、下颌骨。最后，没有先验的序列 RF 导致大量孤立的错误预测，这表明由初

---

① 嵌套交叉验证：通过对基础模型泛化误差的估计来进行超参数的搜索，以得到模型最佳参数。
② 多数投票是一种集成学习方法，通过整合多个模型的预测结果来作出最终的预测决策。多数投票方法适用于分类问题，其基本原理是对多个独立的分类器进行训练，然后根据这些分类器的预测结果进行投票，最终选择得票最多的类别作为最终的预测结果。
③ 基于补丁的稀疏表示是一种常用的信号处理方法，通常用于图像处理和计算机视觉领域。在这种方法中，图像被分割成补丁（patch），每个补丁被表示为一组稀疏系数的线性组合。这种表示能够帮助提取图像中的局部特征，并在一定程度上实现图像的压缩和重建。

始概率图提供的解剖先验对所提出的方法的重要性。通过纳入先验信息，提出的方法获得了最佳的自动分割结果。

除定性评价外，还可根据 DR、ASD、HD 三个指标对不同方法的自动分割性能进行定量比较，结果见表 1.1。可以看出，表 1.1 中的定量评价与图 1.4 的定性评价一致。先验引导的序列随机森林方法在所有指标上都取得了最佳的分割结果。

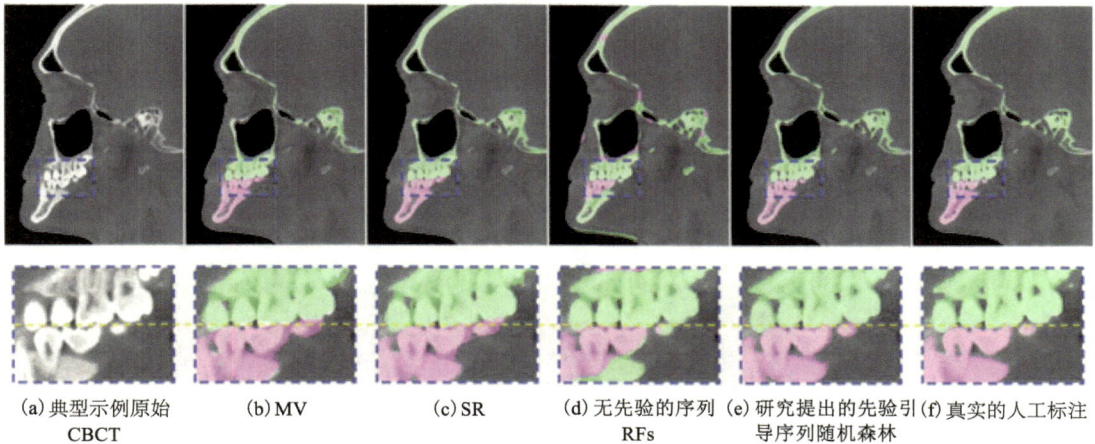

(a) 典型示例原始　　(b) MV　　　(c) SR　　　(d) 无先验的序列 (e) 研究提出的先验引(f) 真实的人工标注
　　 CBCT　　　　　　　　　　　　　　　　　　　　RFs　　 导序列随机森林

图 1.4　采用不同方法的分割结果[29]

表 1.1　四种不同自动化方法采用留一交叉验证量化的分割结果（均值±标准差）[29]

		MV	SR	RF	先验引导的 RF
DR	下颌	0.83±0.04	0.92±0.03	0.51±0.12	**0.94±0.02**
	上颌	0.75±0.04	0.88±0.02	0.39±0.14	**0.91±0.03**
ASD	下颌	1.21±0.25	0.62±0.02	3.42±1.21	**0.42±0.15**
HD	下颌	3.65±1.53	0.95±0.02	4.74±2.56	**0.74±0.25**

注：通过 DR（dice ratio）、ASD（average surface distance，单位：mm）、HD（Hausdorff distance，单位：mm）对其性能进行综合评价。最优的结果加粗表示。

1.4.4　牙齿分割结果

除了对整个 CMF 模型进行分割外，还分析了先验引导序列随机森林在上、下颌牙齿的分割性能。我们比较了先验引导序列 RF 和 CMF 外科医生（即 ground truth）的牙齿（包括切牙、尖牙和磨牙）分割结果（图 1.5）。所纳入的病例具有不同的咬合情况，从张口到闭合各不相同。由分割结果可以看出，与 SR 方法相比，先验引导序列随机森林方法在所有情况下的结果与基准真实值更加一致。值得注意的是，对于具有挑战性的牙齿完全咬合的病例，先验引导的序列随机森林的优势甚至更大，这进一步证明了其有效性。

对牙齿的分割性能也进行了定量评估，结果见表 1.2。结果显示，先验引导的序列 RF 方法在上、下颌牙齿的分割明显优于 SR 方法。

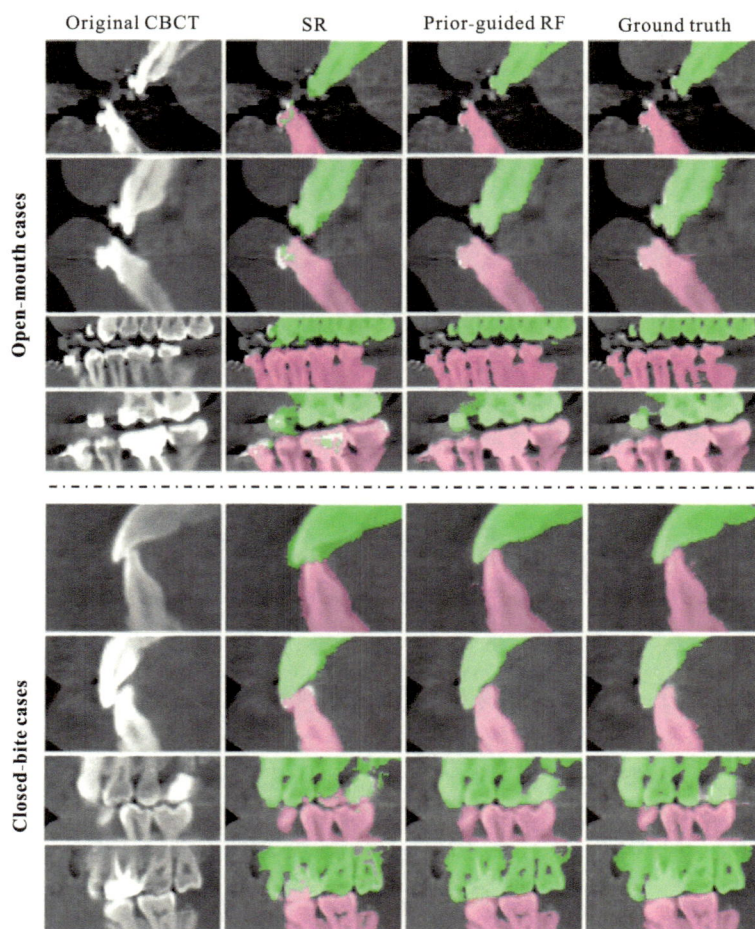

图 1.5　不同牙齿咬合状态(张口或闭合咬合)的典型分割结果:
SR、先验引导的序列 RF 和经验丰富的 CMF 外科医生(即基准真实值)[29]

表 1.2　两种不同自动化方法采用留一交叉验证量化的上、下牙齿分割结果(均值±标准差)[29]

		SR	先验引导的 RF
DR	上颌牙齿	0.89±0.03	**0.93±0.02**
	下颌牙齿	0.92±0.02	**0.96±0.02**
ASD	上颌牙齿	0.74±0.41	**0.35±0.15**
	下颌牙齿	0.72±0.34	**0.31±0.10**
HD	上颌牙齿	1.36±0.35	**0.67±0.21**
	下颌牙齿	1.27±0.32	**0.62±0.19**

注:通过 DR (dice ratio)、ASD (average surface distance, 单位:mm)和 HD (Hausdorff distance, 单位:mm)对性能进行联合评估。最优的结果加粗表示。

1.4.5　先验学习和序列学习的重要性

本章介绍的方法中的两个关键组成部分为：利用初始概率图提供解剖先验和学习序列随机森林细化概率图。为了更清晰地展示这两个组成部分的有效性，现将典型示例自动分割生成的 CMF 模型与基准真实情况进行比较(图 1.6)。具体来说，图 1.6(a)为无先验的序列 RF 生成的 CMF 曲面(在第三次迭代时)，图 1.6(b)为有先验的序列 RF 初始概率对应的曲面，图 1.6(c)为先验引导的序列 RF 在第三次迭代时生成的曲面，图 1.6(d)为外科医生手动定义的基准真实曲面。由图可知，图 1.6(a)所展示的结果很差，在上下颌区域都存在相当多的错误预测。这主要是由于这两个区域在 CBCT 图像中具有非常相似的外观，侧面体现了解剖先验对于帮助区分的重要性。可以观察到，与图 1.6(b)相比，图 1.6(c)的局部细节更符合基准真实情况，这验证了序列学习在优化输出分割方面的有效性。

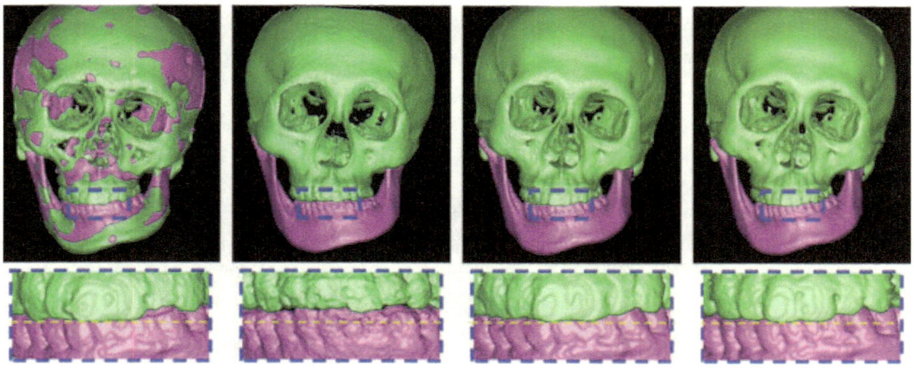

(a) 第三次迭代时无先验的序列RF的结果　(b) 先验引导序列RF的初始概率图　(c) 第三次迭代时先验引导的序列RF　(d) 基准真实

注：图中(a)至(d)分别为第三次迭代时无先验的序列 RF 的结果，先验引导序列 RF 的初始概率图，第三次迭代时先验引导的序列 RF，以及基准真实。

图 1.6　序列随机森林生成的 CMF 曲面[29]

1.5　结论

本章介绍了一种先验引导的序列随机森林方法，该方法由 Wang L 提出[29]，用于从 CBCT 图像中全自动分割颅颌面骨结构。该方法采用基于图集的多数投票估计的初始概率图(上、下颌骨)作为先验，为后续分类模型的训练提供上下文指导。从原始 CBCT 中提取的 Haar-like 特征图像和概率图分别提供了外观和上下文信息，可用于构建对每个体素进行分类的 RF。随后依次训练一系列 RF，其中每个 RF 从前面 RF 预测的概率图中提取上下文特征，从而产生逐渐细化的分割概率。先验引导的序列 RF 已在 30 个非综合征性牙面畸形患者的 CBCT 图像上进行了验证。实验结果表明，该方法比以往方法的性能更优越，其重要组成部分的有效性也得到了验证。

本章的作者得到了 NIH/NIDCR 研究基金(R01DE027251 和 R01DE022676)的部分支持。

参考文献

［1］　ADELI E, SHI F, AN L, et al. Joint feature-sample selection and robust diagnosis of Parkinson's disease from MRI data［J］. NeuroImage, 2016, 141：206-219.

［2］　AHONEN T, HADID A, PIETIKAINEN M. Face recognition with local binary patterns［C］//European Conference on Computer Vision (ECCV). Springer, 2004：469-481.

［3］　BELONGIE S, MALIK J, PUZICHA J. Shape matching and object recognition using shape contexts［J］. IEEE Trans Pattern Anal Mach Intell, 2002, 24(4)：509-522.

［4］　BREIMAN L. Random forests［J］. Mach Learn, 2001, 45(1)：5-32.

［5］　CAO X, YANG J, GAO Y, et al. Region-adaptive deformable registration of CT/MRI pelvic images via learning-based image synthesis［J］. IEEE Trans Image Process, 2018, 27(7)：3500-3512.

［6］　DALAL N, TRIGGS B. Histograms of oriented gradients for human detection［C］//IEEE International Conference on Computer Vision and Pattern Recognition (CVPR). 2005.

［7］　GAO Y. Accurate segmentation of CT pelvic organs via incremental cascade learning and regression-based deformable models［D］. Chapel Hill：The University of North Carolina at Chapel Hill, 2016.

［8］　GAO Y, SHEN D. Collaborative regression-based anatomical landmark detection［J］. Phys Med Biol, 2015, 60(24)：9377.

［9］　GOLLMER S T, BUZUG T M. Fully automatic shape constrained mandible segmentation from cone-beam CT data［C］//2012 9th IEEE International Symposium on Biomedical Imaging (ISBI). IEEE, 2012：1272-1275.

［10］　GRAMFORT A, POUPON C, DESCOTEAUX M. Denoising and fast diffusion imaging with physically constrained sparse dictionary learning［J］. Med Image Anal, 2014, 18(1)：3649.

［11］　HASSAN B A. Applications of cone beam computed tomography in orthodontics and endodontics. 2010.

［12］　KAINMUELLER D, LAMECKER H, SEIM H, et al. Zachow S. Automatic extraction of mandibular nerve and bone from cone-beam CT data［C］//International Conference on Medical Image Computing and Computer-Assisted Intervention (MICCAI). Springer, 2009：76-83.

［13］　KAMIYA N, LI J, KUME M, et al. Fully automatic segmentation of paraspinal muscles from3D torso CT images via multi-scale iterative random forest classifications［J］. Int J Comput Assist Radiol Surg, 2018, 13(11)：1697-1706.

［14］　LAMECKER H, KAINMUELLER D, ZACHOW S, et al. Automatic detection and classification of teeth in CT data［C］//International Conference on Medical Image Computing and Computer-Assisted Intervention (MICCAI). Springer, 2012：609-616.

［15］　LE BH, DENG Z, XIA J, et al. An interactive geometric technique for upper and lower teeth segmentation［C］//International Conference on Medical Image Computing and Computer-Assisted Intervention (MICCAI). Springer, 2009：968-975.

［16］　LIAN C, LIU M, ZHANG J, et al. Hierarchical fully convolutional network for joint atrophy localization and Alzheimer's disease diagnosis using structural MRI［J］. IEEE Trans Pattern Anal Mach Intell, 2018, 42：880-893.

［17］　LIAN C, RUAN S, DENCEUX T, et al. Selecting radiomic features from FDG-PET images for cancer treatment outcome prediction［J］. Med Image Anal, 2016, 32：257-268.

［18］ LIAN C, RUAN S, DENCEUX T, et al. Joint tumor segmentation in PET-CT images using co-clustering and fusion based on belief functions［J］. IEEE Trans Image Process, 2018, 28(2): 755-766.

［19］ LIAN C, ZHANG J, LIU M, et al. Multi-channel multi-scale fully convolutional network for 3D perivascular spaces segmentation in7T MR images［J］. Med Image Anal, 2018, 46: 106-117.

［20］ LIENHART R, MAYDT J. An extended set of Haar-like features for rapid object detection［C］//IEEE International Conference on Image Processing, IEEE, 2002,1: I-I.

［21］ LOUBELE M, BOGAERTS R, VAN DIJCK E, et al. Comparison between effective radiation dose of CBCT and MSCT scanners for dentomaxillofacial applications［J］. Eur J Radiol, 2009, 71(3): 461-468.

［22］ LOWE D G, et al. Object recognition from local scale-invariant features［C］//The Seventh IEEE International Conference on Computer Vision (ICCV), 1999, 99: 1150-1157.

［23］ RONNEBERGER O, FISCHER P, BROX T. U-Net: Convolutional networks for biomedical image segmentation［C］//International Conference on Medical Image Computing and Computer-Assisted Intervention (MICCAI). Springer, 2015: 234-241.

［24］ SOTIRAS A, DAVATZIKOS C, PARAGIOS N. Deformable medical image registration: A survey［J］. IEEE Trans Med Imaging, 2013, 32(7): 1153.

［25］ SUEBNUKARN S, HADDAWY P, DAILEY M, et al. Inter-active segmentation and three-dimension reconstruction for cone-beam computed-tomography images［J］. NECTEC Techn J, 2008, 8(20): 15461.

［26］ TOROSDAGLI N, LIBERTON D K, VERMA P, et al. Deep geodesic learning for segmentation and anatomical landmarking［J］. IEEE Trans Med Imaging, 2018, 38(4): 919-931.

［27］ VIOLA P, JONES M J. Robust real-time face detection［J］. Int J Comput Vis, 2004, 57(2): 137-154.

［28］ WANG L, CHEN K C, GAO Y, et al. Automated bone segmentation from dental CBCT images using patch-based sparse representation and convex optimization［J］. Med Phys, 2014, 41(4): 043503.

［29］ WANG L, GAO Y, SHI F, et al. Automated segmentation of dental CBCT image with prior-guided sequential random forests［J］. Med Phys, 2016, 43(1): 33646.

［30］ WANG L, GAO Y, SHI F, et al. LINKS: Learning-based multi-source integration framework for segmentation of infant brain images［J］. NeuroImage, 2015, 108: 160-172.

［31］ WANG Z, WEI L, WANG L, et al. Hierarchical vertex regression-based segmentation of head and neck CT images for radiotherapy planning［J］. IEEE Trans Image Process, 2017, 27(2): 923-937.

［32］ YUAN P, MAI H, LI J, et al. Design, development and clinical validation of computer-aided surgical simulation system for streamlined orthognathic surgical planning［J］. Int J Comput Assist Radiol Surg, 2017, 12(12): 2129-2143.

［33］ ZHANG J, GAO Y, WANG L, et al. Automatic craniomaxillofacial landmark digitization via segmentation-guided partially-joint regression forest model and multiscale statistical features［J］. IEEE Trans Biomed Eng, 2015, 63(9): 1820-1829.

［34］ ZHANG Y, YAP P T, CHEN G, et al. Super-resolution reconstruction of neonatal brain magnetic resonance images via residual structured sparse representation［J］. Med Image Anal, 2019, 55: 76-87.

［35］ ZIKIC D, GLOCKER B, CRIMINISI A. Atlas encoding by randomized forests for efficient label propagation［C］//International Conference on Medical Image Computing and Computer-Assisted Intervention (MICCAI). Springer, 2013: 66-73.

［36］ ZIKIC D, GLOCKER B, CRIMINISI A. Encoding atlases by randomized classification forests for efficient multi-atlas label propagation［J］. Med Image Anal, 2014, 18(8): 1262-1273.

第二章
机器学习在颅颌面三维数据数字化标志点中的应用

Jun Zhang, Mingxia Liu, Li Wang, Chunfeng Lian, Dinggang Shen

2.1 引言

颅颌面(craniomaxillofacial，CMF)畸形包括先天的和后天的颅面部畸形(图 2.1)。这些畸形会严重影响日常生活。颌骨畸形是最常见的 CMF 畸形类型，正颌外科手术是矫正颌骨畸形的方法。

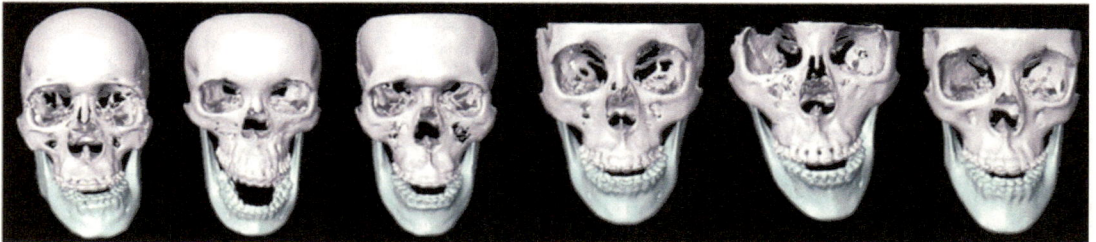

图 2.1　患者患有严重的颅颌面畸形

在诊断和治疗计划中，计算机断层扫描(computed tomography，CT)［包括多层螺旋 CT(multi-slice CT，MSCT)和锥形束 CT(cone-beam CT，CBCT)］通常采用以下步骤进行处理：分割、重建三维模型、在三维模型上定位解剖标志点(landmark digitization，称为标志点数字化)，以及根据标志进行定量测量(称为头影测量)。与 MSCT 相比，CBCT 的扫描时间更

＊　J. Zhang
　　中国广东深圳腾讯人工智能实验室
　　M. Liu · L. Wang · D. Shen
　　美国北卡罗来纳大学教堂山分校放射科和生物医学研究影像中心
　　C. Lian
　　陕西西安交通大学数理统计学院
　　Springer Nature Switzerland AG202115C. −C. Ko et al. （eds.）, *Machine Learning in Dentistry*,
　　https://doi.org/10.1007/978−3−030−71881−7_2

短、辐射剂量更小、成本更低，而且可以在诊室内成像，因此越来越多地用于 CMF 患者。在 CT 扫描处理方面，准确的标志点数字化是定量评估 CMF 解剖结构的关键步骤。在目前的临床实践中，几乎所有的 CMF 解剖标志点都是在三维模型上进行手动数字化，这非常耗时。笔者的目标是建立一种标志点自动数字化方法，结合机器学习技术，实现快速、准确的标志点识别。标志点数字化还有多种临床应用（图 2.2），它可以辅助进行头影测量分析和牙齿分割[1]。此外，通过生成适当的参考模型，标志点数字化还可用于手术设计[2]。还应注意的是，基于标志点的图像分析在各种医疗应用中越来越受到关注，包括病变检测[3]、区域选择[4]、图像配准[5]、疾病诊断[6-9]和疾病预后[10, 11]。

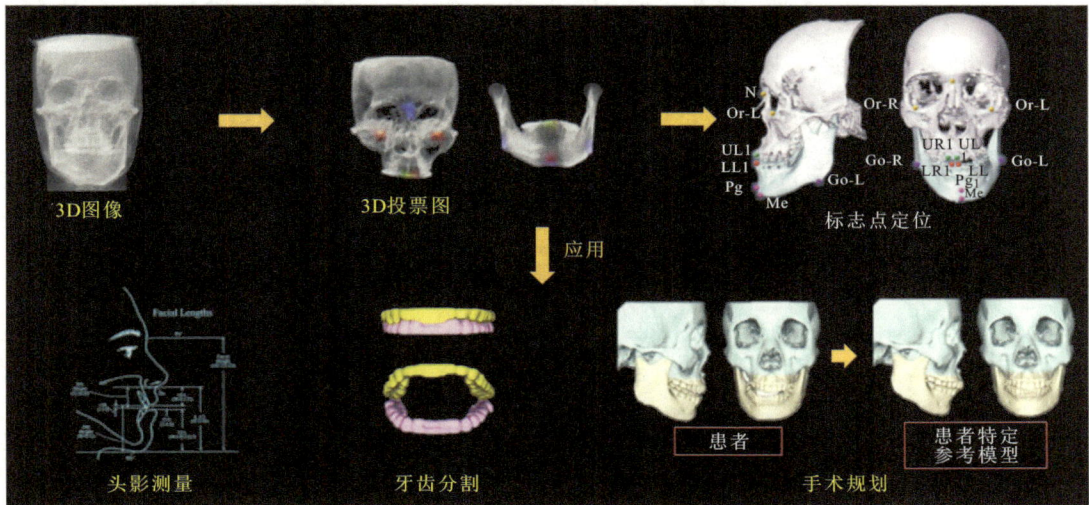

图 2.2　标志点数字化及其应用

目前，还没有一种有效的方法可以在临床应用中实现自动标志点数字化，这主要是因为存在两大挑战。首先是不同患者之间存在形态差异，同一标志点的局部形态外观可能存在很大差异。例如，图 2.3（a）显示了两名患者的同一牙齿标志点位置明显不同。自动标志点数字化的第二个挑战是图像伪影，例如银汞合金填充物和正畸弓丝、带环和托槽。图 2.3（b）的左侧图像显示的是正畸矫治器造成的伪影，而右侧图像显示的是没有正畸矫治器的患者。在这个例子中，受金属托槽的影响，牙齿标志点附近的局部图像外观不一致。

为了解决这些问题，研究者提出了各种改进标志点数字化的方法以提升性能，达到临床可接受的程度[12, 13]。本章将在 2.2 节讨论标志点定位方法，在 2.3 节介绍 4 种标志点数字化方法，在 2.4 节介绍这 4 种方法在 107 张 CT 图像数据集上的实验结果，最终在 2.5 节对本章进行总结。

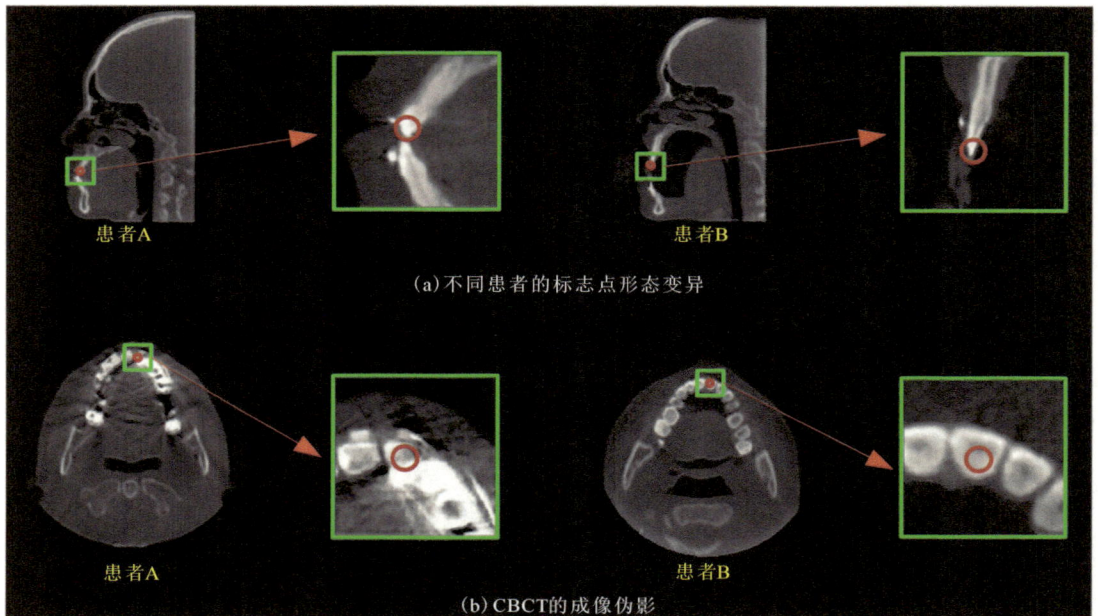

(a)不同患者的标志点形态变异

(b)CBCT的成像伪影

图 2.3 各种形态表现

2.2 标志点定位的相关方法

在医疗应用中,研究者已经提出了许多自动定位标志点和解剖结构的技术。一般来说,有三种主流技术:① 特征点检测①[14, 15];②基于图集的标志点检测②[16, 19];③基于机器学习的标志点检测[20-22]。

在这些方法中,基于机器学习的方法在标志点定位中越来越受欢迎。以往基于经典学习算法的方法主要是使用体素分类策略来定位解剖标志点。

在这里,定位问题被表述为一个二元分类问题。标志点附近的体素被视为阳性,其余的被视为阴性。通常会训练一个分类器来区分标志点体素和其他体素。例如,Zhan 等人[23]通过置信度最大化序列调度检测了多个器官的解剖标志点。Criminisi 等人[24]使用分类森林③自动定位 CT 图像中多个器官的边界框。Cheng 等人[25]使用随机森林分类器定位凹陷标志点。Zhan 等人[26]使用级联 Ada-boost 分类器对磁共振成像(magnetic resonance

---

① 特征点检测:在图像处理领域中,特征点通常具有旋转不变性、光照不变性和视角不变性等优点,是图像的重要特征之一,常用于目标匹配、目标跟踪、三维重建等应用中。常用的检测方法有 Harris 角点检测、SIFT 特征检测、FAST 特征检测及 SURF 特征检测。

② 基于图集的标志点检测:是指利用一组预先标记好的图像作为参考,通过比较输入图像与这些标记图像之间的相似性来检测输入图像中的标志点或关键点。这种方法通常用于计算机视觉领域中的人脸识别、姿态估计、人体关键点检测等任务。

③ 分类森林是一种集成学习方法,它由多个决策树组成,每个决策树都是一个分类器。分类森林通过投票或取平均值的方式综合多个决策树的结果,从而提高整体的分类准确度和鲁棒性。

imaging，MRI）扫描进行膝关节标志点检测。基于分类的方法仅依赖局部外观进行标志点定位，如果不同患者的外观表现不一致，则会影响其性能。

基于回归的方法是另一种用于标志点定位的机器学习方法。与基于分类的方法不同，基于回归的方法旨在学习从体素外观到其向标志点的三维位移的映射。当提供测试图像时，每个体素到目标标志点的三维位移都可以通过学习到的映射进行估算。因此，每个体素都可以对根据估算位移指向的潜在标志点位置进行投票。通过汇总所有投票，可以将标志点位置定位在得票最多的体素上。基于回归的方法可以从具有一致局部外观的附近体素中借用上下文信息，从而克服基于分类的方法的局限性。最近，基于回归森林的方法已在各种计算机视觉和医疗任务中显示出其优越性[27-32]。例如，Criminisi 等人[27]提出使用回归森林来估算每个体素到目标器官边界框的三维位移。他们的实验结果表明，在边界框检测中，基于回归的方法比基于分类的方法更准确。通过类似的回归投票策略，Cootes 等人[28]将 Criminisi 等人[27]的工作扩展到了面部标志点定位。为了进一步加强定位标志点的空间一致性，Gao 等人[32]提出了一种用于前列腺标志点检测的双层情境感知回归森林①。这些方法的问题在于它们对来自每个体素的投票一视同仁。因此，最终的定位结果可能会受到来自无信息体素的噪声投票的影响。为了解决这个问题，Donner 等人[33]建议使用分类器对投票体素进行预过滤，只允许标志点附近的体素投票。除了使用回归森林估计到目标标志点的位移外，Chen 等人[34, 35]还开发了一种数据驱动的方法来联合预测所有补丁（图像块）到标志点的位移，在 X 射线标志点检测以及 MRI 图像的椎间盘定位方面取得了显著的准确性。

最近的研究采用了端对端的学习策略来进行解剖标志点检测，通过这种方法可以捕捉到标志点和图像块之间的关系。在这些方法中，标志点检测通常被表述为一个回归②问题[36, 37]，目标是学习输入图像与标志点坐标之间的非线性映射。这样就可以通过深度学习模型［如卷积神经网络③（convolutional neural networks，CNN）］直接估计标志点位置。此外，全卷积网络④（fully convolutional networks，FCN）在目标检测和标志点检测方面也取得了令人瞩目的成绩[38-41]。最近，Payer 等人[42]利用有限的医学成像数据测试了几种用于检测解剖标志点的 FCN 架构，其中每个标志点位置都标记为与原始图像相对应的热力图⑤。结果表明其检测性能尚可，说明了 FCN 在检测解剖标志点的有效性。然而，由于训练数据数量有限，实验中使用的网络非常浅，无法完全捕捉到医学图像中的鉴别信息。此外，由于每个标志点都对应一个三维热力图的输出，因此以端对端的方式同时检测大规模标志点具有挑战性，现有的 GPU 内存无法同时处理数千个三维输出图。相反，如果分别检测多个标志点，则需要训练许多模型，非常麻烦，而且会忽略标志点之间的潜在相关性。为解

---

① 双层情境感知回归森林是一种机器学习模型，结合了回归森林和情境感知的思想，用于解决回归问题。该模型在每个节点处考虑了局部和全局的上下文信息，以提高回归的准确性和泛化能力。

② 回归是指利用机器学习算法来建立输入特征与连续目标变量之间的关系模型，用于预测目标变量的数值输出。回归问题通常涉及连续的因变量，旨在找到输入特征与输出之间的关联，以便进行预测或分析。

③ 卷积神经网络是一种具有局部连接、权值共享等特点的深层前馈神经网络。

④ 全卷积网络采用卷积神经网络实现了从图像像素到像素类别的变换。

⑤ 热力图是指在图像处理或计算机视觉任务中，通过神经网络模型生成的热力图，用于表示图像中不同区域的重要性或关注度。heatmap 通常是一个与输入图像尺寸相同的矩阵，每个元素的数值表示对应位置的重要程度或概率。

决这一问题，Zhang 等人[21]提出了一种两阶段任务导向深度学习①（T²DL）方法，利用有限的训练数据同时实时检测大规模解剖标志点。他们开发了两个级联深度 CNN，每个专注于一项特定任务。

2.3 颅颌面标志点数字化

本节将介绍四种标志点数字化方法，包括基于多图集（multi-atlas，MA）的方法、基于回归森林②（regression forest，RF）的方法、分割引导的回归森林以及深度学习模型。

2.3.1 基于多图集的标志点数字化

基于多图集的标志点数字化方法采用了图像配准技术。一般来说，图集图像中都有已标注的基准真实值标志点。在应用阶段，需要先后使用线性配准和非线性配准将测试图像配准到各图集图像上。目前，有许多图像配准工具可用于线性配准（如 FSL 中的 FLIRT [43]）和非线性配准（如 Demons[44]、Syn[45]、基于深度学习的配准[46,47]）。利用线性配准获得的仿射矩阵和非线性配准得到的形变场③，可以将图集图像中的标志点传到目标测试图像中。通过对来自多个图集预测的标志点位置进行平均/多数投票，最终计算出测试图像的标志点位置。

2.3.2 基于回归森林的标志点数字化

基于回归森林的方法在不同器官和结构的解剖检测中已证明具有优越性[28,48,30,29,32]。具体来说，在训练阶段，回归森林可用于学习体素局部外观与目标标志点三维位移之间的非线性映射。通常，Haar-like 特征可用于描述体素的局部外观。

在测试阶段，根据从该体素周边区域提取的局部外观特征，可以利用已学习的回归森林估计图像中每个体素到潜在标志点位置的三维位移[图 2.4（a）]。利用估算出的三维位移，每个体素可对潜在标志点位置投一票[图 2.4（b）]。汇总所有体素的投票后得到一张投票热力图，从中可以很容易地识别出标志点位置，即得票最多的位置[图 2.4（c）]。

2.3.3 使用分割引导部分联合回归森林模型进行标志点数字化

尽管传统的基于回归森林的方法很受欢迎，但仍存在两个局限性：①所有标志点往往是联合定位的，没有考虑标志点位置的不一致性。由于不同患者的颅颌面形态存在差异，来自不同解剖区域的标志点位置可能会发生巨大变化。②在回归投票阶段，所有图像体素

---

① 两阶段任务导向深度学习是一种深度学习方法，旨在通过两个阶段的训练来解决复杂的任务。在第一个阶段，通常会使用大规模数据集和较大的神经网络模型进行训练，以解决一个相关但相对简单的任务。在第二个阶段，利用第一阶段训练得到的模型参数或特征表示，针对实际目标任务进行微调或进一步训练。这个阶段的目标是在第一个阶段的基础上，进一步优化模型以达到更好的性能。

② 回归森林由多棵回归树构成，且森林中的每一棵决策树之间没有关联，模型的最终输出由森林中的每一棵决策树共同决定。

③ 形变场是一个从原始空间到目标空间的映射，它描述了原始空间中每个点到目标空间中对应点的位移或变形关系。形变场通常用向量场的形式表示，即对于每个空间点，有一个对应的位移向量。

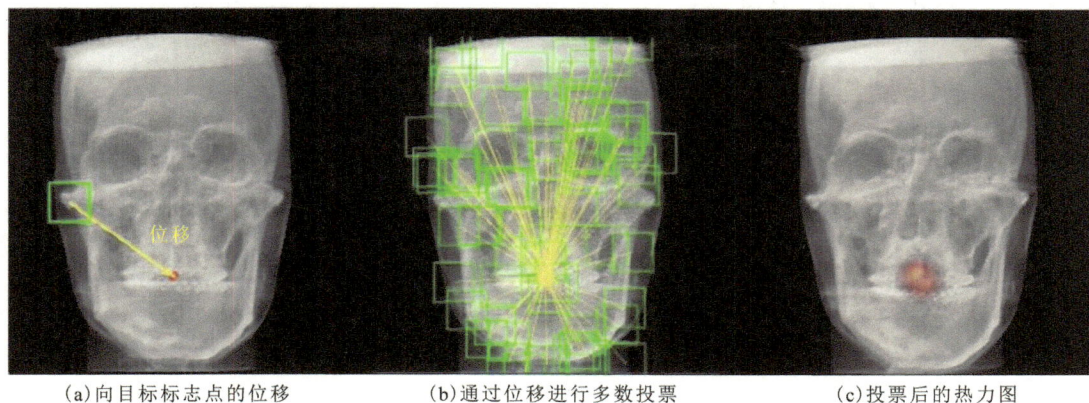

(a)向目标标志点的位移　　　　(b)通过位移进行多数投票　　　　(c)投票后的热力图

图 2.4　用于标志点数字化的回归森林

都被平等对待。因此，对目标标志点位置无信息的体素可能会负面影响投票热力图。为了解决这两个局限性，有学者提出了一种分割引导部分联合回归森林模型用于标志点数字化[13]，具体如下。

部分联合回归森林模型： 建立了一个联合模型来预测一个体素到多个标志点的位移。该模型假定，相似的局部外观会对连贯的多重位移产生关联反应。

然而，这一假设在本应用中是无效的。例如，图 2.5(a)显示了两幅 CBCT 图像，其中下颌牙齿和上颌牙齿的位移并不一致。由于回归森林仅根据输入的外观特征预测位移，与相同外观体素相关的模糊位移可能会误导训练过程，最终降低标志点数字化的准确性。

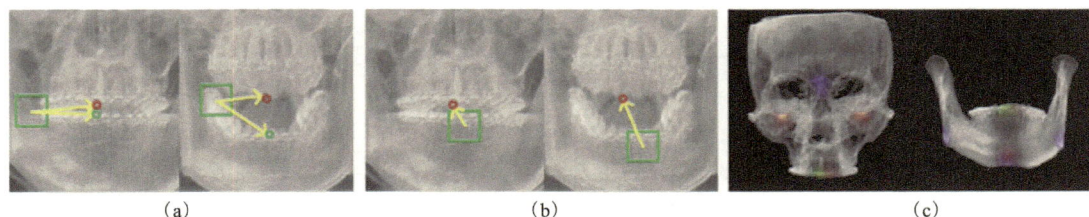

(a)　　　　　　　　　(b)　　　　　　　　　(c)

注：(a)(b)两个发生在牙齿标志点附近的不一致位移案例。(c)重叠在三维渲染头骨上的典型投票热图。

图 2.5　位移和投票图[13]

为了解决这个问题，可以利用标志点位置的一致性。具体来说，通过将所有 CMF 标志点分为若干组，研究者提出了部分联合回归森林模型。为了形成分组，根据相异度矩阵①对标志点进行聚类②，其中每项都是不同研究对象之间成对标志点距离的方差。然后，学习多个完全联合模型，每个模型对应一组特定的标志点。使用这种方法，可以在很大程

---

① 相异度矩阵存储 n 个对象两两之间的相似性，表现形式是一个 $n×n$ 维的矩阵。
② 聚类是一种无监督学习的算法，用于将数据集中的数据分成不同的聚类或组。

度上避免模糊位移问题。此外，在这一应用中，Haar-like 特征很容易受到伪影造成的局部不均匀性的影响。因此，本方法采用了基于定向能量的多尺度统计特征[49]。这些特征不受局部不均匀性的影响，有可能减轻伪影的影响。该方法采用了词袋策略①，而不是 N-ray 编码[49]进行矢量量化，可实现相对较低的特征维度。此外，多尺度表示法能同时捕捉粗略和精细的结构信息，有助于更有效地描述局部外观。

分段引导策略②：如上所述，传统的回归森林方法的一个局限是无法考虑每个体素的投票置信度并平等对待它们的投票。由于不同的体素具有不同的投票置信度，因此有必要为每个体素关联投票权重。在此，需要考虑两类无信息体素。

第一类无信息体素是远离标志点的体素。直观的解决方法是只为靠近标志点的体素分配较大的投票权重，而为那些较远的体素分配较小的投票权重，因为它们对预测标志点位置没有参考价值。具体来说，定义体素的投票权重为 $w = e^{-\frac{|\partial|}{\alpha}}$ 目的是减少远处体素的影响，其中 $|\partial|$ 是该体素到目标标志点的估计三维位移，α 是缩放系数。

第二类无信息体素是误导预测的体素。在应用中，下颌骨的体素往往与下颌牙齿标志点的三维位移一致，但与上颌牙齿标志点的三维位移的关联不确定。这导致下颌牙齿区域体素的投票对上颌牙齿标志点的定位不可靠。为了解决这个问题，可使用图像分割作为指导，去除那些无信息的体素。使用自动分割方法[1]将原始 CBCT 图像分割为上、下颌骨。具体来说，首先使用可变形配准方法将所有图集形变至当前测试图像。然后，采用基于稀疏表示③的标签传播策略，从所有对齐的图集中估算出患者特定的图集。最后，患者特定的图集被整合到贝叶斯框架④中，以进行精确分割。使用分割后的上、下颌骨作为掩膜⑤，将原始 CBCT 图像中的上、下颌骨分离。因此，在被遮挡的 CBCT 图像上使用部分联合模型可分别进行上、下颌骨的标志点数字化。以分割为指导，可以去除那些无信息的体素，从而定位标志点。

2.3.4　利用深度学习进行联合骨骼分割和标志点数字化

图 2.6 展示了联合骨骼分割和标志点数字化（joint bone segmentation and landmark digitization，JSD）框架的示意图。研究者开发了一个网络 FCN-1，从输入图像中学习多个标志点的位移图，以模拟整个图像中的空间背景信息。每个位移图的大小与输入图像相同，且位移图中的每个元素记录了从当前体素位置到各自标志点在特定轴空间中的位移。而

---

① 词袋策略是自然语言处理领域中常用的文本表示方法，用于将文本数据转换为数值型向量表示，以便计算机能够理解和处理文本数据。
② 分段引导策略是一种用于解决复杂问题的方法，通过将问题分解成多个简单的子问题，并逐步解决这些子问题来达到最终目标。
③ 稀疏表示是指任意一个信号都可以在一个过完备字典上稀疏线性表出。这样，一个信号被分解为有限个信号的线形组合的形式称为稀疏表示。
④ 贝叶斯框架是一种基于贝叶斯定理的概率推断方法，用于解决不确定性问题和进行统计推断。
⑤ 掩膜：通常是一个与原始图像大小相同的二值或布尔图像，其中，选定的区域被标记为 1（或 true），而其余区域被标记为 0（或 false）。掩膜通常用于指定图像的某个区域，以便对这个区域进行某些特定的操作，而不影响图像的其他部分。

后，研究者又开发出另一个网络 FCN-2，利用 FCN-1 估计的位移图和原始图像作为输入，同时执行骨骼分割和标志点数字化。

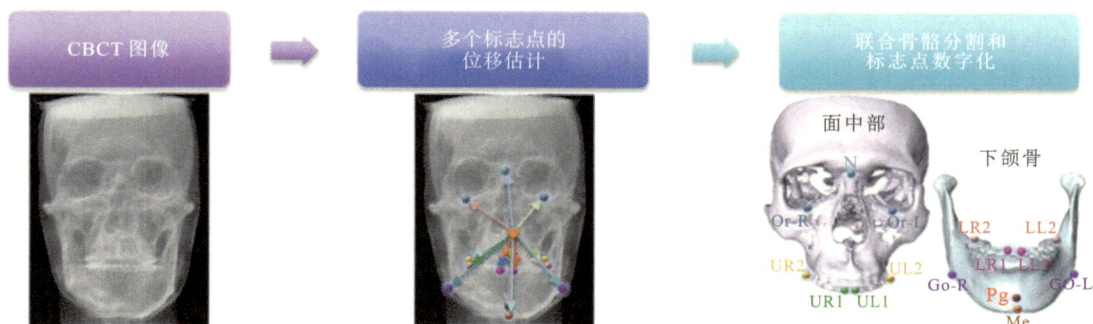

图 2.6　JSD 框架的流程[12]

位移图引导网络与 Pfister 研发的架构[50]类似，对于具有 V 个体素的三维图像 X_n，位移图表示为与 X_n 大小相同的三维体积，每个元素表示从一个体素到特定轴空间中某个标志点的位移。也就是说，对于 X_n 中的第 l 个标志点，有三个位移图（即 $D_n^{l,x}$，$D_n^{l,y}$，$D_n^{l,z}$）分别对应 x、y、z 轴。给定 L 个标志点，每幅输入图像就会得到 $3L$ 个位移图。

如图 2.7(a)所示，第一个子网络（即 FCN-1）用于学习从输入图像到位移图的非线性映射。FCN-1 采用 U 型网络结构[51]，利用一组训练图像及其相应的目标位移图来捕捉输入图像的全局和局部结构信息。具体来说，FCN-1 由收缩路径和扩展路径组成。收缩路径遵循典型的 CNN 架构。收缩路径的每一步都由两个 3×3×3 卷积组成，然后是一个整流线性单元①（ReLU）和一个步长为 2 的 2×2×2 最大池化操作，用于下采样②。扩展路径中的每一步都包括一次 3×3×3 上卷积③，然后与收缩路径中的相应特征图级联，以及两个 3×3×3 卷积（每次卷积后都有一个 ReLU）。

由于收缩路径和扩展路径的存在，这样的网络能够使用较小的核④尺寸来捕捉较大的图像区域，同时还能保持较高的定位精度。需要注意的是，FCN-1 最后一层的输出被归一化为 [1，1]。$X_{n,v}$ 表示图像 X_n 的第 v 个（$v = 1, 2, \cdots, V$）体素。在第 a 个（$a \in \{x, y, z\}$）轴空间中，X_n 的第 l 个（$l = 1, 2, \cdots, L$）位移图表示为 $D_n^{l,a}$，其第 v 个元素表示为 $D_{n,v}^{l,a}$。FCN-1 的目标是学习一个非线性映射函数，通过最小化下列损失函数⑤，将原始输入图像变换到其对应的 $3L$ 个位移图上：

---

① 整流线性单元是一种人工神经网络中常用的激活函数，通常指代以斜坡函数及其变种为代表的非线性函数。
② 下采样：降低数据采样率或分辨率。
③ 上卷积（上采样）：恢复特征图的空间尺寸。
④ 核：将原始空间中的向量作为输入向量，并返回特征空间（转换后的数据空间，可能是高维）中向量的点积的函数称为核函数。
⑤ 损失函数是用来度量模型的预测值 $f(x)$ 与真实值 Y 的差异程度的运算函数。它是一个非负实值函数，通常使用 $L[Y, f(x)]$ 来表示，损失函数越小，模型的鲁棒性就越好。

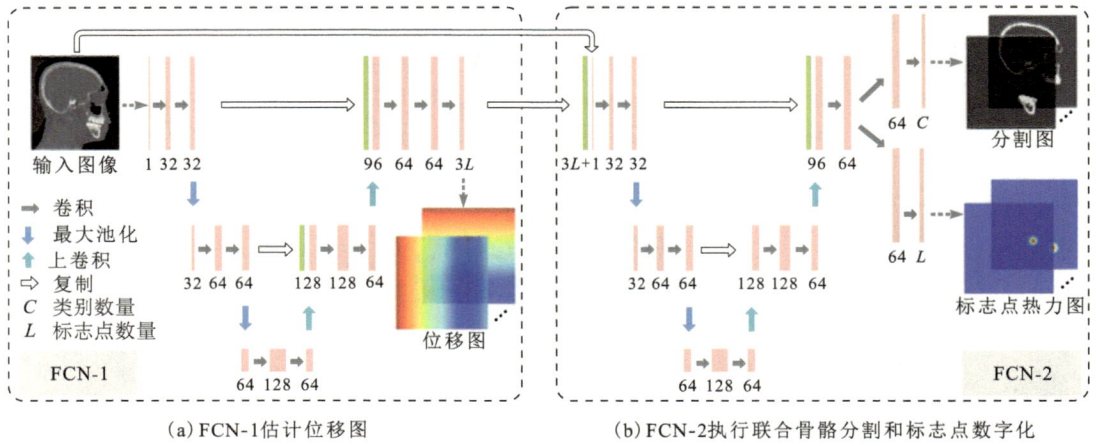

（a）FCN-1估计位移图　　　　　　　　（b）FCN-2执行联合骨骼分割和标志点数字化

图 2.7　位移图引导的多任务 FCN 概况[12]

$$\Omega_1(w_1) = \frac{1}{L}\sum_{l=1}^{L}\frac{1}{N}\sum_{n=1}^{N}\frac{1}{V}\sum_{v=1}^{V}\frac{1}{3} \times \sum_{a\in\{x,y,z\}}\left[D_{n,v}^{l,a} - f(X_{n,v}, w_1)\right]^2 \qquad (2-1)$$

式中：$f(X_{n,v}, w_1)$ 表示利用网络系数 w_1 估算的位移；N 表示一批训练图像的数量。

联合骨骼分割和标志点数字化：以 FCN-1 中学习到的位移图为指导，进一步设计了一个采用 U 型网络架构的子网络（即 FCN-2），以联合执行骨骼分割和标志点数字化。如图 2.7（b）所示，FCN-2 使用位移图和原始图像的堆叠表示作为输入，通过这种表示，空间背景信息被明确纳入学习过程。此外，这种表示法可以引导网络关注信息区域，有助于减轻图像伪影的负面影响。需要注意的是，最后一层用于骨骼分割的输出使用 softmax 函数①转换为概率分数，而用于标志点数字化的输出则归一化②为 $[0, 1]$。Y_n^c 记为第 c 个（$c=1, 2, \cdots, C$）类别的基准真实分割图，第 v 个元素表示为 $Y_{n,v}^c$。此处，CT 图像被分割为 $C=3$ 个类别（即面中部、下颌骨和背景）。X_n 中第 l 个（$l=1, 2, \cdots, L$）标志点的基准真实标志点热力图记为 A_n^l，其第 v 个元素记为 $A_{n,v}^l$。FCN-2 的目标是最小化下列损失函数：

$$\Omega_2(w_2) = -\frac{1}{C}\sum_{c=1}^{C}\frac{1}{N}\sum_{n=1}^{N}\frac{1}{V}\sum_{v=1}^{V}1\{Y_{n,v}^c = c\} \times \log\left[P(Y_{n,v}^c = c \mid X_{n,v}; w_2)\right]$$
$$+ \frac{1}{L}\sum_{l=1}^{L}\frac{1}{N}\sum_{n=1}^{N}\frac{1}{V} \times \sum_{v=1}^{V}\left[A_{n,v}^l - g(X_{n,v}, w_2)\right] \qquad (2-2)$$

其中，第一项是骨骼分割的交叉熵误差③，第二项是标志点数字化的均方误差。其中，$1\{\cdot\}$ 是一个指示函数，如果 $\{\cdot\}$ 为真，则 $1\{\cdot\}=1$；否则为 0。$P(Y_{n,v}^c = c \mid X_{n,v}; w_2)$ 表示使用网络系数 W_2 将图像 X_n 中的第 v 个体素正确分类为 $Y_{n,v}^c$ 类别的概率。公式（2-2）中的

---

① softmax 函数是一个常用的激活函数，通常用于多分类问题中，将模型的输出转化为表示概率分布的形式。
② 归一化：将一列数据变化到某个固定区间（范围）中。
③ 交叉熵误差主要用于度量两个概率分布间的差异性信息。它衡量了模型输出的概率分布与实际标签之间的差异，是一种常见的用于衡量分类模型性能的指标。

第二项计算第 l 个标志点热力图中估计值 $g(X_{n,v}, w_2)$ 与基准真实值 $A^l_{n,v}$ 之间的损失。

　　学习策略：对于每个标志点，使用标准差为 2 mm 的高斯滤波①（Gaussian filtering）生成热力图，然后将数值拉伸到[0，1]的范围。

　　为了优化网络系数，可采用随机梯度下降算法②（stochastic gradient descent，SGD）与反向传播算法③相结合的方法。在训练阶段，首先使用 CT 图像及其相应的目标位移图分别作为输入和输出来训练网络 FCN-1。

　　在冻结 FCN-1 后，进一步训练网络 FCN-2 用于联合骨骼分割和标志点数字化。将 FNC-1 估计的位移图和原始图像的叠加表示作为输入，同时将标志点热力图和分割图作为输出。最后，利用学习到的系数作为初始化，对网络 FCN-1 和 FCN-2 进行联合训练。此外，训练过程采用滑动窗口方式（窗口大小固定为 96×96×96）。由于 FCN 只包含卷积计算，因此可以将任意大小的新测试图像输到训练好的模型中。

2.4　结果

　　表 2.1 显示了四种标志点数字化方法的平均误差。显然，基于深度学习的方法（即 JSD）取得了 1.10 mm 的最佳成绩。基于特殊设计的随机森林方法（即 SPRF）也取得了 1.52 mm 的优异成绩。

表 2.1　四种方法的数字化误差　　　　（单位：mm）

方法	MA	RF	SPRS	JSD
误差	3.05	2.67	1.52	1.10

　　具体而言，图 2.8 显示了采用 4 种不同方法进行 15 个解剖标志点数字化的误差。从图 2.8 中可以看出，与 MA 和 RF 相比，SPRF 和 JSD 检测这 15 个标志点的误差普遍较小，尤其是位于上、下颌牙齿的标志点（如 LR1、LL1、LR2、LL2、UR1、UL1、UR2 和 UL2，见图 2.6）。值得注意的是，由于研究对象之间牙齿的局部外观存在较大差异，因此准确定位牙齿标志点非常具有挑战性。这些结果表明，上文提出的两种策略（即使用位移图作为引导信息和联合学习）有助于在 CBCT 图像中准确定位解剖标志点。同时，CBCT 图像的 CMF 标志点数字化误差小于 1.50 mm，在临床上也是可以接受的。表 2.1 和图 2.8 清楚地表明，采用 JSD 方法的平均数字化误差小于 1.50 mm，这说明 JSD 在实际临床应用中具有很大的价值。图 2.9 直观地显示了使用四种不同方法对三名患者进行标志点数字化的结果。

---

① 高斯滤波是一种线性平滑滤波，适用于消除高斯噪声。
② 随机梯度下降法：按照数据生成分布随机抽取 n 个样本，通过计算样本梯度的平均值来更新梯度。
③ 反向传播算法是深度学习中用于训练神经网络的关键算法，通过计算损失函数对每个参数的梯度，然后沿着梯度的反方向更新参数。

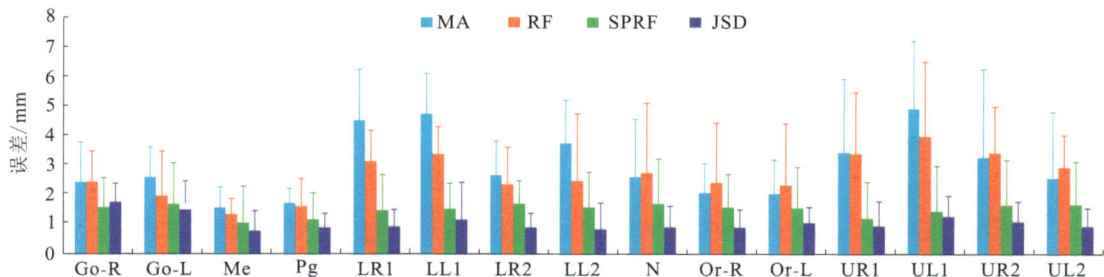

图 2.8　采用 4 种不同方法进行 15 个解剖标志点数字化的误差[12]

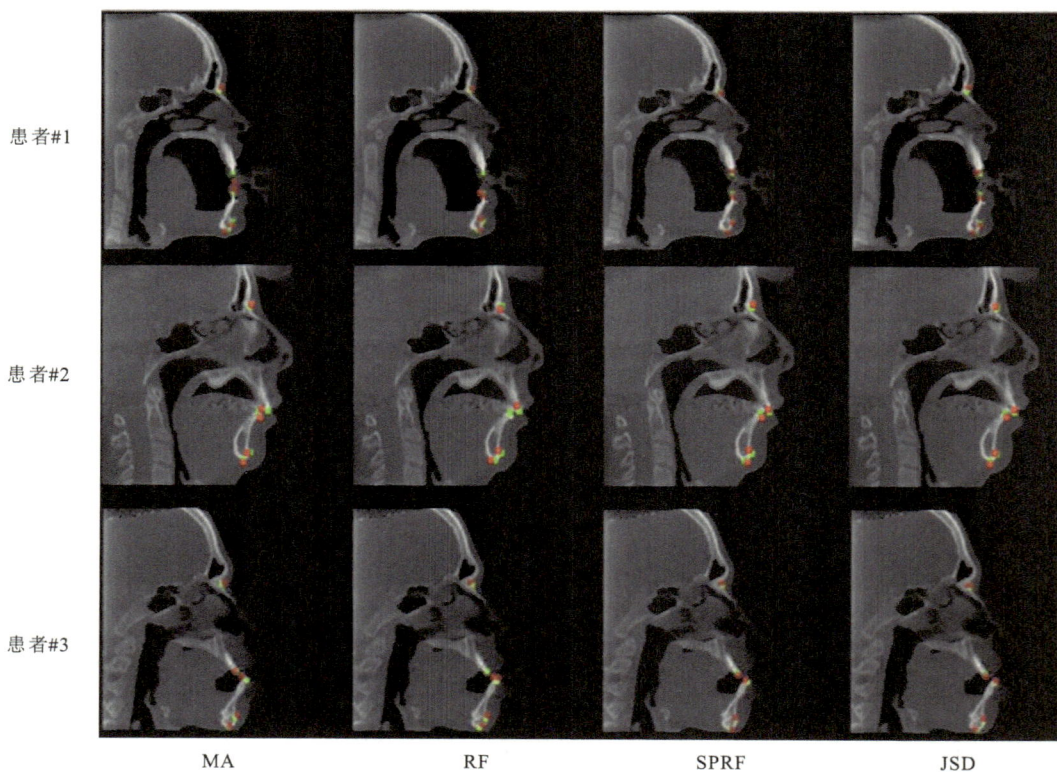

注：绿色点为基准真实标志点，红色点为自动检测的标志点。

图 2.9　使用四种不同方法对三名患者进行标志点数字化的结果[52]

2.5　结论

　　本章回顾了几种标志点定位方法并讨论了这些方法在 CMF 标志点数字化中的潜在应用。其中详细介绍了四种典型方法。107 幅图像的实验结果证明了当前标志点数字化方法的有效性。SPRF 和 JSD 方法的标志点数字化误差在临床上是可以接受的。虽然基于深度学习的方法（即 JSD）取得了不错的成果，但仍存在一些局限性。首先，目前用于模型学习的图像只有 107 张。可以通过使用合成数据［如使用变形变换或生成式对抗网络（generative adversarial networks）］来增强训练图像，从而进一步提高该方法的鲁棒性①。其次，骨骼分割和标志点数字化任务被平等对待，没有考虑它们可能做出的不同贡献。合理的解决方案是从数据中自动学习这些不同任务的最佳权重。

<h2 style="text-align:center">参考文献</h2>

［1］　WANG L, CHEN K C, GAO Y, et al. Automated bone segmentation from dentalcbct images using patch-based sparse representation and convex optimization［J］. Med Phys, 2014, 41(4)：043503.

［2］　LI Z, AN L, ZHANG J, et al. Craniomaxillofacial deformity correction via sparse representation in coherent space［C］//International workshop on machine learning in medical imaging. Springer, 2015：69-76.

［3］　ZHANG J, CAIN E H, SAHA A, et al. Breast mass detection in mammography and tomosynthesis via fully convolutional network-based heatmap regression［C］//Medical imaging 2018：computer-aided diagnosis. International Society for Optics and Photonics, 2018(10575)：1057525.

［4］　ZHANG J, SAHA A, ZHU Z, et al. Hierarchical convolutional neural networks for segmentation of breast tumors in mri with application to radiogenomics［J］. IEEE Trans Med Imaging, 2018, 38(2)：435-447.

［5］　CAO X, YANG J, ZHANG J, et al. Deformable image registration using a cue-aware deep regression network［J］. IEEE Trans Biomed Eng, 2018, 65(9)：1900-1911.

［6］　LIU M, ZHANG J, NIE D, et al. Anatomical landmark based deep feature representation for mr images in brain disease diagnosis［J］. IEEE J Biomed Health Inform, 2018, 22(5)：1476-1485.

［7］　LIAN C, LIU M, ZHANG J, et al. Hierarchical fully convolutional network for joint atrophy localization and alzheimer's disease diagnosis using structural MRI［J］. IEEE Trans Pattern Anal Mach Intell, 2018.

［8］　LIU M, ZHANG J, ADELI E, et al. Landmark-based deep multi-instance learning for brain disease diagnosis［J］. Med Image Anal, 2018, 43：157-168.

［9］　ZHANG J, LIU M, AN L, et al. Alzheimer's disease diagnosis using landmark-based features from longitudinal structural MR images［J］. IEEE J Biomed Health Inform, 2017, 21(6)：1607-1616.

［10］　LIU M, ZHANG J, ADELI E, et al. Joint classification and regression via deep multi-task multi-channel learning for alzheimer's disease diagnosis［J］. IEEE Trans Biomed Eng, 2018, 66(5)：1195-1206.

［11］　LIU M, ZHANG J, LIAN C, et al. Weakly supervised deep learning for brain disease prognosis using mri and incomplete clinical scores［J］. IEEE transactions on cybernetics, 2019：1-12.

［12］　ZHANG J, LIU M, WANG L, et al. Joint craniomaxillofacial bone segmentation and landmark digitization by context-guided fully convolutional networks［C］//International conference on medical image computing and computer-assisted intervention. Springer, 2017：720-728.

［13］　ZHANG J, GAO Y, WANG L, et al. Automatic craniomaxillofacial landmark digitization via segmentation-guided partially-joint regression forest model［C］//International conference on medical image computing and computer-assisted intervention. Springer, 2015：661-668.

［14］　DONNER R, MICUVSIK B, LANGS G, et al. Sparse mrf appearance models for fast anatomical structure

---

① 鲁棒性是指系统在面对异常情况或输入变化时能够保持稳定性和正确性的能力。

localisation[C]//Proc: BMVC, 2007.

[15] DONNER R, LANGS G, MIVCUVSIK B, et al. Generalized sparse mrf appearance models[J]. Image Vis Comput, 2010, 28(6): 1031-1038.

[16] NOWINSKI W L, THIRUNAVUUKARASUU A. Atlas-assisted localization analysis of functional images [J]. Med Image Anal, 2001, 5(3): 207-220.

[17] YELNIK J, DAMIER P, DEMERET S, et al. Localization of stimulating electrodes in patients with parkinson disease by using a three-dimensional atlas-magnetic resonance imaging coregistration method [J]. J Neurosurg, 2003, 99(1): 89-99.

[18] FENCHEL M, THESEN S, SCHILLING A. Automatic labeling of anatomical structures in mr fastview images using a statistical atlas [C]//Medical image computing and computer-assisted intervention-MICCAI2008. Springer, 2008: 576-584.

[19] SHAHIDI S, BAHRAMPOUR E, SOLTANIMEHR E, et al. The accuracy of a designed software for automated localization of craniofacial landmarks on cbct images [J]. BMC Med Imaging, 2014, 14 (1): 32.

[20] ZHANG J, GAO Y, WANG L, et al. Automatic craniomaxillofacial landmark digitization via segmentation-guided partially-joint regression forest model and multiscale statistical features[J]. IEEE Trans Biomed Eng, 2015, 63(9): 1820-1829.

[21] ZHANG J, LIU M, SHEN D. Detecting anatomical landmarks from limited medical imaging data using two-stage task-oriented deep neural networks[J]. IEEE Trans Image Process, 2017, 26(10): 4753-4764.

[22] ZHANG J, GAO Y, GAO Y, et al. Detecting anatomical landmarks for fast Alzheimer's disease diagnosis [J]. IEEE Trans Med Imaging, 2016, 35(12): 2524-2533.

[23] ZHAN Y, ZHOU X S, PENG Z, et al. Active scheduling of organ detection and segmentation in whole-body medical images [C]//Medical image computing and computer-assisted intervention-MICCAI 2008. Springer, 2008: 313-321.

[24] CRIMINISI A, SHOTTON J, BUCCIARELLI S. Decision forests with long-range spatial context for organ localization in ct volumes[C]//Medical image computing and computer-assisted Interventation (MICCAI), 2009: 69-80.

[25] CHENG E, CHEN J, YANG J, et al. Automatic dentlandmark detection in 3-D cbct dental volumes[C]// Engineering in medicine and biology society, EMBC, 2011: Annual International Conference of the IEEE, 2011: 6204-6207.

[26] ZHAN Y, DEWAN M, HARDER M, et al. Robust automatic knee MR slice positioning through redundant and hierarchical anatomy detection[J]. IEEE Tran on Medical Imaging, 2011, 30(12): 2087-2100.

[27] CRIMINISI A, SHOTTON J, ROBERTSON D, et al. Regression forests for efficient anatomy detection and localization in CT studies [C]//Medical computer vision. Recognition techniques and applications in medical imaging. Springer, 2011: 106-117.

[28] COOTES T F, IONITA M C, LINDNER C, et al. Robust and accurate shape model fitting using random forest regression voting[C]//ECCV2012. Springer, 2012: 278-291.

[29] CRIMINISI A, ROBERTSON D, KONUKOGLU E, et al. Regression forests for efficient anatomy detection and localization in computed tomography scans[J]. Med Image Anal, 2013, 17(8): 1293-1303.

[30] LINDNER C, THIAGARAJAH S, WILKINSON J M, et al. Fully automatic segmentation of the proximal femur using random forest regression voting[J]. Medical Imaging, 2013, 32(8): 1462-1472.

[31] CHU C, CHEN C, WANG C W, et al. Fully automatic cephalometric x-ray landmark detection using

random forest regression and sparse shape composition. submitted to Automatic Cephalometric X-ray Landmark Detection Challenge[J]. 2014.

[32] GAO Y, SHEN D. Context-aware anatomical landmark detection: application to deformable model initialization in prostate ct images[C]//Machine learning in medical imaging. Springer, 2014: 165-173.

[33] DONNER R, MENZE B H, BISCHOF H, et al. Global localization of 3D anatomical structures by pre-filtered hough forests and discrete optimization[J]. Med Image Anal, 2013, 17(8): 1304-1314.

[34] CHEN C, XIE W, FRANKE J, et al. Automatic X-ray landmark detection and shape segmentation via data-driven joint estimation of image displacements[J]. Med Image Anal, 2014, 18(3): 487-499.

[35] CHEN C, BELAVY D, YU W, et al. Localization and segmentation of 3D intervertebral discs in mr images by data driven estimation[J]. IEEE Transactions on Medical Imaging, 2015, 34(8): 1719-1729.

[36] ZHENG Y, LIU D, GEORGESCU B, et al. Comaniciu 3D deep learning for efficient and robust landmark detection in volumetric data[C]//International conference on medical image computing and computer-assisted intervention. Springer, 2015: 565-572.

[37] RIEGLER G, URSCHLER M, RUTHER M, et al. Anatomical landmark detection in medical applications driven by synthetic data[C]//Proceedings of the IEEE international conference on computer vision workshops, 2015: 12-16.

[38] SERMANET P, EIGEN D, ZHANG X, et al. Overfeat: integrated recognition, localization and detection using convolutional networks[J]. arXiv, 2013, 1312: 6229.

[39] TOMPSON J, GOROSHIN R, JAIN A, et al. Efficient object localization using convolutional networks[C]//Proceedings of the IEEE conference on computer vision and pattern recognition, 2015: 648-656.

[40] LIANG Z, DING S, LIN L. Unconstrained facial landmark localization with backbone-branches fully-convolutional networks[J]. arXiv, 2015, 1507: 03409.

[41] DAI J, LI Y, HE K, et al. R-FCN: object detection via region-based fully convolutional networks[C]// Advances in neural information processing systems. 2016. p. 379-387.

[42] PAYER C, ŠTERN D, BISCHOF H. et al. Regressing heatmaps for multiple landmark localization using CNNs[C]//MICCAI. Springer, 2016: 230-238.

[43] JENKINSON M, BECKMANN C F, BEHRENS T E, et al. Fsl Neuroimage. 2012, 62(2): 782-790.

[44] THIRION J P. Image matching as a diffusion process: An analogy with maxwell's demons[J]. Med Image Anal, 1998, 2(3): 243-260.

[45] AVANTS B B, EPSTEIN C L, GROSSMAN M, et al. Symmetric diffeomorphic image registration with cross-correlation: Evaluating automated labeling of elderly and neurodegenerative brain[J]. Med Image Anal, 2008, 12(1): 26-41.

[46] CAO X, YANG J, ZHANG J, et al. Deformable image registration based on similarity-steered cnn regression[C]//International conference on medical image computing and computer-assisted intervention. Springer, 2017: 300-308.

[47] ZHANG J. Inverse-consistent deep networks for unsupervised deformable image registration[J]. arXiv, 2018, 1809: 03443.

[48] ZHANG S, ZHAN Y, DEWAN M, et al. Towards robust and effective shape modeling: Sparse shape composition[J]. Med Image Anal, 2012, 16(1): 265-277.

[49] ZHANG J, LIANG J, ZHAO H. Local energy pattern for texture classification using self-adaptive quantization thresholds[J]. IEEE Press, 2013, 22(1): 31-42.

[50] PFISTER T, CHARLES J, ZISSERMAN A. Flowing convnets for human pose estimation in videos[C]//

ICCV. 2015：1913-1921.

[51] RONNEBERGER O, FISCHER P, BROX T. U-net：Convolutional networks for biomedical image segmentation[C]//MICCAI. Springer, 2015：234-241.

[52] ZHANG J, LIU M, WANG L, et al. Context-guided fully convolutional networks for joint craniomaxillofacial bone segmentation and landmark digitization [J]. Med Image Anal, 2020, 60：101621.

第三章

基于生成对抗性学习[①]进行脑部 MRI 图像骨结构分割

Xu Chen, Chunfeng Lian, Li Wang, Pew-Thian Yap,
James J. Xia, Dinggang Shen

3.1　引言

　　准确分割骨骼结构以构建高质量的骨骼模型对于颅颌面（craniomaxillofacial，CMF）畸形的诊断和治疗规划具有重要意义。计算机断层扫描（computed tomography，CT）因其影像中骨组织与周围组织之间的高对比度而被广泛应用于临床的骨骼模型构建。然而，CT 扫描发出的电离辐射对人体（尤其是婴儿患者）有害，因此寻找一种可替代的成像方式以更安全地获取骨骼解剖结构具有重要的临床价值。与 CT 相比，磁共振成像（magnetic resonance imaging，MRI）属于更加安全的非电离辐射。基于 MRI 的 CMF 解剖评估的主要难点在于骨结构的分割，即使对于经验丰富的放射科医生来说也是如此。因为 MRI 影像的对比度较低且骨骼与腔隙难以区分（图 3.1）。因此，人工标注骨骼区域并不适用于颅颌面的 MRI 扫描影像，这是构建可靠的 MRI 骨结构分割模型的主要障碍。

　　近年来，研究者们提出了多种基于深度学习从脑部 MRI 影像中自动分割 CMF 骨结构的方法。为解决上述与 MRI 影像相关的难点，这些方法通常通过融合配对 CT 影像（即从同一受试者采集）获得额外的骨结构信息，以帮助在 MRI 数据上训练分割模型。因为配对的 MRI-CT 影像的解剖结构（骨结构）是一致的。例如，Nie 等人[1]提出了一种级联框架：

---

① 生成对抗性学习是一种深度学习框架，由生成器和判别器组成。它们相互对抗地学习，生成器尝试生成逼真数据样本，而判别器则试图区分真假样本。这种方法被广泛用于生成逼真的图像和其他数据样本。

＊　X. Chen · C. Lian · L. Wang · P. -T. Yap · D. Shen
　　美国北卡罗来纳大学教堂山分校放射科和生物医学研究影像中心
　　电子邮件：chenxu31@ email. unc. edu；dgshen@ med. unc. edu
　　J. J. Xia
　　美国得克萨斯州休斯敦卫理公会研究所口腔颌面外科
　　美国纽约康奈尔大学威尔医学院外科（口腔颌面外科）
　　电子邮件：jxia@ houstonmethodist. org
　　Springer Nature Switzerland AG2021
　　C. -C. Ko et al. （eds.），*Machine Learning in Dentistry*,
　　https://doi. org/10. 1007/978-3-030-71881-7_3

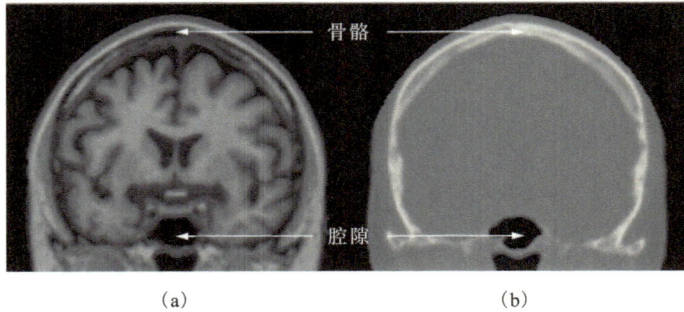

骨骼

腔隙

(a)　　　　　　　　　　(b)

注：与 CT 相比，MRI 中的骨骼和腔隙均为黑色，难以区分。

图 3.1　同一患者配对的 MRI-CT 影像

通过以粗到细的方式分割 MRI 骨结构，用 CT 影像的标注信息作为分割模型的真实结果（ground truth，GT）。类似地，Zhao 等人[2]使用配对的 MRI-CT 数据：首先训练生成对抗网络（generative adversarial network，GAN）从 MRI 影像中合成真实的 CT 影像，然后使用 MRI 影像和合成的 CT 影像进行骨结构分割。虽然这些方法取得了相对较好的分割结果，但是它们的性能（尤其是泛化能力）在实际使用中仍有阻碍。原因有两点：第一，CMF 畸形患者通常只进行 CT 扫描，这意味着 MRI-CT 配对影像数量极其有限。第二，由于需要成对的训练图像，这些方法忽略了来自未成对 CT 图像的重要骨骼信息。

受最近关于图像到图像转换研究[3, 4]的启发，在这项工作中，笔者建议通过跨模态图像合成①，将骨骼标注信息从 CT 模态转移到 MRI 模态，从而改善标注限制问题。具体来说，笔者建议充分利用配对和非配对的 MRI-CT 影像数据来构建半监督②深度神经网络用于 MRI 的 CMF 骨结构自动分割。上述提出的网络由基于 CycleGAN[3]的跨模态图像合成子网络和分割子网络组成。首先，图像合成子网络学习 MRI 和 CT 模态之间的循环一致性映射。然后，合成 MRI 影像（假设包含与输入的 CT 影像相同的解剖结构信息）可以通过从 CT 影像中"借用"标注信息（即 GT）来训练分割子网络。与仅使用非配对图像训练的原始 CycleGAN 相比，笔者以半监督方式使用配对和非配对 MRI-CT 数据训练图像合成子网络。为了缓解 CycleGAN 固有的歧义问题，笔者提出了一种新颖的基于邻域的锚框学习方法，充分利用配对的 MRI-CT 数据来缩小跨模态图像合成中可能存在的映射空间。此外，采用基于特征匹配的语义一致性约束，鼓励图像合成子网络在跨模态合成过程中保留高级语义信息（即解剖结构信息）。与最先进的医学图像分割方法相比，定性和定量实验结果都证明了该方法在提高分割性能方面的有效性。

综上所述，这项工作的主要贡献有以下三个方面。

（1）提出了一个生成对抗性学习框架，以解决 MRI 影像中 CMF 骨结构分割的标注限

---

① 跨模态图像合成是指使用计算机视觉和深度学习技术，将来自不同模态的输入图像转换成目标模态图像的过程。这种转换旨在使不同模态的图像具有相似的视觉特征或语义信息。

② 半监督学习是机器学习的一个分支，它在训练时使用了少量的有标签数据和大量的无标签数据。半监督学习介于无监督学习（训练数据全部无标签）和有监督学习（训练数据全部有标签）之间。

制问题。该框架通过跨模态图像合成将标注信息从 CT 模态转移到 MRI 模态。具体而言，该框架包含一个循环一致的图像合成子网络，使用配对和非配对的 MRI-CT 数据来学习 MRI 和 CT 模态之间的跨模态映射。然后使用合成的 MRI 影像和 CT 影像中骨骼标注信息来扩增训练集，以此指导分割子网络的训练。

（2）为了缓解循环一致的跨模态图像合成中的歧义问题，本节提出了一种新的基于邻域的锚框方法，充分利用成对的 MRI-CT 数据来有效地缩减合成中可能存在的映射空间问题。

（3）引入基于特征匹配的语义一致性约束来规范跨模态图像合成，引导合成的图像与其对应输入之间保持高级语义信息一致性。

3.2　相关工作

3.2.1　半监督学习

根据训练阶段是否使用标签，机器学习技术大致分为三类：监督学习（全部使用含标签的数据）[5, 6]、无监督学习（仅使用无标签的数据）[7, 8]和半监督学习（同时使用有标签数据和无标签数据）[9, 10]。半监督学习旨在通过利用无标签数据来训练模型，提高机器学习模型的泛化能力。它在标签数据有限的场景中应用广泛。例如，Bennett 等人[9]引入了一种半监督支持向量机方法，将标签数据和无标签数据混合来解决转换问题。Weston 等人[10]提出了一种半监督学习框架，通过联合学习未标记数据的嵌入任务来改进深度架构的监督学习能力。特别是在医学图像分割领域，半监督学习具有重要的实用价值[11, 12]，因为人工标注医学图像（尤其是 3D 医学图像）比较烦琐且需要具备专业知识和技能。例如，Bai 等人[11]提出了一种用于心脏 MRI 影像分割的半监督学习网络，该模型在标记和未标记数据上进行训练。Mahapatra 等人[12]提出使用半监督学习来预测缺失标签从腹部 MRI 影像中分割克罗恩病（Crohn's disease）组织。在这项工作中，笔者提出了一个半监督学习框架，构建基于 MRI 的自动骨结构分割网络。通过跨模态图像合成将标注信息从 CT 模态转移到 MRI 模态，既使用配对 MRI-CT 数据，也使用非配对的 MRI-CT 数据以提高分割模型的通用性。

3.2.2　跨模态图像合成

在临床实践中，不同的成像方式可以提供患者疾病不同方面的补充信息，因此多模态成像常用于复杂疾病的综合诊断。然而，由于扫描设备可及性、时耗和成本能等许多实际因素，多模态成像并不总是可及的。因此，跨模态图像合成技术能从源模态图像生成期望的目标模态图像，这将对临床有所帮助。早期的跨模态图像合成工作通常需要来自两种不同成像模态的配对图像来学习某种正则化①下的图像转换[13, 14]。例如，Huang 等人[13]提出了一种用于 MRI 跨模态合成的几何正则化联合字典学习框架。近几年，无监督图像到

---

① 正则化是指为解决适定性问题或过拟合而加入额外信息的过程。在机器学习和逆问题的优化过程中，正则化项往往被增加在目标函数中。

图像转换的研究引起了人们的极大兴趣[3, 4]。受到这些工作的启发，研究人员提出通过使用循环一致正则化来解决无监督跨模态图像合成问题[15, 16]。例如 Hiasa 等人[15]通过扩展具有梯度一致性损失的 CycleGAN 方法，解决了无监督 MRI 到 CT 的合成问题，同时提高了边界精度。Huang 等人[16]提出弱监督框架，联合解决了超分辨率和跨模态图像合成问题，能从低分辨率的单模态图像生成高分辨率和多模态图像。在这项工作中，笔者提出了一个半监督学习框架：首先通过跨模态图像合成将标注信息从标签丰富的成像模态（即 CT 模态）转移到标签贫乏的成像模态（即 MRI 模态），然后使用合成图像为标签贫乏的成像方式构建可靠的分割模型。

3.3 方法

本节将详细介绍上文所提出的方法。首先在 3.3.1 节中概述了所提出的框架。然后在 3.3.2 节中详细阐述了所提出框架的两个主要组成部分，即跨模态图像合成子网络和分割子网络。在 3.3.3 节和 3.3.4 节中分别介绍了新颖的基于邻域的锚框方法和基于特征匹配的语义一致性约束。随后，在 3.3.5 节中详细阐述了所有子网络的详细结构。最后，在 3.3.6 节介绍了具体实现细节。

3.3.1 概述

本研究提出的半监督学习框架示意图如图 3.2 所示，由跨模态图像合成子网络和用于 MRI 骨结构标注的分割子网络组成。图像合成子网络使用两个生成器 $G_{M \to C}$ 和 $G_{C \to M}$，分别学习从 MRI 到 CT 和从 CT 到 MRI 的跨模态映射。配对和非配对的 MRI-CT 影像都用于图像合成子网络的训练。指导无监督跨模态图像合成（即使用未配对的图像）的训练采用循环一致约束作为正则化，这需要两个生成器彼此互为逆映射①。此外，使用两个判别器 D_M 和 D_C 来鼓励生成器通过对抗性学习合成逼真的图像。通过跨模态图像合成，CT 模态中的标注信息可以隐式转移到 MRI 模态，因为合成图像包含与其对应输入相同的解剖结构。因此，通过"借用"来自相应输入（即 CT 图像）的标注信息，可以使用合成 MRI 图像来训练分割子网络。这里提出的框架的细节将在 3.3.2 节中介绍。

值得注意的是，不同于原始的基于 CycleGAN 的方法，本研究所提出的模型是一个半监督框架。该模型是在配对和非配对的图像上训练的，能有效地缓解 CycleGAN 的歧义问题（即有许多潜在可行的映射满足循环一致要求）。为了充分利用配对图像，我们提出了一种新的基于邻域的锚框方法来减少非配对图像跨模态图像合成中的歧义问题。此外，还提出了一种基于特征匹配的语义一致性约束，有效地保留了图像合成中的解剖结构信息，这对后续的分割任务至关重要。这两个关键组成部分分别在 3.3.3 节和 3.3.4 节中介绍。最后，将分别在 3.3.5 节和 3.3.6 节详细阐述每个子网络的结构和实现细节。

---

① 逆映射是指从输出空间到输入空间的映射过程。在机器学习和计算机图形学中，逆映射通常用于将模型的输出映射回输入空间，以便实现从输出到输入的转换。逆映射的目标是通过模型的输出来推断出输入的值。

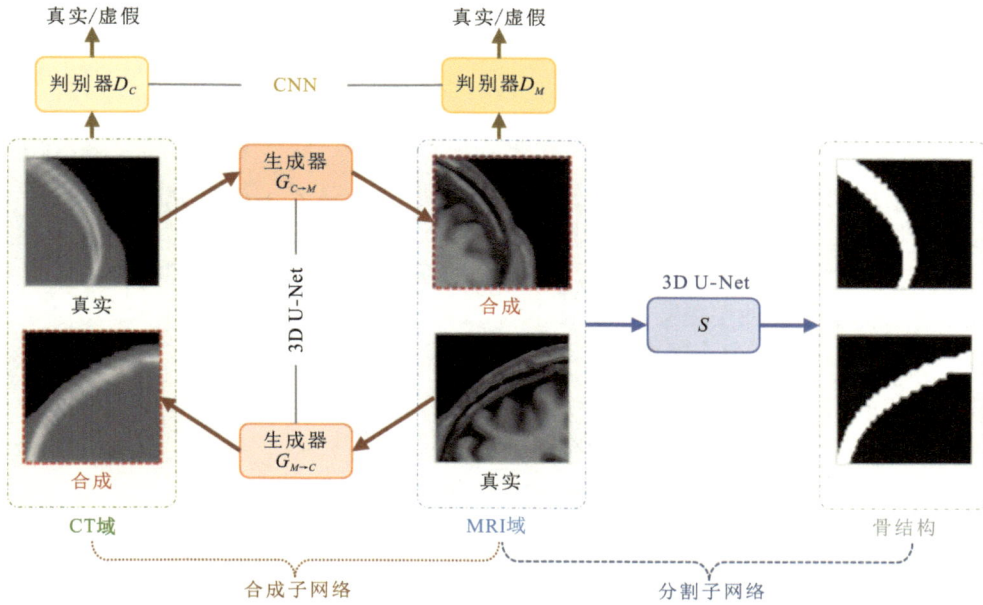

注：两个生成器学习 MRI-CT 模态之间的映射；两个判别器区分真实图像和合成图像；
分割子网络根据 MRI 图像估测骨结构；合成的 MRI 数据作为分割子网络的补充训练数据。

图 3.2　方法概述

3.3.2　用于分割的跨模态图像合成

在这项工作中，笔者提出利用 CT 模态的标注信息为 MRI 模态建立可靠的分割模型。这是通过跨模态图像合成将标注信息从 CT 转移到 MRI 来实现的。用 (M_p, C_p) 表示配对的 MRI-CT 数据集，其中的 MRI-CT 图像是一一对应的（扫描自同一受试者），用 (M_u, C_u) 表示非配对的 MRI-CT 数据集。在图 3.2 所示的算法架构中，生成器 $G_{M\to C}$ 和 $G_{C\to M}$ 使用配对和非配对的 MRI-CT 数据学习 MRI 和 CT 模态之间的循环一致跨模态映射。由于 GPU 内存限制，该模型实际上是在小的 3D 图像块（patches）上训练的。也就是说，数据集 (M_p, C_p) 和 (M_u, C_u) 分别由原始 MRI 和 CT 图像裁剪的小块组成。针对未配对数据，我们引入循环一致性约束作为正则化项，其损失函数定义如下：

$$L_{\text{pair}} = \mathbb{E}_{(x, y) \sim (C_p, M_p)} (\| G_{C\to M}(x) - y \|_1 + \| G_{M\to C}(y) - x \|_1) \tag{3.1}$$

式中：$x \in C_p$ 和 $y \in M_p$ 表示一对 CT-MRI 图像块。对于非配对图像，可采用循环一致约束作为正则化项，损失函数定义如下：

$$L_{\text{unpair}} = \mathbb{E}_{(x, y) \sim (C_u, M_u)} \{ \| G_{M\to C}[G_{C\to M}(x)] - x \|_1 \} + \| G_{C\to M}[G_{M\to C}(y)] - y \|_1 \tag{3.2}$$

式中：$x \in C_u$ 和 $y \in M_u$ 分别表示非配对的 CT 和 MRI 图像块。

两个判别器 D_M 和 D_C 用于鼓励生成器通过对抗学习合成逼真的图像。具体来说，判别器和生成器以博弈对抗方式交替训练。首先训练判别器，通过最小化以下损失函数来区分真实图像和合成图像：

$$L_{dis}=\mathbb{E}_{(x,\,y)\sim(C,\,M)}\{[D_C(x)-1]^2+[D_M(y)-1]^2+D_M[G_{C\to M}(x)]^2+D_C[G_{M\to C}(y)]^2\} \quad (3.3)$$

式中：C 和 M 分别表示非配对的 CT 图像和 MRI 图像的并集（即，$C=\{C_p,\,C_u\}$，$M=\{M_p,\,M_u\}$）。然后使用以下损失函数，生成器被鼓励合成逼真的图像来欺骗判别器：

$$L_{adv}=\mathbb{E}_{(x,\,y)\sim(C,\,M)}\{(D_M[G_{C\to M}(x)]-1)^2+\{D_C[G_{M\to C}(y)]-1\}^2 \quad (3.4)$$

同时，采用最小二乘 GAN[17] 代替原始 GAN[18] 以避免训练不稳定问题。

随后，将真实的 MRI 图像和合成的 MRI 图像合并来训练分割子网络 S。具体来说，来自配对数据集的真实 MRI 图像可以与其对应的 CT 图像共享标注信息（即标签），因此可以直接用于训练分割器。使用交叉熵来衡量分割误差，相应的损失函数定义如下：

$$L_{seg}^{r}=\mathbb{E}_{(x,\,b)\sim(M_p,\,B_p)}[-b\log S(x)-(1-b)\log[1-S(x)] \quad (3.5)$$

式中：$x\in M_p$ 和 $b\in B_p$ 分别表示来自配对数据集的 MRI 图像块和相应的标注信息。另一方面，从非配对数据集中的 CT 图像合成的 MRI 图像也可用于训练分割器，因为它们包含与输入 CT 图像相同的解剖结构信息。相应的损失函数定义如下：

$$L_{seg}^{s}=\mathbb{E}_{(x,\,b)\sim(C_u,\,B_u)}\{-b\log S[G_{C\to M}(x)]-(1-b)\log\{1-S[G_{C\to M}(x)]\} \quad (3.6)$$

式中：$(x,\,b)$ 表示 CT 图像块和相应的分割标注信息。

3.3.3　基于邻域的锚框学习

利用循环一致跨模态图像合成，可将标注信息从 CT 模态转移到 MRI 模态。最近研究表明，非配对的循环一致图像合成存在歧义问题，这可能导致几何失真[19]。尽管使用了配对和非配对的 MRI-CT 数据，以半监督的方式训练图像合成子网络，但是因为临床实践中配对图像的数量远小于非配对图像数量，导致配对图像对训练的影响非常有限。

本节介绍了一种基于配对 MRI-CT 数据的新型邻域锚框学习方法来缓解 CycleGAN 的歧义问题。该方法基于假设：源域和目标域（模态）在各自的形态上具有相似局部几何形状。例如，如果一种模态中的两个图像块在语义结构方面彼此相似，则它们在另一种模态中的合成结果也应该彼此相似。基于这样的假设，笔者提出通过使用配对的 MRI-CT 数据作为锚点来缩小无监督跨模态图像合成中可能存在的映射空间问题。

基于邻域的锚框学习方法如图 3.3。首先为 CT 域和 MRI 域构建两个锚点集合，两个域中的锚点实际上是从成对的 MRI-CT 图像中裁剪出来的成对图像块。因此，对于 CT 锚点集中的每一个图像块（锚点），MRI 锚点集中都有一个对应且可用的图像块，反之亦然。给定源域（例如 CT 域）中的输入图像块 x，首先在同一个图像域中为其找到最近 K 个锚点 $\{x_1,\,x_2,\,\cdots,\,x_K\}$。然后，期望的合成目标 y 可以位于目标域（例如 MRI 域）的锚点 $\{y_1,\,y_2,\,\cdots,\,y_K\}$ 附近。其中 $(x_i,\,y_i)(i=1,\,2,\,\cdots,\,K)$ 是源域和目标域的配对锚点。通过这种方式，可以有效地缩小无监督跨模态图像合成中的可映射空间，缓解 CycleGAN 的歧义问题。相应的损失函数定义如下：

$$L_{anchor}=\mathbb{E}_{(x,\,y)\sim(C_u,\,M_u)}\frac{1}{K}\sum_{i=1}^{K}(w_i^{C}\parallel G_{C\to M}(x)-T(x_i)\parallel_1+w_i^{M}\parallel G_{M\to C}(y)-T(y_i)\parallel_1 \quad (3.7)$$

式中：$x\in C_u$ 和 $y\in M_u$ 分别表示非配对的 CT 和 MRI 图像块；$(x_i,\,y_i)$ 表示各自图像域中

(x, y) 的第 i 个相邻锚点；算子[1] $T(\cdot)$ 表示为给定输入选择在另一个域中相应的锚点（即 $T(x_i) = y_i$ 且 $T(x_i) = y_i$）；权重系数 $w_i^C = \exp(-\alpha d_i^C)$ 和 $w_i^M = \exp(-\alpha d_i^M)$ 分别表示用于根据 x 和 y 之间的距离平衡每个相邻锚点 x_i 和 y_i 之间的重要性（即 $d_i^C = \|x - x_i^C\|_1$ 和 $d_i^M = \|x - x_i^M\|_1$）。α 表示平滑系数。

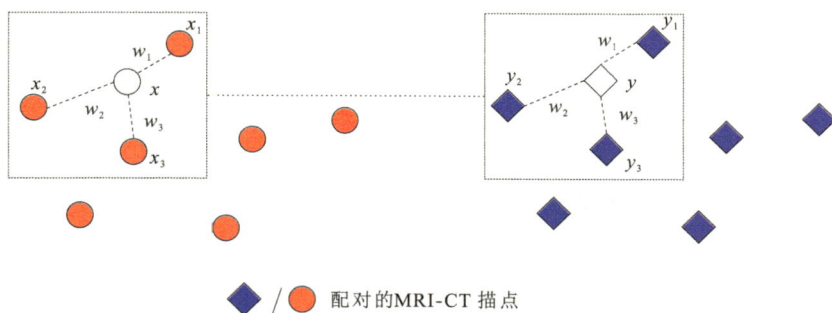

/ 配对的MRI-CT 描点

图 3.3

假设两个不同域（模态）中的图像块在各自的形态上具有相似局部几何流形。给定一个源域（例如左侧域）的输入 x，将 $\{x_1, x_2, x_3\}$ 表示为 x 的最近锚点，则目标域（例如右侧域）中所期望的合成目标 y 可以通过 $\{y_1, y_2, y_3\}$ 确定。其中，$\{y_1, y_2, y_3\}$ 为目标域中 x_i 对应的锚点所提出的基于邻域的锚框方法，可以通过充分利用配对的 MRI-CT 数据来有效缓解非配对循环一致数据跨模态图像合成中的歧义问题。然而，由于配对数据在临床中通常非常有限，其数量无法提供足够的锚点来覆盖整个流形，降低了该方法的有效性。为了解决这个问题，建议使用非配对数据集中的合成图像块逐步扩展锚点集。具体来说，首先从配对的 MRI-CT 图像块中随机裁剪图像块，初始化锚点集。在训练阶段，记录非配对的图像块与最近锚点之间的距离，并选择距离最近锚点最远的前 20% 图像块，增强锚点集及其合成结果。通过这种方式逐步扩展锚点集，扩大流形上锚点的覆盖范围。需要注意的是，应只在稀疏区域（即远离现有的锚点区域）添加合成锚点。这些补充锚点虽然不如从真实数据中裁剪的锚点，但在为跨模态图像合成提供额外的指导方面聊胜于无。所提出的基于邻域的锚框方法的有效性将在 3.4.4 节中通过消融研究[2]进一步分析。

3.3.4　基于特征匹配的语义一致性

在所述框架中，合成图像应该包含与其相应输入相同的解剖结构信息。然而，原始的 CycleGAN 并不能保证这一点。它只关注视觉图像层面的像素级重建，对高级语义空间中的解剖结构信息变化不敏感。为了改善这一问题，笔者提出了一种基于特征匹配的语义一致正则化方法，以鼓励合成过程中保留解剖结构信息。具体来说，在合成过程中，要求真

---

[1]　算子通常是指一种操作或函数，它将一个或多个输入映射到一个输出。算子可以是一元、二元或多元的，取决于它所接受的输入数量。

[2]　消融研究是指在科学研究中系统地去除或变化某个特定因素或条件，以便评估其对研究结果的影响。这种研究方法旨在理解特定因素对研究对象或现象的影响程度，或者验证某个因素是否为导致某个现象发生的关键因素。

实图像和合成图像的高级解剖结构信息保持一致。减小从真实和合成 MRI 图像提取的特征图之间的差异通过以下损失函数来实现：

$$L_{SC} = \mathbb{E}_{(x,y) \sim (C_p, M_p)} \| f_S(y) - f_S[G_{C \to M}(x)] \|_2^2 \tag{3.8}$$

式中：$x \in C_p$ 和 $y \in M_p$ 表示配对的 CT-MRI 图像块；$f_S(\cdot)$ 表示从给定输入中提取高级语义特征的算子。在这项工作中，这种语义特征来自分割器 S 的最后一个激活层（在最终卷积层之前），它包含输入数据的关键解剖结构信息。

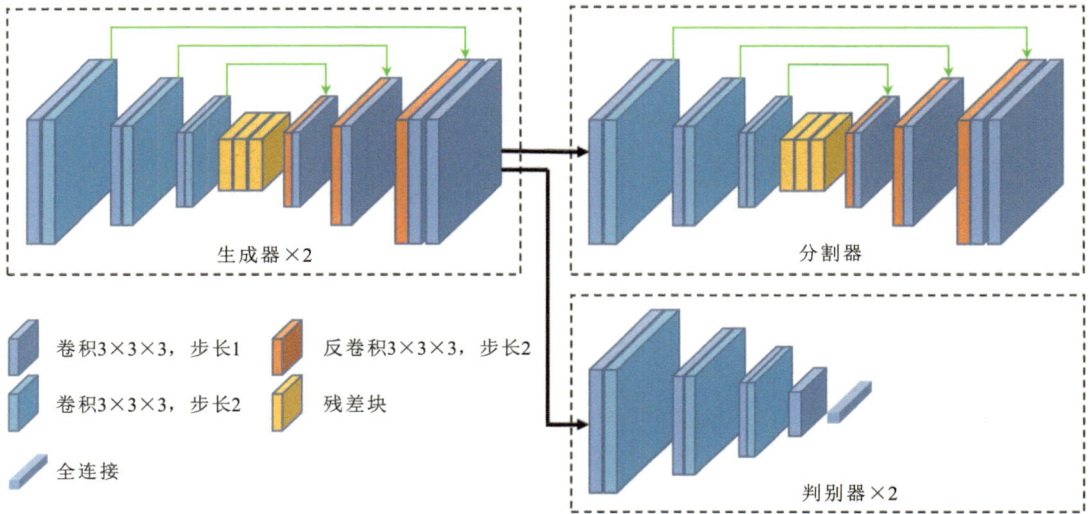

图 3.4　网络架构

3.3.5　网络架构

　　提出的框架由两个生成器、两个判别器和一个分割器组成。本节将详细介绍各个子网络的结构，如图 3.4 所示。

3.3.5.1　生成器

　　生成器 $G_{C \to M}$ 和 $G_{M \to C}$ 学习 MRI 和 CT 模态之间的循环一致映射。在这项工作中，它们具有相同架构，即类似 U-Net[20] 的 3D 全卷积神经网络（FCN），包括：①编码器；②解码器；③以相同分辨率和级别连接编码器和解码器的多个长程跳跃连接；④连接编码器和解码器的一系列残差块①[21]。具体而言，编码器由三个编码块组成，每个编码块由两个 3×3×3 的卷积层组成，步长分别为 1 和 2。解码器与编码器对称，由三个解码块组成，每个解码块由一个反卷积层②[22] 和一个卷积层组成。与 3D U-Net[20] 类似，三个长程跳跃连接应

---

①　残差块是深度学习中残差网络的基本组成单元。它用于解决深度神经网络训练中的梯度消失和梯度爆炸问题。一个典型的残差块包含恒等映射和残差连接两个主要部分。

②　反卷积层，有时也称为转置卷积层，是深度学习中常用的一种神经网络层类型。它的作用是对输入进行上采样，即增加其尺寸，通常与卷积层执行相反的操作。

用于连接每个分辨率级别的编码器和解码器层，以加快收敛速度并获得更平滑的结果。此外，三个残差块[21]用于连接编码器和解码器，以提高生成器的非线性建模能力。生成器中的滤波器①数量从 32 开始，每次经过跨步卷积层时翻倍，每次经过反卷积层时减半。此外，除了最后一层(输出层)外，在每个卷积/反卷积层之后应用实例归一化[23]和 ReLU 激活[24]，在最后一层使用 tanh 激活函数来标准化输出。

3.3.5.2　判别器

判别器 D_M 和 D_C 分别用于区分 MRI 和 CT 模态的真实图像与合成图像。它们的结构与生成器的编码部分类似，也包含三个编码块。此外，还附加了一个额外的卷积层和一个全连接层，仅生成一个元素的输出，用于指示输入图像是真实的还是合成的。笔者没有采用 ReLU 激活函数，而是根据 DCGAN[7]的建议，采用斜率为 0.2 的 Leaky ReLU[25]激活函数用于判别器。

3.3.5.3　分割器

如图 3.4 所示，分割器与生成器非常相似。在分割器的输出层之后使用 softmax 激活而不是 tanh 激活来预测每个体素属于每个类(骨骼或背景)的概率。

3.3.6　实现细节

受 GPU 内存的限制，用大小为 32×32×32 的小三维图像块来训练模型，这些图像块是从 MRI 和 CT 图像中随机裁剪的。配对数据和非配对数据都用于训练模型，批次大小②为 4，其中每个小批量由两个配对和两个非配对 MRI-CT 图像块组成。将所有子网络分成三组，即生成器组、判别器组和分割器组，并在每次迭代时以对抗方式交替训练它们。具体来说，首先使用损失函数(3)训练判别器 D_M 和 D_C，然后通过最小化以下损失函数训练生成器 $G_{C \to M}$ 和 $G_{M \to C}$：

$$L_{pair} + \lambda_1 L_{unpair} + \lambda_2 L_{adv} + \lambda_3 L_{anchor} + \lambda_4 L_{sc} \tag{3.9}$$

最后，使用真实数据和合成数据对分割器进行如下训练：

$$L_{seg}^r + \lambda_5 L_{seg}^s \tag{3.10}$$

采用上述策略对所有子网络进行了总共 100000 次迭代训练。采用学习率为 10^{-4} 的 Adam[26]作为优化器来训练模型。其他超参数根据经验设定为 $K = 3$，$\alpha = 1$，$\lambda_1 = 0.5$，$\lambda_2 = 0.05$，$\lambda_3 = 0.1$，$\lambda_4 = 0.5$ 和 $\lambda_5 = 0.5$。

3.4　实验和结果

为了证明所提出方法的有效性，笔者进行了 CMF 骨骼结构分割实验，并其与最先进的医学图像分割方法进行了比较。在本节中，首先在 3.4.1 节中详细阐述了实验设置，包括训练和测试数据集、预处理步骤和评估原则。然后，在 3.4.2 节中直观地展示了该方法的

---

① 滤波器是数字图像处理和信号处理中的一种工具，用于改变或增强图像或信号的特定特征。
② 批次大小是指在机器学习和深度学习中，每次模型训练时用于并行处理的样本数量。

一些具有代表性的跨模态图像合成结果。在 3.4.3 节中对该方法的分割性能进行了定性和定量的评价，并与目前最先进的医学图像分割方法进行了比较，以证明其优越性。最后，通过 3.4.4 节中的消融研究对该方法的两个关键组成部分进行了定量分析（即基于邻域的锚框方法和基于特征匹配的语义一致性约束），从而对其进行了深入研究。

3.4.1 实验设置

在实验中使用了配对和非配对的 MRI-CT 数据集。配对数据集包括 8 对来自阿尔茨海默病神经影像倡议（Alzheimer's disease neuroimaging initiative，ADNI）数据集[27]的 MRI-CT 扫描数据。非配对数据集包括 MRI 和 CT 扫描数据各 50 个，分别从 ADNI 数据集和 CQ500 数据集[28]中随机选取。所有图像使用 FMRIB 的线性图像配准工具（FMRIB's linear image registration tool，FLIRT）对齐到一个通用模板，并裁剪为相同大小（146×180×175 体素，体素大小为 1 mm×1 mm×1 mm）。然后，将所有图像的强度值线性缩放到 [−1，1] 范围内。配对和非配对 MRI-CT 图像的示例如图 3.5 所示。由于骨骼的边界在 CT 图像中可清楚显示，因此通过阈值确定骨骼的真实标签，然后由专家根据需要进行手动修改。

在标注数据非常有限的情况下评估了所提出方法的性能。具体来说，根据配对的 MRI-CT 图像的数量，对所提出的模型进行了 8 次训练和验证。每次仅从配对数据集中选择 1 对 MRI-CT 与所有未配对的数据一起训练模型，其余 7 对用于测试。

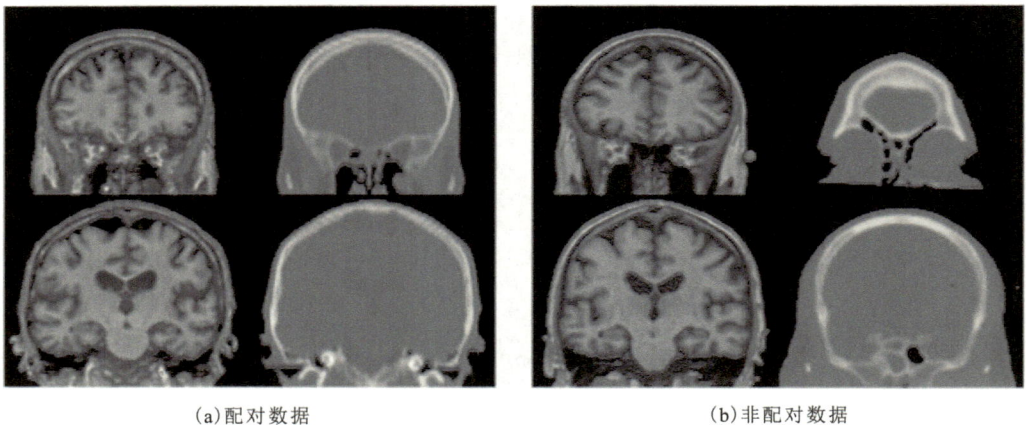

(a) 配对数据　　　　　　　　　　　　　　(b) 非配对数据

图 3.5　配对和非配对数据的示例

3.4.2 图像合成结果

首先展示一些有代表性的合成图像的可视化结果，从而定性评估所提出方法的跨模态图像合成性能。为了便于比较，仅使用配对数据分别训练图像合成子网络（即两个生成器和两个判别器），并将其称为基线方法。此外，笔者还将所提出方法与 CycleGAN 方法进行了比较，后者仅使用非配对的数据进行训练。对比结果如图 3.6 所示，分别为（a）输入、（b）基线方法的结果、（c）CycleGAN 方法的结果、（d）本研究方法的结果和（e）真实标签。

与基线方法相比，本研究提出的方法能够在所有测试数据中产生更清晰、更真实的结果。这归因于半监督框架，它可以从配对和非配对图像中学习数据分布。而 CycleGAN 的结果较差，尤其是对于软组织可视化结果。这是因为即使应用了循环一致性正则化，3D 小 MRI-CT 图像块（非配对）几乎无法提供足够的上下文信息来学习可靠的跨模态映射。

此外，还可以从图 3.6 的结果可知，学习 CT 到 MRI 的转换比学习 MRI 到 CT 的转换更具挑战性，特别是对于软组织的转化。事实上，从 CT 图像中可靠地重建软组织是非常困难的（若真可能的话），因为在 CT 图像中软组织几乎不可见。值得注意的是，CMF 手术是骨外科手术，只需关心骨性区域，而软组织信息是非必要的。该方法的分割性能将在下一节中评估。

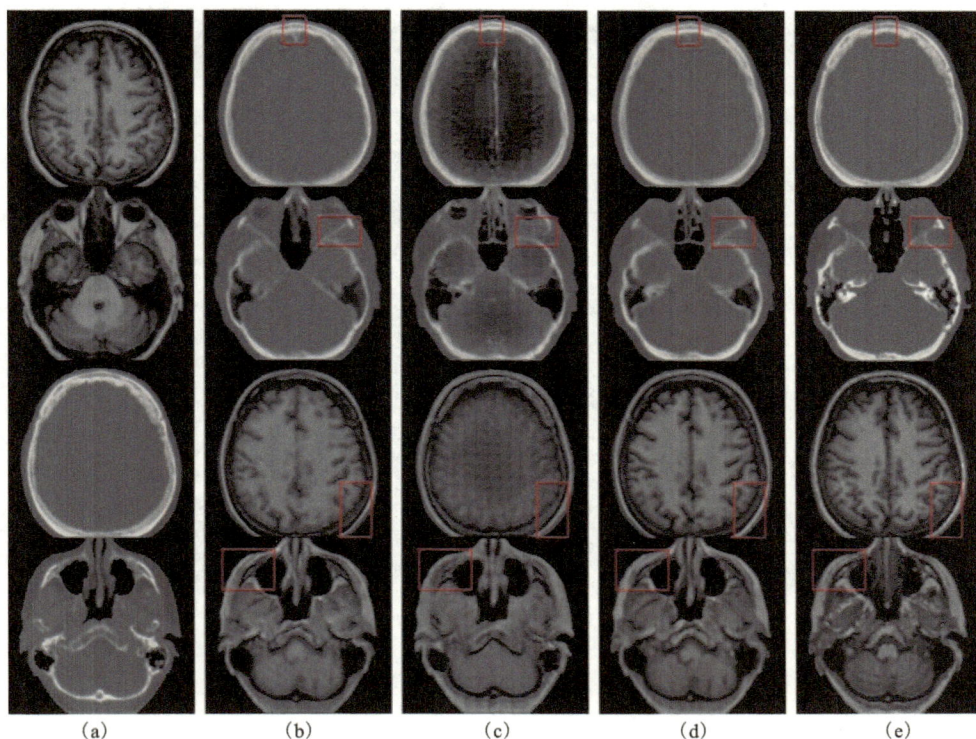

图 3.6　跨模态图像合成的可视化结果

3.4.3　分割性能

笔者还评估了所提出方法的分割性能。为了证明该方法的优越性，将其与两种最先进的医学图像分割方法进行了比较，即 3D U-Net[20] 和最近提出的专门针对配对数据集训练的 Deep-supGAN[2]。此外，对所提出方法的两种变体进行了比较。①基线方法：仅使用配对数据训练分割器。②两阶段方法：按顺序独立训练图像合成子网络和分割器，而不是以对抗的方式联合训练。分割性能均根据骰子相似系数（dice similarity coefficients，DSC）和平均对称表面距离（average symmetric surface distance，ASSD）进行量化。

分割性能比较结果如表 3.1 所示，其中粗体数字表示最佳结果。从表 3.1 中可以明显看出，基线、3D U-Net 和 Deep-supGAN 方法的结果较差，这意味着它们存在过拟合①问题，因为训练数据（即配对的 MRI-CT 数据）非常有限。相比之下，本研究提出的方法通过跨模态图像合成有效地利用了合成数据来增强训练数据集，分别提高了 DSC（85.66±3.26）和 ASSD（1.04±0.19）的性能；还在 DSC 和 ASSD 方面比其两阶段变体模型分别高出 1.81 和 0.08。这可以归因于所提出的训练策略，它以对抗方式联合训练图像合成子网络和分割子网络。

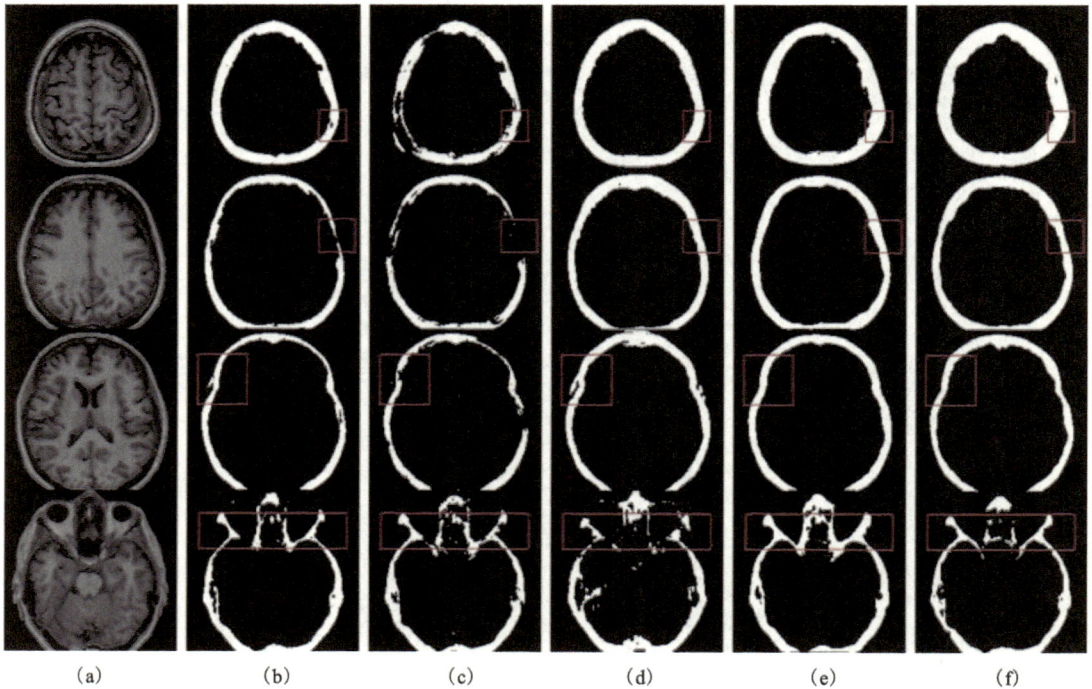

图 3.7　骨结构分割的可视化结果

笔者定性比较了不同方法的分割结果。可视化分割结果如图 3.7 所示，分别为（a）输入的 MRI 图像、（b）基线方法的结果、（c）3D U-Net 方法的结果、（d）Deep-supGAN 方法的结果、（e）本研究方法的结果和（f）真实标签。显然，本研究提出的方法取得了最好的结果。与其他方法相比，使用本研究提出方法分割的骨结构更完整、更平滑，如红色框所示。这与表 3.1 中的定量结果一致，证明了该方法的优越性。

① 过拟合是指在机器学习和统计建模中，模型过度适应训练数据的特征和噪声，导致在新数据上的性能下降的现象。

表 3.1　分割性能比较

方法	DSC/%	ASSD
基线	78.68±5.42	1.33±0.25
3D U-Net[20]	77.41±5.41	1.34±0.20
Deep-sup GAN[2]	77.82±3.18	1.49±0.20
Two-Stage	83.85±4.03	1.12±0.22
本研究提出的方法	**85.66±3.26**	**1.04±0.19**

注：均数±标准差。

3.4.4　消融研究

为了深入研究该方法，笔者进行了消融研究，以定量分析该方法的两个关键组成部分，即基于领域的锚框方法和基于特征匹配的语义一致性约束。具体来说，在不使用基于领域的锚框方法（表示为 w/o Anchor）和基于特征匹配的语义一致性约束（表示为 w/o SC）的情况下，分别训练该方法的两个变体。在相同的评估原则下，对这些变体模型的分割性能进行评估并与原始方法进行比较。从表 3.2 中的比较结果可以看出，锚框方法和分割一致性约束成功地缓解了歧义问题，并促进了跨模态图像合成中的语义一致性，提高了性能。

表 3.2　消融研究

方法	DSC/%	ASSD
w/o Anchor	84.81±3.44	1.08±0.20
w/o SC	84.27±3.54	1.16±0.20
本研究提出的方法	**85.66±3.26**	**1.04±0.19**

注：均数±标准差。

3.5　结论与讨论

本章介绍了一种从 MRI 自动分割 CMF 骨结构的方法。为了解决标注（即标签）限制问题，笔者提出通过循环一致的跨模态图像合成的方法，将标注信息从 CT 模态转换到 MRI 模态。合成的 MRI 图像应该包含与其相应的输入（即 CT 图像）相同的解剖结构信息，如此可以用来增强分割训练数据集。为了缓解歧义问题，提出了一种新颖的基于领域的锚框方法，利用有限的配对数据来减少跨模态图像合成中可能映射的空间。此外，还提出了一种基于特征匹配的语义一致性约束，通过增强真实图像和合成图像之间的高级语义一致性来改进面向分割的图像合成。定性和定量实验结果证明了该方法与最先进的医学图像分割方法相比的优越性。最后，还进行了消融研究，以进一步分析所提出的基于邻域的锚框方法和基于特征匹配的语义一致性约束的效果。

参考文献

[1] NIE D, WANG L, TRULLO R, et al. Segmentation of craniomaxillofacial bony structures from MRI with a 3D deep-learning based cascade framework[C]//International workshop on machine learning in medical imaging. Cham: Springer, 2017: 266-273.

[2] ZHAO M, WANG L, CHEN J, et al. Craniomaxillofacial bony structures segmentation from MRI with deep-supervision adversarial learning[C]//International conference on medical image computing and computer-assisted intervention. Cham: Springer, 2018: 720-727.

[3] ZHU J Y, PARK T, ISOLA P, et al. Unpaired image-to-image translation using cycle-consistent adversarial networks[C]//Proceedings of the IEEE international conference on computer vision. 2017: 2223-2232.

[4] KIM T, CHA M, KIM H, et al. Learning to discover cross-domain relations with generative adversarial networks[C]//Proceedings of the 34th International Conference on Machine Learning-Volume 70. 2017: 1857-1865.

[5] AL HASAN M, CHAOJI V, SALEM S, et al. Link prediction using supervised learning[C]//SDM06: Workshop on link analysis, counter-terrorism and security. 2006.

[6] MØLLER M F. A scaled conjugate gradient algorithm for fast supervised learning[J]. Neural Netw, 1993, 6(4): 525-533.

[7] RADFORD A, METZ L, CHINTALA S. Unsupervised representation learning with deep convolutional generative adversarial networks[J]. arXiv preprint arXiv: 1511.06434. 2015.

[8] HOFMANN T. Unsupervised learning by probabilistic latent semantic analysis[J]. Mach Learn, 2001, 42(1-2): 177-196.

[9] BENNETT K P, DEMIRIZ A. Semi-supervised support vector machines[C]//Advances in Neural Information processing systems. 1999: 368-374.

[10] WESTON J, RATLE F, MOBAHI H, et al. Deep learning via semi-supervised embedding[C]// Neural networks: tricks of the trade. Heidelberg: Springer, 2012: 639-655.

[11] BAI W, OKTAY O, SINCLAIR M, et al. Semi-supervised learning for network-based cardiac MR image segmentation[C]//International conference on medical image computing and computer-assisted intervention. Cham: Springer, 2017: 253-260.

[12] MAHAPATRA D. Semi-supervised learning and graph cuts for consensus based medical image segmentation[J]. Pattern Recogn, 2017, 63: 700-709.

[13] HUANG Y, BELTRACHINI L, SHAO L, et al. Geometry regularized joint dictionary learning for cross-modality image synthesis in magnetic resonance imaging[C]//International workshop on simulation and synthesis in medical imaging. Cham: Springer, 2016: 118-126.

[14] VAN NGUYEN H, ZHOU K, VEMULAPALLI R. Cross-domain synthesis of medical images using efficient location-sensitive deep network[C]//International conference on medical image computing and computer-assisted intervention. Cham: Springer, 2015: 677-684.

[15] HIASA Y, OTAKE Y, TAKAO M, et al. Cross-modality image synthesis from unpaired data using CycleGAN[C]//International workshop on simulation and synthesis in medical imaging. Cham: Springer, 2018: 31-41.

［16］ HUANG Y, SHAO L, FRANGI A F. Simultaneous super-resolution and cross-modality synthesis of 3D medical images using weakly-supervised joint convolutional sparse coding［C］//Proceedings of the IEEE Conference on Computer Vision and Pattern Recognition. 2017: 6070-6079.

［17］ MAO X, LI Q, XIE H, et al. Least squares generative adversarial networks［C］//Proceedings of the IEEE International Conference on Computer Vision. 2017: 2794-2802.

［18］ GOODFELLOW I, POUGET-ABADIE J, MIRZA M, et al. Generative adversarial nets［C］//Advances in neural information processing systems. 2014: 2672-2680.

［19］ ZHANG Z, YANG L, ZHENG Y. Translating and segmenting multimodal medical volumes with cycle-and shape-consistency generative adversarial network［C］//Proceedings of the IEEE Conference on Computer Vision and Pattern Recognition. 2018: 9242-9251.

［20］ ÇIÇEK Ö, ABDULKADIR A, LIENKAMP S S, et al. 3D U-Net: Learning dense volumetric segmentation from sparse annotation［C］//International conference on medical image computing and computer-assisted intervention. Cham: Springer, 2016: 424-432.

［21］ HE K, ZHANG X, REN S, et al. Deep residual learning for image recognition［C］//Proceedings of the IEEE conference on computer vision and pattern recognition. 2016: 770-778.

［22］ ZEILER M D, TAYLOR G W, FERGUS R. Adaptive deconvolutional networks for mid and high level feature learning［C］//ICCV. 2011, 1(2): 6.

［23］ ULYANOV D, VEDALDI A, LEMPITSKY V. Instance normalization: the missing ingredient for fast stylization［J/OL］. arXiv preprint arXiv: 1607.08022. 2016.

［24］ NAIR V, HINTON G E. Rectified linear units improve restricted boltzmann machines［C］//Proceedings of the 27th international conference on machine learning (ICML-10). 2010: 807-814.

［25］ MAAS A L, HANNUN A Y, NG A Y. Rectifier nonlinearities improve neural network acoustic models ［C］//Proc. icml. 2013, 16(30): 3.

［26］ KINGMA D P, BA J. Adam: A method for stochastic optimization［J/OL］. arXiv preprint arXiv: 1412.6980. 2014.

［27］ TRZEPACZ P T, YU P, SUN J, et al. Alzheimer's disease neuroimaging initiative. Comparison of neuroimaging modalities for the prediction of conversion from mild cognitive impairment to Alzheimer's dementia［J］. Neurobiol Aging, 2014, 35(1): 143-151.

［28］ CHILAMKURTHY S, GHOSH R, TANAMALA S, et al. Deep learning algorithms for detection of critical findings in head CT scans: a retrospective study［J］. Lancet, 2018, 392(10162): 2388-2396.

第四章

基于二维面部照片进行三维颅颌面骨骼预测的稀疏字典学习[①]

Deqiang Xiao, Chunfeng Lian, Li Wang, Hannah Deng, Kim-Han Thung, Pew-Thian Yap, James J. Xia, Dinggang Shen

4.1 引言

颅颌面(CMF)缺损可由交通事故、战斗损伤、肿瘤消融等引起。CMF 重建手术专门用于重建这些缺损,将其恢复到正常形状或期望的创伤前状态。而 CMF 重建手术的成功在很大程度上取决于准确的手术规划[1]。

在常规的 CMF 手术规划中,通常在术前获取患者头部的计算机断层扫描(CT)或锥形束计算机断层扫描(CBCT),然后从采集的(CB)CT 扫描中提取三维骨骼模型。外科医生通过虚拟切割三维模型为多个骨段并将其移动到所需位置来模拟手术。通过比较患者的头影测量值与对应正常值来计算所需的位置。头影测量是由一组根据面部骨骼的解剖标志点计算出的距离和角度组成。然而,上述过程中使用的正常值是一组平均值,因此无法为特定患者提供准确的指导。此外,传统的头影测量是在二维空间进行,当它们用于模拟三维模型时,可能会导致很大的误差。

由于二维头影测量分析对 CMF 手术计划的准确指导有限,Xia 等人[2]提出了一种针对不同 CMF 手术的三维计算机辅助手术模拟(computer-aided surgical simulation,CASS)系统。在 CASS 中,首先将患者的面部骨骼模型定位在自然头位(natural head position,NHP);然

---

① 稀疏字典学习是一种机器学习方法,用于从高维数据中学习一个稀疏表示的字典。这种方法通常应用于信号处理、图像处理和模式识别等领域。

*   D. Xiao・C. Lian・L. Wang・K. -H. Thung・P. -T. Yap・D. Shen
美国北卡罗来纳大学教堂山分校放射科和生物医学研究影像中心

H. Deng ・ J. J. Xia
美国得克萨斯州休斯敦卫理公会医院口腔颌面外科

J. J. Xia
美国纽约伊萨卡市康奈尔大学威尔医学院外科(口腔颌面外科)
电子邮件:jxia@ houstonmethodist. org

Springer Nature Switzerland AG2021

C. -C. Ko et al. (eds.), *Machine Learning in Dentistry*,
https://doi. org/10. 1007/978-3-030-71881-7_4

后进行三维头影测量分析，以评估 CMF 畸形[3]。与传统的基于二维头影测量分析相比，CASS 在头影测量分析中使用了 3D 信息，改善了手术规划的效果。

　　尽管基于头影测量分析的手术规划在治疗常规颌骨畸形患者方面具有较好的准确性和成本效益[4]，但为复杂 CMF 缺损患者实现理想的手术结果仍然具有挑战性。一个潜在的原因是，目前的 CASS 是主观地量化畸形，在很大程度上取决于外科医生的经验。此外，在技术上不可能仅对有限的头影测量正常值进行简单平均来量化和恢复患者特异性缺损（例如创伤）。

　　直观地说，评估患者特定的正常面部骨骼可以为 CMF 缺损患者的重建手术提供一种范式转换途径。评估患者特定面部骨骼的最常用方法之一是镜像成像映射[5, 6]，即通过将面部骨骼从正常侧映射到缺损侧来实现。由于对称映射建立在过于严格的面部对称结构假设基础上，其局限性很大，无法处理双侧缺损的情况。基于统计形状模型（statistical shape model-based，SSM-based）对正常面部骨骼进行估测是另一种常用的方法[7-9]。在基于 SSM 的方法中，首先从正常受试者中获得一组正常的面部骨骼形状，并在此基础上应用主成分分析①（principal component analysis，PCA）[10]构建 SSM[11]。然后通过将建立的 SSM 拟合到患者面部骨骼的其余正常部分上来估测患者的正常骨骼形状。基于 SSM 的方法的一个关键限制是其泛化能力较弱，这是由于可用于建立 SSM 的数据集通常很小。最近，有研究也提出了使用几何变形来估测正常面部骨骼的方法[12-14]。研究者通过薄板样条（thin plate spline，TPS）[15]或拉普拉斯表面编辑（Laplacian surface editing）[16]的表面插值技术②计算变形场，通过对患者缺损骨骼进行变形来估测正常骨骼形状。通常，这些基于几何变形的方法可以准确地估测出正常骨骼形状。然而，由于使用的解剖标志有限并且表面插值技术量化的变形场相对粗糙，它们无法处理大规模缺损。

　　Xiao 等人[17]假设可以根据大规模 CMF 缺损患者的创伤前面部照片估测出个性化的参考骨骼形状。也就是说，患者创伤前的二维人像照片保留了正常的面部骨骼，可用于估测三维参考骨骼模型恢复缺损的面部骨骼。为此，笔者采集了一组正常受试者的头部（CB）CT 图像，以提取其面部和骨骼表面。它们组成了一本字典（或一组图谱），通过非刚性表面匹配在受试者之间建立致密对应关系，并构建面部和骨骼表面之间的关联模型。对于给定的患者，首先收集一组创伤前的二维面部照片（即日常生活照片），并在此基础上重建三维面部。然后将重建的三维面部（来自二维照片）输入构建的相关模型中，通过稀疏字典学习为患者生成正常的骨骼形状模型[18]。然而，生成的形状模型是相对粗糙的（初始）估测，因为从先前的照片重建的三维面部不一定能严谨地反映患者当前的脸型，并且可能导致相关模型的输出不准确。为了进一步提高参考脸型估测的准确性，使用患者当前面部骨骼（创伤后骨骼）对初始估测进行细化。通过使用可变形的形状模型将最初估测的正常骨表面变形到创伤后骨表面上，从而实现细化。此外，为了保证估测的面部骨骼的正常形态，避免过拟合，可以利用由正常受试者构建的统计骨骼形状模型来约束可变形形状

①　主成分分析是一种常用的数据降维技术，用于发现数据集中的主要变化模式，并将数据映射到一个新的低维空间中，以便更好地理解和分析数据。

②　表面插值技术是一种用于从离散的数据点集合中生成连续的表面模型的方法。这些数据点通常表示了要插值的表面的一部分或全部。

模型，然后应用细化后的最终参考形状模型来指导 CMF 手术计划。

本章将详细介绍这种基于机器学习的参考模型估测方法。本章的其余部分组织如下：在 4.2 节详细介绍这种方法，在 4.3 节给出相应的实验和结果，在 4.4 节进行总结。

4.2　方法

所提出的方法如图 4.1 所示，主要包括 3 个步骤：①重建创伤前三维人脸表面；②估测初始参考骨形状模型；③细化骨形状模型。

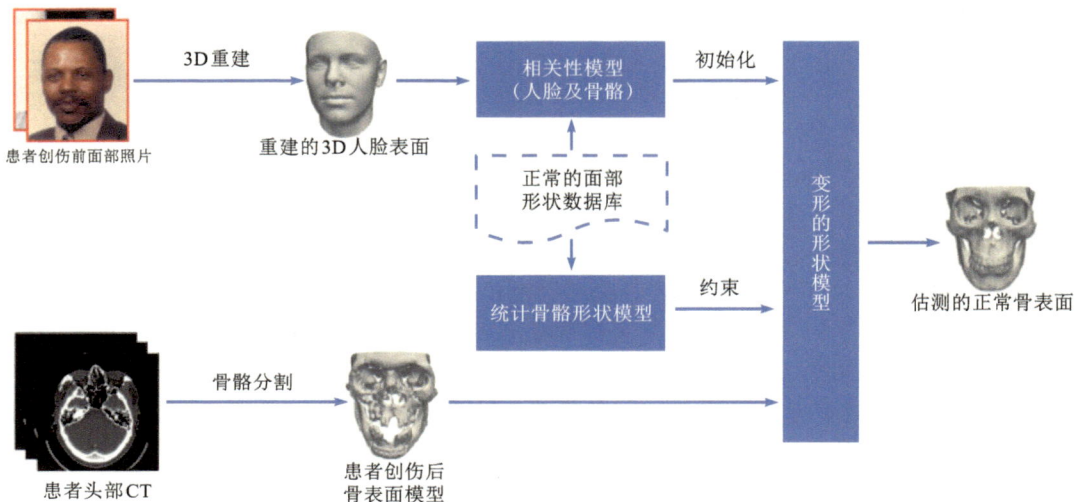

图 4.1　所提出方法的工作流程概述[19]

该方法主要包括三个步骤：首先，根据患者创伤前的二维面部照片重建三维面部。其次，从正常的面部形状数据库中构建面部与骨骼之间的相关性模型，并在三维重建重构人脸面部（来自二维照片）输入下，从相关性模型中生成初始估测的骨骼模型。最后，通过将初始估测的正常骨骼变形到患者的当前骨骼上（来自创伤后 CT 图像），最终得到了优化的骨形状模型。

4.2.1　患者正常面部的三维重建

根据一组患者创伤前的二维面部照片进行正常三维面部重建的工作流程如图 4.2 所示。由于二维面部照片为精确的三维面部重建提供的信息有限，因此首先为每张二维面部照片生成一组三维面部关键点。为此，利用基于 CNN 的算法[20]从面部照片中自动提取 68 个三维面部关键点。根据检测到的三维面部关键点，从巴塞尔面部模型（Basel face model，BFM）[21]的平均人脸中推导出患者的正常人脸表面。具体来说，对于从单个面部照片重建的每组 68 个三维关键点，在重建的关键点和 BFM 平均面部的相应面部关键点之间生成稀疏变形场①。然后通过薄板样条(TPS)插值将计算得到的稀疏变形场转换为密集变形场[15]。通过对 BFM 平均面部施加密集变形场，估测出患者的正常面部。由于每张二维面部照片都可以用来生成正常的人脸表面，因此采用 PIOTRASCHKE 等人提出的方法[22]将所有重建的人脸表面合并为一个人脸表面，可以进一步提高面部重建的精度。

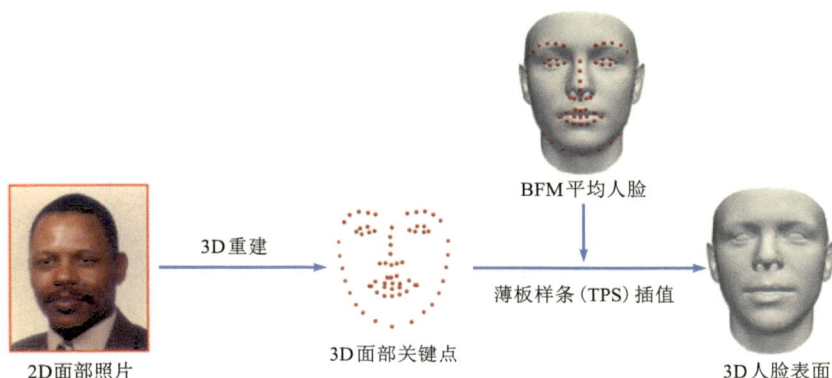

图 4.2　基于二维面部照片的三维面部重建图[19]

4.2.2　用于初始参考骨骼模型估测的稀疏字典学习

给定一个重建的人脸表面(如 4.2.1 节所述)，在假设人脸和骨骼表面高度相关的情况下，可以根据人脸和骨骼表面之间的关联模型，对相应的骨骼表面进行初步估测。具体而言，首先，构建正常的面部形状数据库。该数据库包括从一组正常受试者的头部 CT 扫描中提取的面部和骨骼表面(图 4.3)。然后，利用稀疏表示技术[18]，对数据库中的正常人脸进行面部重建估测。最后，将学习到的稀疏系数应用于相应的正常骨表面，估测患者的正常骨结构。获得初始估测骨表面模型详细步骤如下。

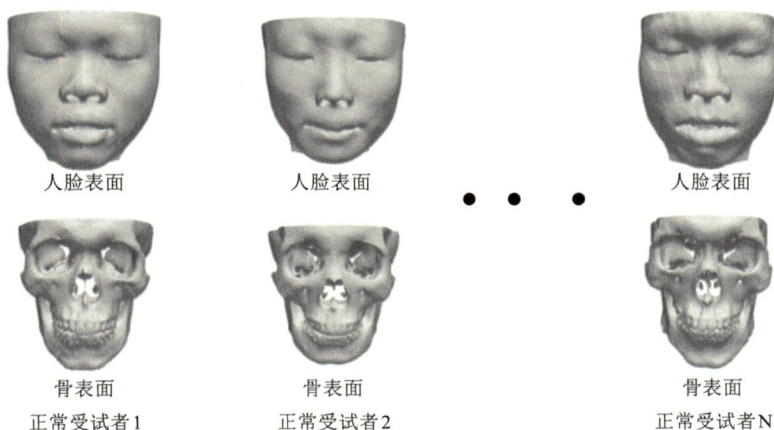

图 4.3　正常面部形状数据库，由从正常受试者的 CT 图像中提取的面部和骨骼表面组成[19]

---

① 稀疏变形场是一种用于描述形变或变换的数学表示，通常应用于图像处理、计算机视觉和医学图像分析等领域。稀疏变形场表示了在一个空间中每个点的位置随着形变或变换而发生的偏移。

4.2.2.1 正常面部形状数据库的构建

正常面部形状数据库由一组正常受试者的 CT 扫描中提取的面部和骨骼表面组成。具体而言，利用算法[23]对(CB)CT 图像进行分割，从每个正常受试者的头部 CT 扫描中提取面部软组织和骨骼结构。在分割结果的基础上，使用移动立方体算法①(marching cubes algorithm)[24]生成人脸和骨骼的三维表面模型。生成后，对来自不同受试者生成的(面部和骨骼)表面适当地校准，以用于后续的相关性模型。也就是说，首先使用面部标志点检测方法[25]提取每个面部骨骼结构上的标志点，然后通过这些标志点将来自不同受试者的所有提取形状(即面部和骨骼表面)刚性校准(图 4.3)。此外，为了在不同受试者的提取形状上建立表面点的致密对应关系，使用相干点漂移②(coherent point drift，CPD)算法[26]将模板形状到非刚性映射到每个对齐形状(图 4.4)。模板形状被定义为最接近所有对齐表面平均形状的对齐形状。一旦建立了模板和对齐形状之间的致密对应关系，就构建了两个包含所有对应表面点的字典(即一个用于人脸表面，另一个用于骨骼表面)。

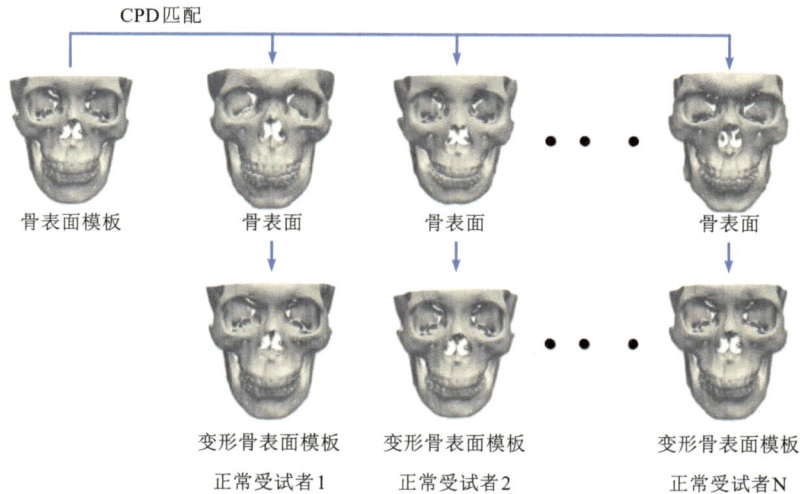

图 4.4 利用 CPD 匹配算法将骨表面模板变形到其余正常骨表面上，从而搜索骨表面上的对应点[19]

4.2.2.2 稀疏字典学习

稀疏字典学习的目的是通过字典中原子线性组合的形式，搜索输入数据的表示(稀疏编码)，该表示通过字典中相应原子的一组稀疏系数(大多数系数为零)计算获得。因此，字典构建和稀疏编码是该过程中的两个主要任务。通常，我们收集训练数据，将每个训练样本表示为一个向量，再将所有向量堆叠成一个矩阵作为字典。稀疏编码是通过将输入数

---

① 移动立方体算法是一种用于从三维数据中提取等值面的算法，用于从医学数据(如 MRI、CT 等)中重建三维对象的表面。

② 相干点漂移是一种点云配准算法，用于将两个点云(通常表示为一组离散的点)对齐或配准。它通过最大化点云之间的相关性来优化转换矩阵，以实现点云的精确对齐。

据与其字典表示之间的代价函数①最小化实现的，旨在找到一组优化的稀疏系数。稀疏字典学习已成功地应用于图像去噪、分类、压缩等领域。下文将介绍如何将这种机器学习技术应用于 CMF 骨架估测。

4.2.2.3　相关模型构建

基于人脸与骨骼表面存在线性关联的假设，应用稀疏表示技术[18]建立了人脸与骨骼表面的相关模型。为此，首先基于面部形状数据库中所有正常受试者的表面对应点（模板与对齐形状之间）构建两个字典（即面部字典和骨骼字典），然后将其用于关联模型。具体来说，将对齐的人脸表面上所有对应点的坐标堆叠成一个 $3M \times N$ 矩阵作为人脸字典 D_{Face}。其中 M 为每个人脸表面上对应点的个数，N 为正常受试者的个数。矩阵的每一列对应于数据库中一个受试者的 M 个对应点的（矢量化）坐标。由于三维空间中点坐标须由三个值来定义，每列的元素个数为 $3M$。类似地，数据库中对齐的骨表面上所有对应点的坐标堆叠在一起形成一个矩阵，作为骨字典 D_{Bone}。给定患者估测的正常人脸表面上的对应点的坐标向量 P^F_{Est}，使用稀疏表示模型，用面部字典 D_{Face} 中的列向量对其进行稀疏表示。稀疏系数向量 C 可以通过求解以下目标来计算：

$$C_{min} = \arg \min_{C} \| D_{Face} C - P^F_{Est} \|^2_2 + \lambda_1 \| C \|_1 + \lambda_2 \| C \|_2 \tag{4.1}$$

式中：第一项是数据拟合项，$\| \cdot \|_2$ 表示 L2 范数②；$\| \cdot \|_1$ 表示 L1 范数；λ_1 和 λ_2 表示用于控制 C 的稀疏性的两个正则化参数。方程（4.1）类似于已被充分研究的弹性网问题[27]，可以使用 Zou 等人[27]提出的方法来解决。利用计算出的稀疏系数矢量 C_{min}，通过假设面部和相应骨表面高度相关来估测患者的正常骨表面点 P^F_{Est}。基于估测的点可以从骨模板表面网格导出患者的正常骨表面模型。

$$P^B_{Est} = D_{Bone} C_{min} \tag{4.2}$$

4.2.2.4　初始正常骨形状估测

首先，根据建立的相关性模型，寻找二维照片（见 2.1 节）估测的正常人脸与 CT 人脸模板之间的对应关系。估测的正常人脸和 CT 人脸模板是从不同的成像空间获取的，因此使用具有相似性变换（刚性和比例变换）的迭代最近点（iterative closest point，ICP）算法[28]将估测的人脸映射到 CT 人脸模板图像空间上。然后，使用 CPD 算法实现了映射人脸与 CT 人脸模板之间的非刚性表面匹配。其中，CT 人脸模板上的每个采样点，都会获得映射人脸上的对应点。最后，将对应点的坐标向量（即，P^F_{Est}）输入所建立的相关性模型，即式（4.1）和（4.2）中，获得患者的初始正常骨骼形状。该过程如图 4.5 所示。

---

① 代价函数是在优化问题中用来衡量解的质量的函数。在优化过程中，目标是最小化或最大化代价函数，以找到最优解。代价函数通常由目标函数和约束条件组成，它可以是任意形式的函数，例如平方误差、交叉熵等。

② 范数是向量空间中的一种度量，用于衡量向量的大小。在数学上，范数通常满足一些基本性质，比如非负性、同质性和三角不等式。常见的范数包括 L1 范数（绝对值之和）、L2 范数（欧几里得距离）、无穷范数（向量元素的绝对值中的最大值）等。

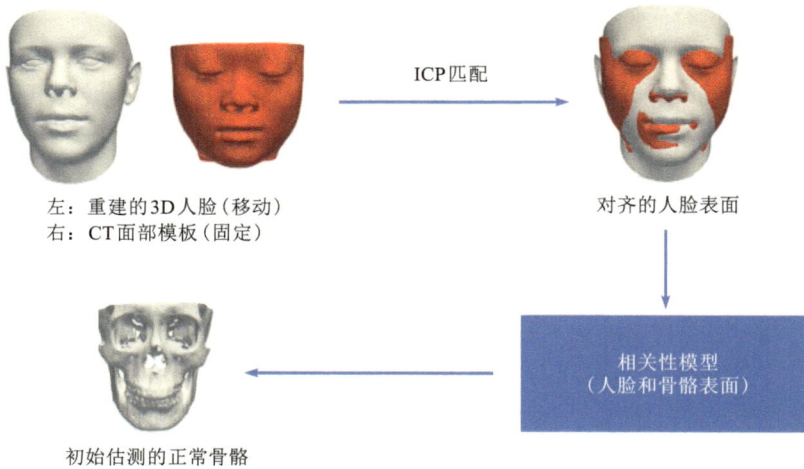

左：重建的3D人脸（移动）
右：CT面部模板（固定）

对齐的人脸表面

相关性模型
（人脸和骨骼表面）

初始估测的正常骨骼

图4.5　从重建的人脸表面生成初始正常骨骼估测的工作流程[19]

4.2.3　完善初步估测的参考模型

为了优化最初估测的参考骨骼形状，采用蛇模型①的一个变体[30]——自适应焦点可变形的形状模型（adaptive-focus deformable shape model，AFDSM）[29]将初步估测的骨形状变形到创伤后的骨骼。基于 AFDSM 的非刚性曲面匹配是通过在每个顶点上定义一个属性向量来实现，从而可以计算变形前后的顶点差异。

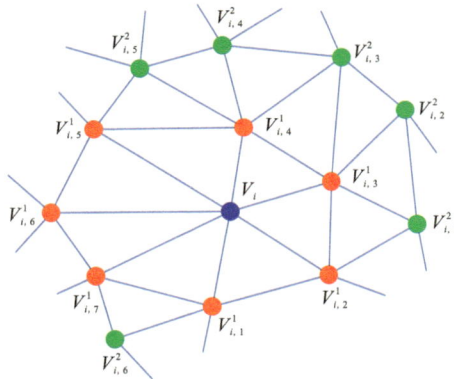

注：红点表示在第一层的邻近点，绿点表示在第二层的邻近点。

图4.6　由顶点V_i组织的邻近顶点的图示[19]

为了构造属性向量，首先将每个顶点 V_i 的相邻顶点在曲面网格上组织成不同的层，其

---

①　蛇模型是一种用于图像分割的活动轮廓模型，也被称为活动轮廓或边缘检测器。它基于初始化的曲线或轮廓，在图像中寻找潜在的边界，通过最小化能量函数来调整曲线，使其更好地贴合目标边界。

中在第 k 层每个相邻顶点 $V_{i,j}^k$，由 k 条边连接到 V_i。图 4.6 表示网格表面上由一个顶点组织的邻近顶点。顶点 V_i 的属性向量 F_i 被定义为：

$$F_i = \frac{[f_{i,1}, f_{i,2} f_{i,3} \cdots f_{i,R}]^T}{\sum_{i=1}^{N} \sum_{k=1}^{R} |f_{i,k}|},$$

$$f_{i,k} = \begin{vmatrix} x_i & x_{i,1}^k & x_{i,2}^k & x_{i,3}^k \\ y_i & y_{i,1}^k & y_{i,2}^k & y_{i,3}^k \\ z_i & z_{i,1}^k & z_{i,2}^k & z_{i,3}^k \\ 1 & 1 & 1 & 1 \end{vmatrix} \tag{4.3}$$

式中：$f_{i,k}$ 表示一个 4×4 矩阵的行列式，包含顶点 V_i(如 $[x_i, y_i, z_i]$)的位置信息和它在第 k 层的三个最邻近点(如 $\{[x_{i,j}^k, y_{i,j}^k, z_{i,j}^k], j=1, 2, 3\}$)；$R$ 表示 V_i 邻近层的数量；N 表示在表面网格上顶点的总数。一般情况下，当 R 较小时，F_i 反映的是局部形状信息。随着 R 的增大，F_i 逐渐捕捉到更多的全局形状信息。基于属性向量 F_i，能量函数①被定义为：

$$E = \sum_{i=1}^{N} (E_i^{\text{model}} + E_i^{\text{data}}) \tag{4.4}$$

式中：E_i^{model} 表示顶点 V_i 的初始版本与其变形版本之间的属性向量差的程度；E_i^{data} 表示顶点 V_i 变形形状和目标形状之间的属性向量差的程度。初始形状和目标形状分别定义为初始估测的骨表面和患者创伤后的骨表面。换言之，通过最小化式(4.4)中的能量 E，实现改进后的正常骨表面与最初的估测和患者创伤后的骨表面之间较小偏差。此外，采用仿射变换用贪婪变形②算法[31]最小化式(4.4)中的能量函数 E。

　　为了确保每次优化迭代后变形形状的正常性，变形过程受到统计正常形状的限制。具体来说，从正常面部形状数据库通过主成分分析(PCA)[10]构建骨骼形状的统计形状模型(SSM)[11]，如：

$$S_{\text{SSM}}^i = \overline{S} + W^i P \tag{4.5}$$

式中：S_{SSM}^i 代表将 SSM 应用于 S_i 得到的重建骨骼形状；S_i 代表第 i 次迭代中的变形骨骼形状；$\overline{S}$ 代表正常面部骨骼形状数据库中的平均对齐骨骼形状；W_i 表示系数向量；P 表示正常骨骼形状的主要成分矩阵。在此，每个形状被表示为骨表面模型上所有顶点的坐标向量。构建的 SSM 用于约束优化过程中的每一次迭代，以避免变形过拟合，如：

$$S_{\text{updated}}^i = \alpha_i S_{\text{SSM}}^i + (1-\alpha_i) S^i \tag{4.6}$$

式中：S_{updated}^i 表示相应更新的骨骼形状；α_i 表示一个介于 0 和 1 之间的超参数，它确定了第 i 次迭代中 S_{SSM}^i 和 S_i 之间的权重。通过在每次迭代中逐渐减小 α_i，最后的变形形状逐渐接近目标形状。在每次迭代中，变形形状都会被更新，然后作为下一次迭代的输入。

---

① 能量函数是描述系统状态的数学函数，用于表示系统的稳定性、优化目标等。在机器学习、优化和图像处理等领域，能量函数常用于定义优化问题的目标函数，通过最小化或最大化能量函数来求解问题的最优解。
② 贪婪变形是一种基于局部操作的形状变形方法，通常应用于图像或几何模型的编辑和变形。它通过在每次迭代中选择最优的局部变形操作来逐步调整整个形状，以实现期望的变形效果。

4.3 实验和结果

4.3.1 实验数据集

收集 30 例正常受试者的 CT 扫描数据，构建正常面部形态数据库。对图像进行分割预处理以提取人脸和骨骼表面模型。同时检测每个面部骨骼上 51 个标志点。

实验数据被分成两个部分：合成的患者数据和真实患者数据。合成的患者数据是由正常受试者的 CT 图像生成的。为了模拟创伤前的二维面部照片，首先利用 CPD 算法将 BFM 平均人脸表面变形为正常人脸 CT 表面。然后在变形后的人脸表面上应用统计面部纹理模型[21]，在每个表面顶点上设置颜色值。最后在三维空间中用皮肤纹理渲染变形后的人脸表面，实现可视化。调整三维面部显示不同姿势，对其进行二维屏幕截图，可获得一组面部照片(图 4.7)。通过手动修改正常的 CT 骨结构生成合成的创伤后骨形状。具体来说，由一位经验丰富的 CMF 外科医生将正常 CT 骨结构上的骨段切除并变形，以模拟获得性 CMF 缺损。对于真实的患者数据，收集了严重 CMF 缺损患者的 CT 扫描数据，并获取了患者的两到三张面部照片。此外，对患者的真实 CT 图像和正常受试者的 CT 扫描进行了图像分割和骨标志点数字化。

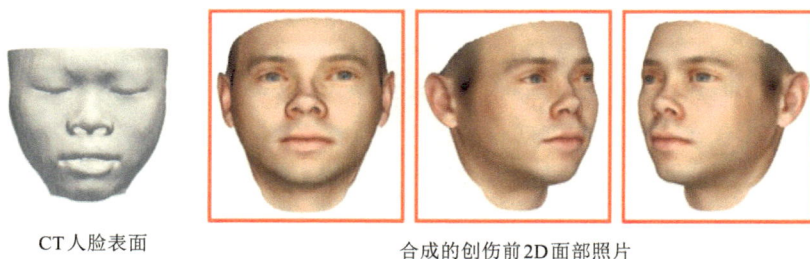

CT 人脸表面　　　　　　合成的创伤前 2D 面部照片

图 4.7　典型的正常受试者的 CT 人脸表面和模拟的三个创伤前的二维面部照片[19]

4.3.2 合成数据集的评估

基于创伤前照片的参考骨骼估测是通过留一法①(leave-one-out method)在合成患者数据上进行评估。在留一法实验中，选择一个正常受试者作为测试样本，而其余的正常受试者用于构建正常面部形状数据库。对于每个测试样本，按照 4.3.1 节描述的方法生成合成的患者数据，然后将其输入框架中，以评估测试样本的参考面部骨形状。定性评估由另一位 CMF 外科医生完成，使用 1~3 的视觉模拟评分(visual analog score, VAS; 1 为相同; 2 为相似而不相同; 3 为不同) 对两个表面的相似性进行排名。图 4.8 为随机选取的 8 名

---

① 留一法是一种交叉验证方法，用于评估机器学习模型的性能。在留一法中，每次迭代中都将一个样本作为验证集，而其余样本作为训练集。然后，计算模型在验证集上的性能指标，最终将所有验证集上的性能指标进行平均或汇总，作为整体性能的估计。

测试者的定性评价结果,每一行分别为每个测试者模拟创伤后、估测的参考骨表面、原始正常骨表面,以及估测与原始正常骨表面距离热力图。合成数据的定性结果显示:相同(26/30),相似(4/30),不同(0/30)。对于每个受试者,通过测量估测的面部骨表面与原始面部骨表面上相应标记之间的平均距离误差,定量地评估了所提出方法的性能。所有病例的定量评价结果汇总于表 4.1。结果均表明,估测的参考骨形状与相应的原始正常骨形状相似。因此,使用该方法可以将不同类型的面部骨缺损恢复为正常的外观形状。

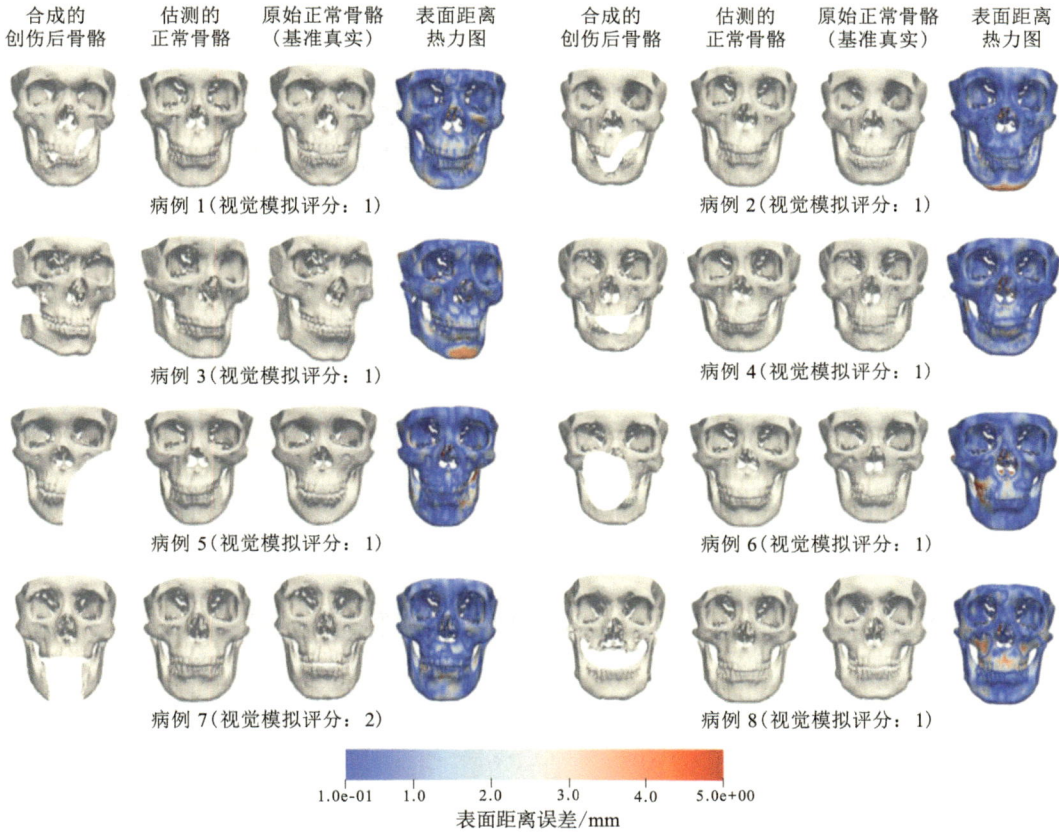

图 4.8　本研究模型对 8 例合成患者的定性评价结果[19]

表 4.1　采用本研究方法对合成数据进行面部骨骼估测的误差[19]

(单位:mm)

均值	标准差	中位数	最小值	最大值
3.68	0.43	3.66	2.91	4.90

4.3.3 真实数据集的评估

该框架同时使用真实的患者数据进行了评估。患者的原始创伤(术前)骨形状、估测的参考骨形状和术后骨形状如图 4.9 所示。在这里使用传统的 CASS 方法生成手术后面部骨。估测骨形态与术后骨形态的对比如图 4.9 所示。根据经验丰富的 CMF 外科医生目测评估结果，估测的骨形状是临床可接受的。

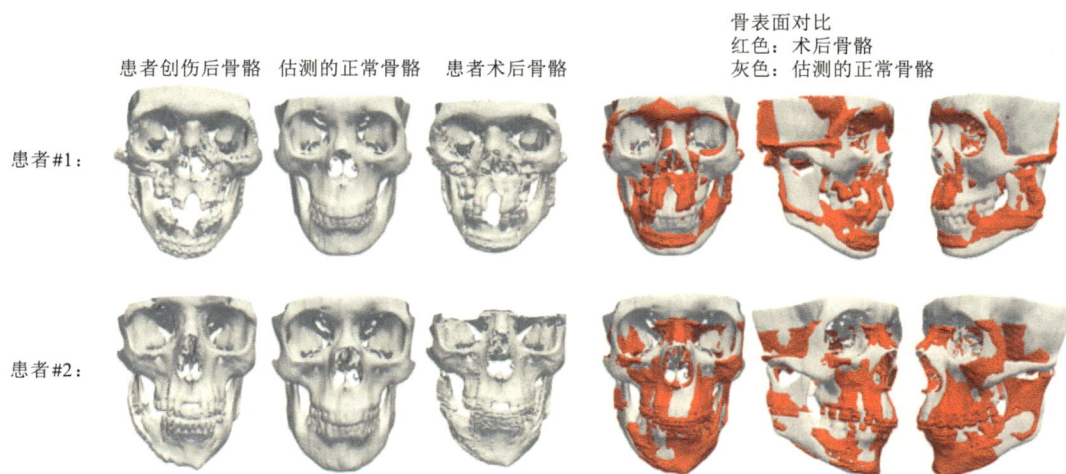

图 4.9 将框架应用于真实患者的数据，估测患者的正常面部骨骼，
并将其与患者的创伤后骨骼和术后骨骼形态进行比较[19]

采用恢复度(recovery degree，RD)指标对所提出的方法进行定量评价，恢复度的定义为两个测量值的乘积。即

$$RD = SD \times ND \tag{4.7}$$

式中：SD 表示相似度，用于计算创伤后骨骼正常区域的估测面部骨骼与术后骨骼之间的相似度；ND 表示正常度，用于计算估测面部骨骼与统计正常面部骨骼之间的相似度。SD 和 ND 的数学式定义如下：

$$SD = \frac{1}{Dis(L_{Pat}^{normal}, L_{Est}^{normal}) + 1} \tag{4.8}$$

$$ND = \frac{1}{Dis(L_{Recon}, L_{Est}) + 1} \tag{4.9}$$

式中：$Dis(\cdot)$ 为两组相对应的骨骼标志点之间的平均欧几里得距离；L_{Pat}^{normal} 表示患者创伤后面部骨结构正常部分的标志点，其中正常部分由经验丰富的 CMF 外科医生确认；L_{Est}^{normal} 表示在估测的面部骨骼表面上对应 L_{Pat}^{normal} 的标志点；L_{Recon} 表示统计的正常面部骨骼上的标志点，它是通过正常受试者标志点的主成分估测面部骨骼标志点(即，L_{Est})重建产生的。具体来说，主成分分析(PCA)技术在包含正常受试者所有面部骨骼标志点的矩阵上执行，其中矩阵的每列由受试者的所有矢量化关键点位置组成。由此得到一组关键点位置的主成分，并通过稀疏回归重建 L_{Est}。用这种统计方法重建的标志点集合记为 L_{Recon}。式(4.8)和式(4.9)中的 SD 和 ND 没有适当比例，因此它们的值可能会有偏差，在进行比较时的参考性有限。因此，将式(4.8)和式(4.9)中的 $Dis(\cdot)$ 归一化：

$$\widetilde{Dis} = \frac{Dis(\cdot) - Dis_{min}}{Dis_{max} - Dis_{min}} \tag{4.10}$$

式中：$\widetilde{Dis}$ 表示归一化后的 $Dis(\cdot)$；Dis_{min} 和 Dis_{max} 分别表示从正常受试者的骨标志点获得的欧几里得距离误差的最小值和最大值。具体来说，对于 SD，它的 Dis_{min} 和 Dis_{max} 分别为对合成的患者数据进行定量评价时得到的距离误差的最小值和最大值（如，$Dis_{max}^{SD} = 4.900$）。同样，对于 ND，最大值和最小值由另一组距离误差确定，即使用与 $Dis(L_{Recon}, L_{Est})$ 相同的计算方法测量每个正常受试者的骨标志点的距离误差。（如，$Dis_{max}^{ND} = 3.452$）。

　　基于一个真实的病人数据，计算了三种不同的估测参考形状模型的恢复度。三种参考形状均基于本研究提出的框架，不同点在于第一个没有进行细化操作；第二个进行了优化操作，但没有受到 SSM（统计形状模型）约束，而第三个集成了所有组成成分。三种参考形状模型的恢复度如表 4.2 所示。从表 4.2 的结果可以看出，完整框架生成的参考形状模型比其他两种估测模型的恢复度更高。这反映了估测优化和 SSM 约束两个步骤对于生成最优的形状估测都是必要的。

表 4.2　在该框架中生成的三种不同参考形状模型的定量评价结果。

方法	SD	ND	RD
无细化操作	0.367	0.999	0.366
无 SSM 约束	0.999	0.459	0.459
本研究提出的方法	0.812	0.756	0.614

SD 表示相似度，ND 表示正常度，RD 表示恢复度。

4.4　讨论和总结

　　由于创伤后重建的复杂性，目前还没有明确的量化指标来衡量其成功与否。目前创伤后重建的临床标准是"外科医生尽力而为，患者接受手术结果"。临床医生基于对面部各部分的尺寸、位置、方向和对称性进行距离和角度测量，以整体面部和谐为目标主观地规划手术并评价术后结果。因此，如果没有估测患者特异性的一个参考模型，外科医生就必须依靠主观评估。这就是参考骨骼模型估测在 CMF 骨骼重建领域非常重要的原因。

　　与传统的 CMF 骨骼重建方法相比，该框架可以处理更多类型的 CMF 缺损。在该框架中，首先从创伤前面部照片中估测出可靠的初始正常模型，然后利用 SSM 和几何变形（AFDSM）技术对初始估测进行优化。最终将 SSM 和几何变形的优点结合在一起，并消除了仅使用其中一种方法的局限性，提高了该方法解决各种 CMF 缺损的泛化能力。与框架的初始估测阶段类似，Wang 等人[12]使用稀疏表示建立面中部与下颌之间的相关模型，然后直接将该模型应用于剩余面中部正常的测试患者，以估测正常的下颌。与上述方法[12]相比，本文提出的相关模型的估测是根据患者当前的面部骨骼进一步细化，提高估测的精度。

本研究方法的一个潜在问题是受限于用于训练的正常受试者的规模。在样本较少的情况下，如何建立可靠的相关模型来进行初始估测，以及在细化过程中如何建立统计形状模型来约束表面变形是一个难题。例如，在某些特殊情况下，输入测试对象的面部结构与参考正常受试者的面部结构明显不同。因此，从相关模型中获取的初始估测可能不准确，也可能导致统计形状模型的骨形状不准确，从而达不到最佳结果。一个可能的解决方案是扩大数据库纳入更多的正常受试者，包括 CT 和 MR 图像。

综上所述，对于严重 CMF 缺损的患者，可以从其创伤前面部照片中估测出参考骨形状，然后使用参考骨形状模型来指导 CMF 手术计划。本课题未来的工作重点在于将所提出的方法整合到当前的手术计划系统中，以协助临床实践中的手术规划。可以预期，在更新的 CMF 手术计划系统的指导下，CMF 手术的临床疗效将得到改善。

参考文献

[1] BELL R B. Computer planning and intraoperative navigation in cranio-maxillofacial surgery[J]. Oral and Maxillofacial Surgery Clinics, 2010, 22(1): 135-156.

[2] XIA J J, GATENO J, TEICHGRAEBER J F. Three-dimensional computer-aided surgical simulation for maxillofacial surgery[J]. Atlas Oral Maxillofac Surg Clin North Am, 2005, 13(1): 25-39.

[3] XIA J J, GATENO J, TEICHGRAEBER J F. New clinical protocol to evaluate craniomaxillofacial deformity and plan surgical correction[J]. J Oral Maxillofac Surg, 2009, 67(10): 2093-2106.

[4] XIA J J, SHEVCHENKO L, GATENO J, et al. Outcome study of computer-aided surgical simulation in the treatment of patients with craniomaxillofacial deformities[J]. J Oral Maxillofac Surg, 2011, 69(7): 2014-2024.

[5] SCHMELZEISEN R, GELLRICH N C, SCHOEN R, et al. Navigation-aided reconstruction of medial orbital wall and floor contour in cranio-maxillofacial reconstruction[J]. Injury, 2004, 35(10): 955-962.

[6] GELLRICH N C, BARTH E L, ZIZELMANN C, et al. Computer assisted oral and maxillofacial reconstruction[J]. J Comput Inform Technol, 2006, 14(1): 71-77.

[7] ZACHOW S, LAMECKER H, ELSHOLTZ B, et al. Reconstruction of mandibular dysplasia using a statistical 3D shape model[C]//Proc. computer assisted radiology and surgery. 2005: 1238-1243.

[8] SEMPER-HOGG W, FUESSINGER M A, SCHWARZ S, et al. Virtual reconstruction of midface defects using statistical shape models[J]. J Oral Maxillofac Surg, 2017, 45(4): 461-466.

[9] ANTON F M, STEFFEN S, JOERG N, et al. Virtual reconstruction of bilateral midfacial defects by using statistical shape modeling[J]. J Oral Maxillofac Surg, 2019, 47(7): 1054-1059.

[10] JOLLIFFE I T. Principal component analysis[M]. New York: Springer-Verlag, 1986.

[11] HEIMANN T, MEINZER H P. Statistical shape models for 3D medical image segmentation: a review [J]. Med Imag Anal, 2009, 13(4): 543-563.

[12] WANG L, REN Y, GAO Y, et al. Estimating patient-specific and anatomically correct reference model for craniomaxillofacial deformity via sparse representation[J]. Med Phys, 2015, 42(10): 5809-5816.

［13］LI Z, AN L, ZHANG J, et al. Craniomaxillofacial deformity correction via sparse representation in coherent space［C］//Proc. of Mach. Learning Med. Imag. 2015：69-76.

［14］XIE S, LEOW W K, LIM T C. Laplacian deformation with symmetry constraints for reconstruction of defective skulls［C］//Proc. of International Conference on Computer Analysis of Images and Patterns. 2017：24-35.

［15］BOOKSTEIN F L. Principal warps：thin-plate splines and the decomposition of deformations［J］. IEEE Trans Pattern Anal Mach Intell, 1989, 11(6)：567-585.

［16］SORKINE O, COHEN-OR D, LIPMAN Y, et al. Laplacian surface editing［C］//Proceedings of the Eurographics/ACM SIGGRAPH Symposium on Geometry Processing. 2004：179-188.

［17］XIAO D, WANG L, DENG H, et al. Estimating reference bony shape model for personalized surgical reconstruction of posttraumatic facial defects［C］//Proceedings of International Conference on Medical Image Computing and Computer-Assisted Intervention. 2019：327-335.

［18］DONOHO D L. For most large underdetermined systems of linear equations the minimal $1-norm solution is also the sparsest solution［J］. Commun Pure Appl Math, 2006, 59(6)：797-829.

［19］XIAO D, LIAN C, WANG L, et al. Estimating reference shape model for personalized surgical reconstruction of craniomaxillofacial defects［J］. IEEE Trans Biomed Eng. 2020.

［20］BULAT A, TZIMIROPOULOS G. How far are we from solving the 2D & 3D face alignment problem? (and a dataset of 230, 000 3D facial landmarks)［C］//In Proc. IEEE Int. Conf. Comp. Vis. 2017：1021-1030.

［21］PAYSAN P, KNOTHE R, AMBERG B, et al. September. A3D face model for pose and illumination invariant face recognition［C］//In Proceedings of IEEE International Conference on Advanced Video and Signal Based Surveillance. 2009：296-301.

［22］PIOTRASCHKE M, BLANZ V. Automated 3D face reconstruction from multiple images using quality measures. In Proc［J］. IEEE Conf. Comput. Vis. Pattern Recognit. 2016. pp. 3418-3427.

［23］WANG L, GAO Y, SHI F, et al. Automated segmentation of dental CBCT image with prior-guided sequential random forests［J］. Med Phys. 2016, 43(1)：336-46.

［24］LORENSEN W E, CLINE H E. Marching cubes：a high resolution 3D surface construction algorithm ［J］. Computer Graphics. 1987, 21(4)：163-9.

［25］ZHANG J, GAO Y, WANG L, et al. Automatic craniomaxillofacial landmark digitization via segmentation -guided partially-joint regression forest model and multiscale statistical features［J］. IEEE Trans Biomed Eng. 2016, 63(9)：1820-9.

［26］MYRONENKO A, SONG X. Point set registration：coherent point drift［J］. IEEE Trans Pattern Anal Mach Intell, 2010, 32(12)：2262-75.

［27］ZOU H, HASTIE T. Regularization and variable selection via the elastic net［J］. Journal of the Roy Statist Soc, 2005, 67(2)：301-20.

［28］BESL P J, MCKAY N D. A method for registration of 3D shapes［J］. IEEE Trans Pattern Anal Mach Intell, 1992, 1611：586-60.

［29］SHEN D, DAVATZIKOS C. An adaptive-focus deformable model using statistical and geometric information［J］. IEEE Trans Pattern Anal Mach Intell. 2000, 22(8)：906-13.

［30］KASS M, WITKIN A, TERZOPOULOS D. Snakes：active contour models［J］. Int JComput Vis. 1988, 1(4)：321-31.

［31］Williams DJ, Shah M. A fast algorithm for active contours and curvature estimation［J］. Comput VisGraph Image Process. 1992, 55(1)：14-26.

第五章
机器学习在口腔正畸面部识别中的应用

Chihiro Tanikawa，Lee Chonho

5.1 引言

正畸学中，患者的颅面部形态根据面部照片［二维（2D）和三维（3D）］、头颅正位片和头颅侧位片、计算机断层扫描结果以及其他资料进行评估。当前临床环境中，面部照片和头颅侧位片在评估患者的颅面部形态时尤其不可或缺，它们可以帮助医生作出准确的诊断并制订适当的治疗计划。鉴于大多数寻求正畸治疗的患者都期望改善面部外观，以及解决颌骨或口腔的功能性障碍，正畸医生必须清楚地了解患者的面部形态及其存在的问题。

传统的与面部评价相关的主要变量是尺寸和形状（比率、距离和角度）。面部形态通过一些线性和角度测量被划分为几个亚型（如凸面型、直面型或凹面型）。这种分类方法简单方便，但难以表达复杂和整体的面部相关信息[1]。

面部是识别他人的重要部位，同时也传递着重要的社会信息。一般认为，面部是一个能够传递丰富信息的媒介，包括种族、性别、年龄和面部表情[2]。人类专家，如正畸学专家和畸形学专家（dysmorphologists），可以在第一时间对面部外观进行评估，甚至可以发现特定的综合征或健康问题[3]。这基于人脑有一系列专门针对面部的感知系统，下一节将简要解释人脑中的面部识别[4]。

最近，技术进步促进了人工智能技术的普及，使人工智能在面部识别的应用越来越多。例如，Tanikawa 等人[5-7]利用模式匹配（pattern matching）算法开发了一套包括嘴唇和

---

* C. Tanikawa
日本大阪大学牙科研究生院
日本大阪大学高等医学工程与信息学中心
电子邮件：ctanika@ dent. osaka-u. ac. jp

L. Chonho
日本大阪大学网络媒体中心

Springer Nature Switzerland AG2021

C. -C. Ko et al. （eds.），*Machine Learning in Dentistry*，

https://doi.org/10.1007/978-3-030-71881-7_5

鼻子在内的全面部轮廓自动表型系统用于正畸评估。模式匹配是一个模拟人类认知的计算机程序(详情请参阅下文)。他们的研究表明相较简单机械的切割,结合人类专家的知识和经验进行特征提取处理能更有效地创建面部轮廓模式。

利用深度卷积神经网络(deep convolutional neural network,DCNN)模型[8, 9]的图像识别技术在近期取得了突破性进展,为诊断图像带来了巨大进步。DCNN 是 1951 年建立,它是基于认知科学中大脑功能的基本模型开发的系统[10],其目标是创建一个类似于人类大脑的"更通用的系统"。DCNN 方法已被应用于面部识别。最近,研究者们开发了一种面部识别软件程序(Face2Gene[11])来检测遗传问题,在医生不知道病人具体症状的情况下提供一个诊断的起点。利用该系统进行面部表型分析可提供基因诊断,甚至对具有较小、超数标记染色体的患者也适用[12]。最近有报道可用于正畸诊断的自动提供口腔或面部图像的临床描述系统[13, 14]。这类系统提供额外的客观测量和数据,以确认面部表型的描述性特征。在正畸诊断过程中,这些人工智能系统可以通过识别临床上有用的面部特征(如凹面型、上唇后缩、瘢痕的存在)来提供客观的面部形态评估。这种自动化大大减少了口腔医生的评估工作量,也避免了诊断中的偏差。因此,本章的前半部分将简要讨论这种算法。

本章的后半部分将介绍一种使用头颅侧位片分析颅面形态的自动化系统。分析头颅侧位片明确患者的颅面部形态特征是正畸诊断中最重要的步骤之一。这种分析包括三个步骤:识别标志点、测量变量(角度和距离)以及将这些变量与正常值范围进行比较。后两个步骤在 20 世纪 80 年代首次实现了自动化[15]。从计算机工程的角度来看,标志点识别任务一直具有挑战性。

由于全自动头影测量分析将大大减少专家的工作量并提升准确性,研究者提出了各种自动定点的人工智能系统和方法,如图像处理方法[15-17]、基于模型的方法[18-20]、组合方法[21-23]和基于机器学习的方法[24-26]。这些方法需要大量的头颅侧位片来提高准确性,在实际应用中识别效果并不理想。

DCNN 模型为影像诊断带来了巨大的进步。这种方法可用于:从自动诊断胸片中是否存在肺结核[27],从眼底图像中检测黄斑变性[28],定位皮肤图像中的恶性黑色素瘤[29],以及自动识别头颅侧位片[30, 31]。特别是 Lee 等人的研究[31],采用了两个深度神经网络,成功地识别出标志点,并且准确度很高。该系统是通过多尺度补丁(即包含标志点的裁剪图像)进行训练的,补丁的矩形大小根据标志点相关标准而变化[32]。后半章将详细介绍这一系统。

最后一节,将讨论深度学习在医学影像领域面临的挑战。在开发 DCNN 时,训练数据集的数量可能是个难题[33]。人工智能任务越复杂,所需的数据集数量就越多。然而,医学图像很难获得大规模数据集,尤其对于罕见病例。在创建人工智能系统时融入专家思维过程,有助于缓解医学图像相关的限制。了解专家在面部识别方面的思维方式,有助于创建只需最少数量数据集的人工智能系统。

5.2　颅面部识别的背景知识

5.2.1　人脑的面部感知与识别

面部感知被认为是由大脑腹侧流的面部处理网络区域控制的，即枕叶面区（occipital face area，OFA[34]）、梭状回面孔区（fusiform face area，FFA[35]）和腹侧前颞叶（ventral anterior temporal lobe，vATL[36]）。OFA 主要对面部的低级感知属性（如视点[37]和位置）敏感。FFA 主要参与面部的整体处理，并对面部特征的形状以及其间距做出反应[38]。右侧 ATL 通常在辨别熟悉和陌生面孔[39]及其命名[40]时被激活。此外，vATL 中的多体素活动模式可区分不同的面部特征[41]。大脑的 OFA、FFA 和 AT 面部区域（腹侧流）主要参与识别面部特征，而大脑颞叶（背侧流）的颞上沟（posterior superior temporal sulcus，pSTS）则参与处理面部表情和视线。这些信息衍生于面部的可移动或动态方面[4]。

一方面，基于这些发现，人类的面部感知和识别过程可以被建模[4, 42]。核心系统包括：①检测人脸的存在（OFA）；②提取特征以及其间距（FFA）；③处理动态特征，如面部表情、凝视和嘴唇运动（STS）。另一方面，扩展系统由其他认知功能神经系统的部分区域组成，即用于识别面部特征（身份、姓名、个人情况）的 AT 和识别人脸的情绪的杏仁核、岛叶或边缘系统[4]。

计算机视觉系统可采用类似的处理过程[43]。最近，一项比较人脑活动和 DCNN 的研究表明，人类在面部识别方面的表现与 DCNN 的表现相当[44]。作者根据激活模式之间的成对距离确定了人脸示例的面部空间几何形状，进一步研究了其在人脑皮层和单个 DCNN 层之间是否相似。他们总结了面部空间几何在面部感知中的重要性，这与 DCNN 的中层层次相似。因此，DCNN 很好地代表了人类的感知，使人工智能系统能够帮助阐明人类的识别过程。

5.2.2　模式识别

在心理学和认知神经科学中，模式识别被认为是"将环境刺激识别为记忆中已有概念和原理的范例过程"。模式识别是人类认知的一个基本方面。在人工智能领域，模式识别基本上是指通过计算机算法，利用自动化技术帮助识别数据中的规律性模式[45]。模式识别主要涉及三个过程：数据构建、模式分析和模式分类。数据构建是将原始信息转换成计算机可以处理的向量。模式分析是通过特征选择、数据维度压缩和回归等方法对数据（矢量）进行处理，以帮助检测数据的规律性，从而对数据进行分类。模式分类的目的是利用从模式中获取的信息来约束计算机以完成分类，将对象归入一个类别。

模式识别系统的输出是一个整数标签，例如在质量控制测试中将产品分为"1"或"0"[46]。模式识别的主要目标是有监督或无监督分类。近年来，神经网络技术（或深度学习）和源自统计的方法（如支持向量机）受到越来越多的关注。

5.2.3　多标签图像分类

在机器学习中，多标签分类是分类方法的一种变体，可以为每张图像分配多个标签

（图 5.1）。一般来说，每张医学图像都有多个关注点，因此多标签分类非常有用。

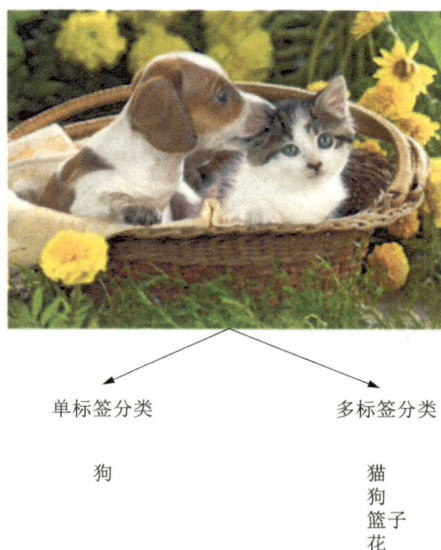

单标签分类　　　　　　　　　　多标签分类

狗　　　　　　　　　　　　　　猫
　　　　　　　　　　　　　　　狗
　　　　　　　　　　　　　　　篮子
　　　　　　　　　　　　　　　花

图 5.1　多标签分类示例

5.2.4　卷积和递归神经网络①

一般来说，图像深度学习有两种传统模型：卷积神经网络（convolutional neural network，CNN）和递归神经网络（recurrent neural network，RNN）。卷积神经网络是一种传统的神经网络模型，一般由卷积层（滤波器提取目标特征）、池化层（减少特征的空间大小和模型参数的数量）和全连接层（线性组合上一层特征以构成下一层）组成。CNN 是一种前馈神经网络②，通常用于图像识别和分类；而 RNN 的工作原理是保存一层的输出，并将其作为输入反馈回去，以预测该层的输出。这在处理一系列数据进行分类决策时尤其有用，例如使用时间序列数据。

面部正畸诊断也是一种时间序列检查，因为正畸医生通过观察整个面部对患者进行全面诊断。医生须同时从不同角度评估面部的多个部位，而不是简单地针对面部的单一部位。例如，正畸医生必须首先观察患者面部的正面，检查任何不对称的地方，包括眼睑的倾斜和（或）鼻子的偏曲。正畸医生还必须检查面部侧貌是否存在上颌前突和（或）下颌前突，检查微笑时的牙齿排列，最后对患者进行面部诊断。为了使用人工智能系统模拟正畸医生的综合评估过程，Murata 等人[14]采用了具有注意力机制③的 RNN，详情如下。

---

① 递归神经网络是具有树状阶层结构且网络节点按其连接顺序对输入信息进行递归的人工神经网络。
② 前馈神经网络，是一种最简单的神经网络，各神经元分层排列，每个神经元只与前一层的神经元相连。接收前一层的输出，并输出给下一层，各层间没有反馈。
③ 注意力机制是一种模拟人类视觉或认知过程的方法，用于增强深度学习模型对输入数据中相关部分的关注程度。它的基本思想是在模型中引入一种机制，使得模型可以在处理数据时集中注意力于具有重要性的部分，而忽略或降低对不重要的部分的关注。

5.3 自动提供用于正畸诊断目的面部图像临床描述的系统

5.3.1 样本数据

收集正畸科就诊患者的面部正、侧面像(1000 名患者：男性 397 人，女性 603 人；年龄 5~68 岁)纳入训练和测试数据集。由一位经验丰富的正畸医生检查每位患者的所有面部图像，并尽可能多地识别出对正畸诊断有用的临床面部特征(如嘴唇偏斜、口角偏斜、面部不对称、凹面型、上唇后缩、有无瘢痕)。患者图像、评估列表(即标签)和使用的多标签数据如图 5.2 所示。共提取了 161 个临床解剖特征，涉及 35 个感兴趣区域①(regions of interest，ROI)(图 5.2)。特征的平均数量为 6.5，范围为 1~18。

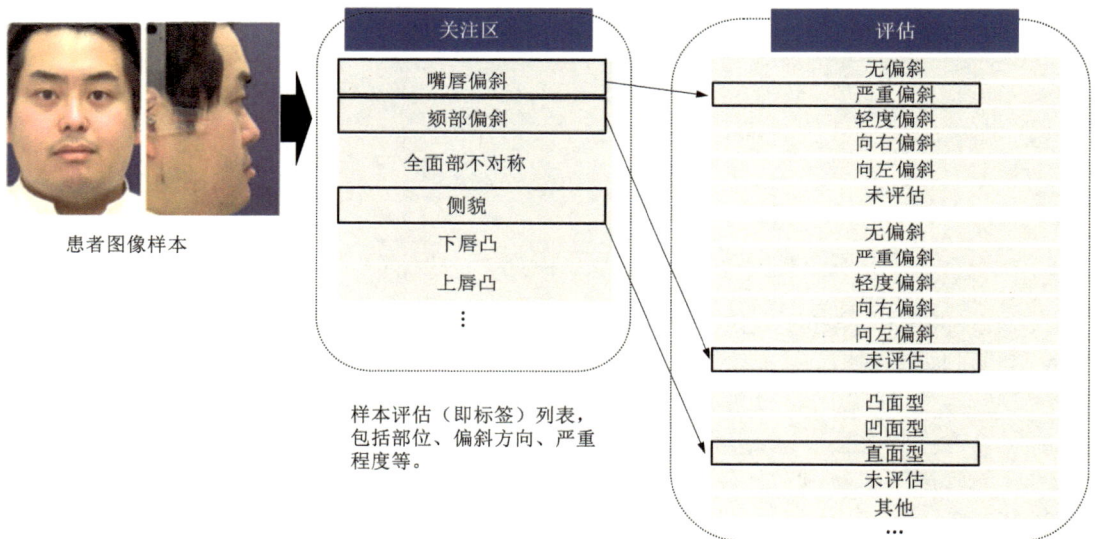

患者图像样本

关注区
嘴唇偏斜
额部偏斜
全面部不对称
侧貌
下唇凸
上唇凸
⋮

样本评估(即标签)列表，包括部位、偏斜方向、严重程度等。

评估
无偏斜
严重偏斜
轻度偏斜
向右偏斜
向左偏斜
未评估
无偏斜
严重偏斜
轻度偏斜
向右偏斜
向左偏斜
未评估
凸面型
凹面型
直面型
未评估
其他
⋮

	Deviation of the lips				Deviation of the nose				Prolile				...
	No deviation	Significant	Mild	To right ...	No deviation	Significant	Mild	To right ...	Convex	Concave	Straight	Others	...
Face A	1	0	0	0	0	1	0	0	0	0	1	0	...
Face B	0	0	0	0	0	0	0	0	1	0	0	0	...
Face C	1	0	0	1	1	0	0	0	1	0	0	1	...
...	...	...	...	...	...	...	...	...	...	...	...	...	...
Face X	1	0	0	0	0	0	0	0	0	0	0	0	...

图 5.2 患者的图像和评估列表(即标签)，包括感兴趣区域、评估结果等

5.3.2 多标签图像分类模型

一般来说，医学图像可能包含多个待评估的 ROI。正畸医生根据多张不同面部图像对

---

① 感兴趣区域是指在图像或者其他数据中被定义为特别值得关注的一部分区域。这个概念在图像处理、计算机视觉以及其他领域中都有广泛应用。

不同面部区域的评估结果进行诊断。因此，在自动诊断成像中，通常使用典型的单标签（二元或多类别）图像分类模型来解决多标签图像分类问题。

5.3.3　结果

使用每个患者的正、侧面像以及正畸医生评估的多重特征作为数据集，其中 100 个数据集用于系统测试，其余 900 个数据集用于系统开发。为了评估性能的可靠性，系统检测了测试数据集。结果显示，系统成功识别了所有图像中的所有特定的解剖特征。该系统的成功率为 95%，在 91% 的测试数据集中，系统检测到至少一个正确的临床解剖特征。学习曲线①和该系统应用示例分别如图 5.3 和图 5.4 所示。

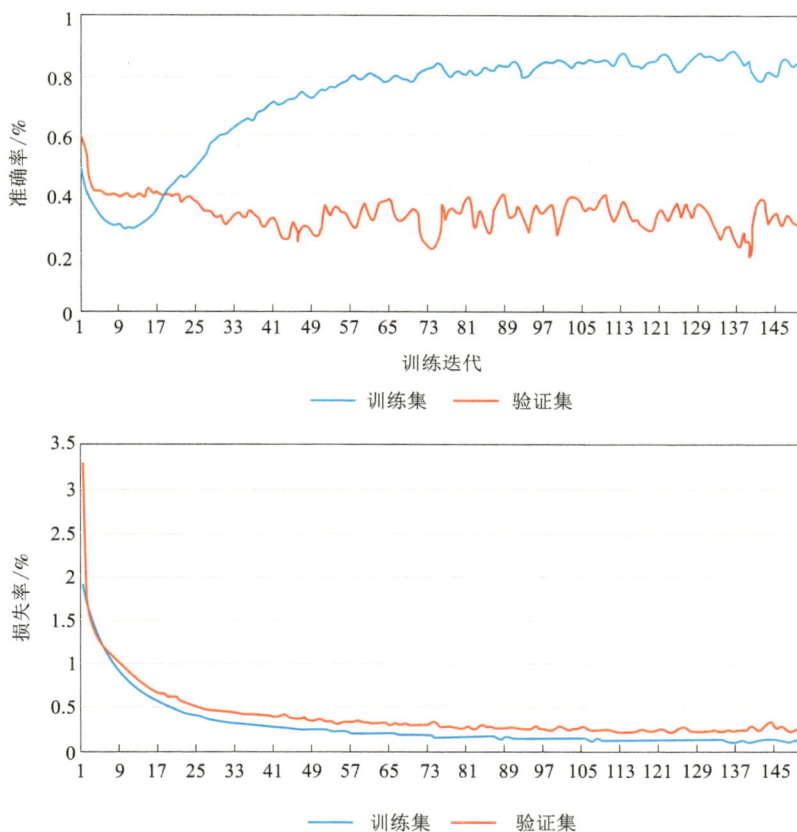

图 5.3　学习曲线

---

① 学习曲线是指在机器学习中，用来展示模型性能随着训练数据量或训练次数的增加而变化的曲线。学习曲线通常以训练样本数量或者训练次数为横坐标，以模型的性能指标（如损失函数值、准确率等）为纵坐标。

Front：images/9995_f_0.JPG
Side：images/9995_s_0.JPG
（1，244，448，3）
2：Upper，middle，and lower facial height = Normal facial height
9：Vertical position of mouth= Normal mandibular height
13：Facial assymmetry=Symmetric face
43：Anteroposterior position of a chin= Protruding chin

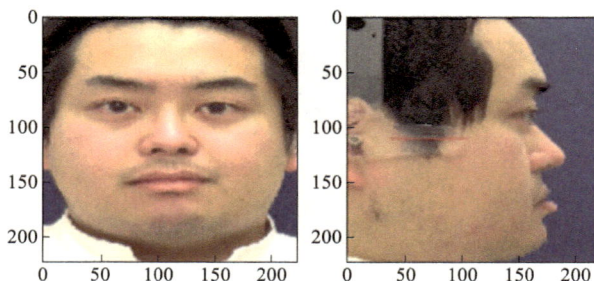

注：检测到了四种正确的描述，但遗漏了某些特征，如鼻唇角较小和右侧口角位置较高。

图 5.4　系统应用示例

对每对正、侧面像进行 161 个标签的评估。如果正畸医生认为某对图像具有某种特征，则将该特征标记为 1，否则标记为 0；如果人工智能系统检测到某对正、侧面像具有某种特征，则将该特征分类为 1，否则分类为 0。A 是正畸医师标记为 1，人工智能分类为 1 的特征数量；B 是正畸医师标记为 0，人工智能分类为 1 的特征数量；C 是正畸医师标记为 1，人工智能分类为 0 的特征数量；D 是正畸医师标记为 0，人工智能分类为 0 的特征数量。准确度 $=(A+D)/(A+B+C+D)$ ［%］；灵敏度或召回率 $=A/(A+C)$ ［%］；精确度 $=A/(A+B)$ ［%］；特异性 $=D/(B+D)$ ［%］（表 5.1）。

人工智能系统的准确率为 95%，灵敏度为 39%，精确度为 36%，特异性为 97%（表 5.2）。

表 5.1　用于评估系统的准确性、灵敏度、精确度和特异性的定义

	正畸医师标记为 1 的特征	正畸医师标记为 0 的特征
AI 分类为 1 的特征	A	B
AI 分类为 0 的特征	C	D

表 5.2　由正畸医师标记的和人工智能分类的特征总数

	正畸医师标记为 1 的特征	正畸医师标记为 0 的特征
AI 分类为 1 的特征	893	1595
AI 分类为 0 的特征	1411	53256

5.4　基于深度学习的头影测量标志点识别（基于标志点的多尺度图像块）

5.4.1　数据集和方法

本节将介绍一种使用多尺度图像块训练的深度神经网络模型，用于头影测量定点。下面两个小节将介绍两个不同的阶段：训练阶段和定点阶段。在标志点图像块分类和标志点定位中分别采用了两个深度神经网络。此外，还介绍了如何使用训练过的神经网络定位头侧片中的标志点。

5.4.1.1　训练阶段

根据大阪大学牙科医院正畸科提供的 936 名患者（男性 476 名，女性 460 名）的头颅侧位片创建了数据集。患者年龄 4~32 岁，平均年龄为 10.98±3.57 岁。原始头颅侧位片图像大小为 2100×2500 像素，像素间距为 0.1 mm。如图 5.5 所示，由一名正畸医生（4 年经验）对 22 个硬组织和 11 个软组织标志点（即基准真实值）进行定位。另一名正畸医生（19 年经验）随后对这些标志点进行检查，这些标志点坐标数据被用作金标准。

数据集包含多尺度图像块，包括标志点及其名称和位置。在训练神经网络时，标志点名称和位置分别被用作图像块分类和点估计的标签。本研究提取了各种矩形形状的图像块，并将点的位置作为一组 x 和 y 坐标，存储在图像块中。这些坐标并不是从原始头侧片中提取的。例如，提取多尺度图像块是为了图像块能包含周围的解剖特征。对于鼻根点，额窦、鼻骨和眼睑被裁剪并用作识别的图像块。这种多尺度方法模拟了正畸医生的识别过程。从 935 张头侧片中，每张头侧片提取了 10 个图像块，共提取了 9000 个图像块。此外，在训练过程中，还通过旋转和改变伽马值对图像块进行了数据增强[①]操作。深度神经网络的结构如下：CNN（名为 CNN-PC）由三个卷积层和池化层，以及两个全连接层和一个 softmax 函数层组成。

5.4.1.2　标志点定位阶段

在这一阶段，使用经过训练的神经网络对给定头颅侧位片的标志点进行定位。该阶段包括两个步骤：图像块分类和定点。首先，在头侧片上设置网格点。对于每个网格点，使用多尺度窗口裁剪多个图像块，并由 CNN-PC 进行分类。其次，将经过分类和调整大小的图像块存储为相应标志点的候选图像块。然后，给定一组候选图像块，通过检查候选标志点散点图的分布来评估标志点的 x 和 y 坐标。最后，根据散点图，计算出一个平均值/中位数值作为标志点坐标，剔除与其欧几里得距离大于两倍标准差（即±2σ）的离群点。有趣的是，这种标志点定位过程也模拟了正畸医生的识别过程。正畸医生通常会从几个解剖特征

---

① 数据增强是一种常用的技术，用于增加训练数据的多样性，改善机器学习模型的性能和泛化能力。数据增强通过对原始数据进行一系列随机变换或变换组合来生成新的训练样本，使得模型能够更好地适应各种场景和数据分布。

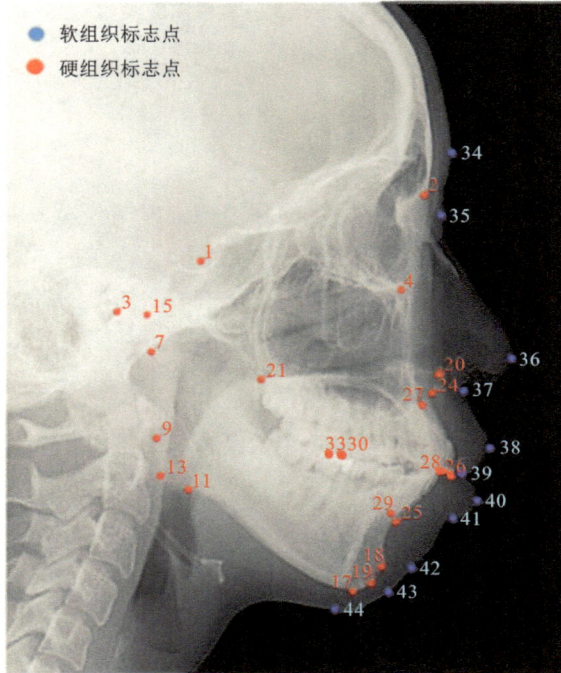

注：1.蝶鞍点；2.鼻根点；3.耳点；4.眶点；7.关节点；9.下颌角上点；11.下颌角下点；13.下颌角点；15.髁顶点；17.颏下点；18.颏前点；19.颏顶点；20.前鼻棘点；21.后鼻嵴点；24.A 点；25.B 点；26.上中切牙切点；27.上中切牙根尖点；28.下中切牙切点；29.下中切牙根尖点；30.上颌第一磨牙点；33.下颌第一磨牙点；34.额点；35.软组织鼻根点；36.鼻尖点；37.鼻下点；38.上唇突点；39.口点；40.下唇突点；41.颏上点；42.软组织颏前点；43.软组织髁顶点；44.软组织颏下点。

图 5.5　标志点

中识别出几个候选点，并将这些信息与他们的固有知识相结合。例如鼻根点位于额窦下方，但在眼睑和鼻骨上方。

5.4.2　评价

　　所有实验均在 Ubuntu 16.04LTS 中进行，CPU 为四核 3.6 GHz，内存为 128 GB RAM，GPU 为 Nvidia P100。对提出的 CNN 模型进行 128 个批次训练，每次历时 10 秒。CNN-PC 在 1000 次历元中的验证准确率约为 93%，验证损失为 0.4。在测试中，定位图 5.5 所示的一个主要标志点的识别与标记大约需要 0.7 秒。在大阪大学牙科医院，正畸医生识别 30 个主要标志点需要 5~7 分钟，这种方法大大缩短了人工标记时间。

5.5　结果

　　利用多尺度补丁训练两个深度神经网络（即包含标志点的裁剪图像），其矩形大小根据正畸医生检查的标志点相关标准而变化，并识别出 22 个硬组织和 11 个软组织标志点。评估指标：① 标志点定位准确度。基于基准真实值和估计值之间欧几里得距离误差。②检测成功率。使用置信椭圆估计标志点位于相应范围内的成功率。所提出的模型成功识别了硬组织标志点，误差范围为 1.32~3.5 mm，平均成功率为 96.4%；识别软组织标志点，误差范围为 1.16~4.37 mm，平均成功率为 75.2%。在测试中，这种方法大大减少了 33 个标志点的定点时间，从正畸医生的 5~7 分钟减少到网络模型的 21 秒。

5.6　关于医学面部图像的识别的讨论

建立识别医学面部图像的深度学习系统必须应对以下三大挑战。

首先，深度学习需要大量的训练数据集才能获得准确的分类。然而，医学图像的可获得性相当有限，并且对于医学专家来说，标注新数据集非常耗时。此外，对于罕见病例，可能很难获得足够数量的数据集来准确反映医疗状况。本章第一个系统拥有 161 个临床解剖特征，涉及 35 个 ROI。其中，有几个解剖特征只出现在 1000 名患者中的 10 人身上，影响了学习效果。今后，笔者将通过增加数据集数量和数学方法来解决这一问题。

其次，数据集和标注的质量可能是个问题。为了控制数据质量，本文介绍的系统只使用了一家医院的数据，标注工作也由少数正畸医生完成。如果数据集是从多家医院收集的，则数据质量就应该标准化。对于医学专家来说，标注是一项烦琐的工作，有时会产生系统误差和随机误差。系统误差可能来自专家的教育体系。这个问题很难消除。

最后，是深度学习的"黑箱"问题。传统机器学习适用于理解和解释提取的特征，同时还能仔细权衡所有特征变量。然而，深度学习模型很难解释权重（weight）和提取的特征。例如，Face2Gene 可以检测遗传问题，但它无法提供系统识别遗传问题的原因。由于医学是需要遵循依据进行医疗干预的领域，因此需要另一个系统来解释前一个系统的答案。在未来，这些新提出的面部识别系统可以作为解释系统，通过描述面部特征来补充整体分类系统（如 Face 2 Gene）。

5.7　讨论

本章介绍了两个可用于正畸学颅面部形态分析的人工智能系统。这两个系统都融入了专家的知识和经验。第二个自动头影测量系统表现出了很高的性能，达到了临床应用的水平；第一个面部描述系统还需要解决与数据集数量相关的问题，即与医学图像人工智能相关的特定问题，才能在临床应用。

参考文献

［1］　TAKADA K. Elements of orthodontics［M］. Medigit：Osaka，2010.
［2］　PERRETT D I，LEE K J，PENTON-VOAK I，et al. Effects of sexual dimorphism on facial attractiveness［J］. Nature，1998，394（6696）：884-887.

［3］ CHEN W, QIAN W, WU G, et al. Three-dimensional human facial morphologies as robust aging markers
［J］. Cell Res, 2015, 25(5): 574-587.

［4］ HAXBY J V, HOFFMAN E A, GOBBINI M I. The distributed human neural system for face perception
［J］. Trends Cogn Sci, 2000, 4(6): 223-233.

［5］ TANIKAWA C, KAKIUCHI Y, YAGI M, et al. Knowledge-dependent pattern classification of
human nasal profiles［J］. Angle Orthod, 2007, 77(5): 821-830.

［6］ TANIKAWA C, NAKAMURA K, YAGI M, et al. Lip vermilion profile patterns and corresponding
dentoskeletal forms in female adults［J］. Angle Orthod, 2009, 79(5): 849-858.

［7］ TANIKAWA C, TAKADA K. Objective classification of nose-lip-chin profiles and their relation to
dentoskeletal traits［J］. Orthod Craniofac Res, 2014, 17(4): 226-238.

［8］ KRIZHEVSKY A, SUTSKEVER I, HINTON G E. Imagenet classification with deep convolutional
neural networks［C］//Adv Neural Inf Proces Syst. 2012.

［9］ GU J, WANG Z, KUEN J, et al. Recent advances in convolutional neural networks［J/OL］. arXiv
preprint arXiv. 2017, 1512: 07108.

［10］ MINSKY M. A neural-analogue calculator based upon a probability model of reinforcement［R］.
Psychological Laboratories, Cambridge: Harvard University, 1952.

［11］ Face2Gene. https://www. face2gene. com/

［12］ LIEHR T, ACQUAROLA N, PYLE K, et al. Next generation phenotyping in Emanuel and Pallister-Killian
syndrome using computer-aided facial dysmorphology analysis of 2D photos［J］. Clin Genet, 2018, 93(2):
378-381.

［13］ MURATA S, ISHIGAKI K, LEE C, et al. Towards a smart dental healthcare: an automated assessment of
orthodontic treatment need［J］. 2017: 35-39.

［14］ MURATA S, LEE C, TANIKAWA C, et al. Towards a fully automated diagnostic system for orthodontic
treatment in dentistry［C］//2017 IEEE 13th International Conference on E-Science. 2017: 1-8.

［15］ RICHARDSON A. A comparison of traditional and computerized methods of cephalometric analysis
［J］. Eur J Orthod, 1981, 3(1): 15-20.

［16］ RUDOLPH D J, SINCLAIR P M, COGGINS J M. Automatic computerized radiographic identification
of cephalometric landmarks［J］. Am J Orthod Dentofac Orthop, 1998, 113(2): 173-179.

［17］ GRAU V, ALCAÑIZ M, JUAN M C, et al. Automatic localization of cephalometric landmarks［J］. J
Biomed Inform, 2001, 34(3): 146-156.

［18］ FORSYTH D B, DAVIS D N. Assessment of an automated cephalometric analysis system［J］. Eur J
Orthod, 1996, 18(5): 471-478.

［19］ SAAD A A, EL-BIALY A M, AHMED A. Automatic cephalometric analysis using active appearance model
and simulated annealing［J］. ICGST Int J Graph Vis Image Process Spec Issue Image Retr Represent,
2006, 6: 253-257.

［20］ YUE W, YIN D, WANG G, et al. Automated 2D cephalometric analysis on X-ray images by a model-
based approach［J］. IEEE Trans Biomedical Eng, 2006, 53: 1615-1623.

［21］ KAFIEH R, MEHRI A, SADRI S. Automatic landmark detection in cephalometry using a modified active
shape model with sub image matching［C］//Proc. of IEEE International Conference on Machine
Vision. 2008: 73-78.

［22］ KEUSTERMANS J, MOLLEMANS W, VANDERMEULEN D, et al. Automated cephalometric landmark identification using shape and local appearance models[C]//Proc. of the 20th IEEE Conference on Computer Vision and Pattern Recognition, 2010.

[23] VUCINIĆ P, TRPOVSKI Z, SĆEPAN I. Automatic land-marking of cephalograms using active appearance models[J]. Eur J Orthod, 2010, 32(3): 233-241.

[24] CHAKRABARTTY S, YAGI M, SHIBATA T, et al. Robust cephalometric identification using support vector machines[C]//Proc. of International Conference on Multimedia and Expo, 2003.

[25] GIORDANO D, LEONARDI R, MAIORANA F, et al. Automatic landmarking of cephalograms by cellular neural networks[J]. Artif Intell Med, 2005: 333-342.

[26] LEONARDI R, GIORDANO D, MAIORANA F. An evaluation of cellular neural networks for the automatic identification of cephalometric landmarks on digital images [J]. J Biomed Biotechnol, 2009, 2009: 717102.

[27] TING D S, YI P H, HUI F. Clinical applicability of deep learning system in detecting tuberculosis with chest radiography[J]. Radiology, 2018, 286(2): 729.

[28] BURLINA P M, JOSHI N, PEKALA M, et al. Automated grading of age-related macular degeneration from color fundus images using deep convolutional neural networks[J]. JAMA ophthalmology, 2017, 135(11): 1170-1176.

[29] ESTEVA A, KUPREL B, NOVOA R A, et al. Dermatologist-level classification of skin cancer with deep neural networks[J]. Nature, 2017, 542(7639): 115.

[30] ARIK S Ö, IBRAGIMOV B, XING L. Fully automated quantitative cephalometry using convolutional neural networks[J]. J Med Imaging (Bellingham), 2017, 4(1): 014501.

[31] LEE C H, TANIKAWA C, LIM J Y, et al. Deep learning based cephalometric landmark identification using landmark-dependent multi-scale patches [J/OL]. Arxiv, 2019. http://arxiv.org/abs/arXiv: 1906.02961

[32] TANIKAWA C, YAGI M, TAKADA K. Automated cephalometry: system performance reliability using landmark-dependent criteria[J]. Angle Orthod, 2009, 79(6): 1037-1046.

[33] TAJBAKHSH N, SHIN J Y, GURUDU S R, et al. Convolutional neural networks for medical ImageAnalysis: full training or fine tuning? [J/OL]. Arxiv, 2017. https://arxiv.org/pdf/1706.00712.pdf

[34] FAIRHALL S L, ISHAI A. Effective connectivity within the distributed cortical network for face perception [J]. Cereb Cortex, 2007, 17(10): 2400-2406.

[35] KANWISHER N, MCDERMOTT J, CHUN M M. The fusiform face area: A module in human extrastriate cortex specialized for face perception[J]. J Neurosci, 1997, 17: 4302-4311.

[36] RAJIMEHR R, YOUNG J C, TOOTELL R B H. An anterior temporal face patch in human cortex, predicted by macaque maps[J]. Proc Natl Acad Sci U S A, 2009, 106(6): 1995-2000.

[37] EWBANK M P, ANDREWS T J. Differential sensitivity for viewpoint between familiar and unfamiliar faces in human visual cortex[J]. NeuroImage, 2008, 40(4): 1857-1870.

[38] LIU J, HARRIS A, KANWISHER N. Perception of face parts and face configurations: An fMRI study [J]. J Cogn Neurosci, 2010, 22(1): 203-211.

[39] NAKAMURA K, KAWASHIMA R, SATO N, et al. Functional delineation of the human occipito-temporal areas related to face and scene processing. A PET study[J]. Brain, 2000, 123(9): 1903-1912.

[40] GRABOWSKI T J, DAMASIO H, TRANEL D, et al. A role for left temporal pole in the retrieval of words

for unique entities[J]. Hum Brain Mapp, 2001, 13(4): 199-212.

[41] KRIEGESKORTE N, FORMISANO E, SORGER B, et al. Individual faces elicit distinct response patterns in human anterior temporal cortex[J]. Proc Natl Acad Sci USA, 2007, 104: 20600-20605.

[42] ATKINSON A P, ADOLPHS R. The neuropsychology of face perception: Beyond simple dissociations and functional selectivity[J]. Philos Trans R Soc Lond Ser B Biol Sci, 2011, 366(1571): 1726-1738.

[43] TSAO D Y, LIVINGSTONE M S. Mechanisms of face perception[J]. Annu Rev Neurosci, 2008, 31: 411-437.

[44] GROSSMAN S, GAZIV G, YEAGLE E M, et al. Convergent evolution of face spaces across human face-selective neuronal groups and deep convolutional networks[J]. Nat Commun, 2019, 10: 4934.

[45] SRIHARI S N. Covindaraju, pattern recognition[M]. London: Chapman & Hall, 1993: 1034-1041.

[46] LIU J, SUN J, WANG S. Pattern recognition: an overview[J]. IJCSNS International Journal of Computer Science and Network Security, 2006, 6(6): 57-61.

第二篇

机器学习在口腔疾病
诊断及治疗中的应用

第六章

机器/深度学习在执行正畸诊断和
治疗计划的应用

Chihiro Tanikawa, Tomoyuki Kajiwara, Yuujin Shimizu,
Takashi Yamashiro, Chenhui Chu, Hajime Nagahara

6.1　引言

　　正畸诊断和治疗计划涉及预测整个治疗过程，即口腔医生在尽可能低的风险下获得最佳治疗效果而应该采取的方案。做出这样的评估需要多年的知识和经验。因此，有些情况下，缺乏经验的口腔医生会做出错误判断，或对病例的临床指标产生误解。通常情况下，正畸医生不会满足于单纯的分析。因为诊断的目的不仅仅是分析患者的病情，还要整合每次检查所获得的信息，以便全面了解患者[1]。这种综合知识将对患者的牙齿、面部和社会心理状况的真实情况做出准确评估[1]。

　　在现代医学中，这种诊断和治疗计划的整合过程通常是通过以问题为导向的方法进行的[2]。以问题为导向的方法包括三个步骤：①建立患者的信息数据库；②制定患者的问题综合列表；③制定能为患者带来最大益处的治疗策略(图6.1)。此外，治疗的逻辑是"反其道而行之"。在数学上，这可以被视为一个"优化问题"，即在所有可行方案中找到最佳方案。在最简单的情况下，优化问题就是通过系统加权或在允许的范围内选择输入变量，从而最大化或最小化实际函数值。用数学术语来表示专家的诊断过程：如果将患者的相关信息看作是一组特征值，则步骤①就相当于收集特征元素，用特征向量来表示患者的状态(特征提取)。步骤②相当于根据每个特征值的权重来表示病情，并检测每个病情之间的

*　C. Tanikawa · Y. Shimizu · T. Yamashiro
日本大阪大学牙科研究生院

C. Tanikawa
日本大阪大学高等医学工程与信息学中心
电子邮件：ctanika@ dent. osaka-u. ac. jp

T. Kajiwara · C. Chu · H. Nagahara
日本大阪大学数据科学研究所

Springer Nature Switzerland AG2021
C. -C. Ko et al. (eds.), *Machine Learning in Dentistry*,
https://doi. org/10. 1007/978 - 3 - 030 - 71881 - 7_6

相似程度(数据维度压缩或分类)。步骤③可视为根据存储的病例和经验确定治疗模式，从而在尽可能低的风险下为患者带来最大的益处。

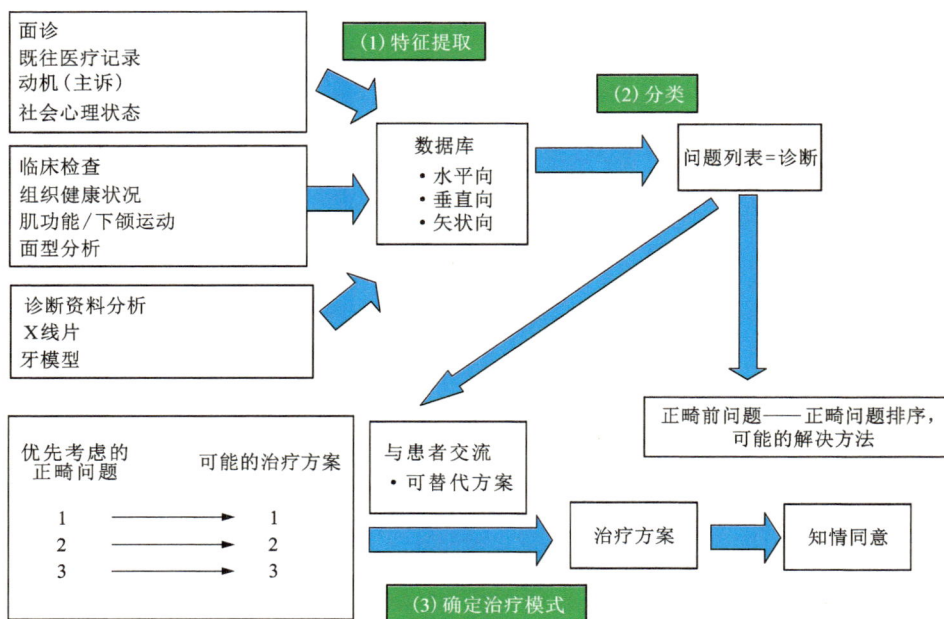

图 6.1　以问题为导向的诊断方法和相应的人工智能处理过程

　　如上所述，医学诊断和治疗计划中涉及的逻辑结构具有一定的规律性。因此，研究者们已经尝试将正畸诊断和治疗计划自动化，例如专家系统①(如使用模糊逻辑的正畸诊断支持系统)。然而，可用于临床进行正畸诊断和治疗计划的支持系统尚未建立。

　　本章简要回顾了以往开发的用于正畸诊断和治疗方案的自动化系统：介绍了一个新开发的人工智能系统，该系统使用自然语言处理②(natural language processing，NLP)进行各种临床文本评估，并制定相应的治疗方案。

6.2　用于确定正畸治疗方案的各种人工智能系统

　　1959 年，基于规则的专家系统在知识工程领域得到发展，人类专家的知识被建模并纳入系统中。最早的医学专家系统之一是 MYCIN[3]，它为医生选择抗菌药物疗法提供建议，并根据患者的体重调整剂量。这些专家系统通过"产生式规则"对人类知识进行建模。"产生式规则"是表达"如果满足某一条件，则执行某一操作(IF-THEN 法)[4]"这一知识的

①　专家系统是一种基于人工智能的计算机系统，旨在模拟人类专家在特定领域中的知识和推理能力。这种系统利用专家知识库中的规则、事实和推理机制，来解决复杂的问题并提供专业水平的建议或决策。
②　自然语言处理是人工智能领域的一个子领域，专注于研究和开发使计算机能够理解、分析、处理和生成自然语言的技术和方法。

框架。

在口腔正畸学领域，已经开发了多个专家系统。Sims-Williams 等人[5]首次开发并介绍了一种正畸专家系统，该系统使用模糊逻辑来实现 IF-THEN 规则。模糊逻辑于 1965 年被提出[6]，用于处理部分真值的概念，即真值可能介于全真和全假之间。在模糊逻辑中，IF-THEN 规则与隶属函数一起使用。隶属函数是一条曲线，定义输入空间中的每个点如何映射到介于 0 和 1 之间的隶属值（或隶属度）。换句话说，模糊逻辑是一种多值逻辑，它允许在传统的确定性双值逻辑（如"是/否""高/低""真/假"）之间定义确定性的中间值。

Sims-Williams 等人[5]生成了一个模糊逻辑专家系统，模拟正畸顾问向普通口腔医师提出的解除下颌牙列拥挤的建议，尤其是拔除下颌前磨牙。在研究中，他们采用了三个隶属函数，包括确定拥挤度。因为模糊逻辑被认为是开发基于医学知识的系统、用于解释一系列的正畸结果等任务的一个非常合适和适用的基础。它已有一些应用于正畸任务的报道，例如用于安氏Ⅱ类 1 分类病例的治疗计划专家系统[7, 8]；通过应用正畸医生的知识对Ⅰ类、Ⅱ类和Ⅲ类进行分类的模糊专家系统[9]；以及头帽装置类型的选择系统[10]。作为模糊逻辑模型的替代方法，Poon 等人[11]采用了"链波下降规则（ripple-down rule）"方法，这是一种增量式的知识获取方法。该系统被用作交互式咨询工具，具有 680 条规则。

然而，传统的基于规则的专家系统在应用于正畸诊断和治疗计划时存在一些局限性。知识获取已成为开发专家系统的主要瓶颈。这是因为知识的选择（即特征提取）很困难，这种提取的过程很耗时，而且规则是通过试错的方法基于专业知识创建的。为了解决这些问题，前人研究[12, 13]采用了一种新的专家系统概念，即基于案例的推理（case-based reasoning）。该系统利用存储的以往治疗病例数据库作为解决新治疗问题的知识来源。基于案例的推理又基于认知心理学中的人类思维范式，该范式认为人类专家的知识源自其专注领域中大量案例的解决。尽管人类可以将案例模式归纳为规则，但知识的基本单位仍然是案例。因此，推理是通过对以前类似案例的解决方法进行类比或关联而完成的。基于案例的推理尤其适用于传统规则推理相对薄弱的领域，如知识获取、机器学习和不完整信息推理。

人工神经网络（artificial neural network，ANN）是 1951 年在认知科学大脑功能基本模型的基础上发展起来的系统[14]，其目标是创建一个类似于人脑的"更通用的系统"。人工神

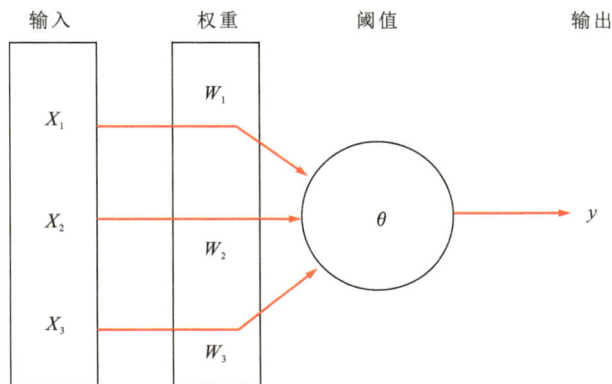

图 6.2　感知器

经网络包含一种称为"感知器①"的模式识别算法[15, 16]（图 6.2）。它使用从外部世界接收到的信息，而不是应用一套正式的决策规则。例如，以前开发的神经网络通过"告知"专家实际对患者下颌第三磨牙做出的决策来训练它[17]。正畸拔牙矫治方案的必要性也是通过人工神经网络建模得出[18]。

在开发正畸自动治疗设计系统时，拔牙与否的问题经常被视为首选主题。先前的研究[19]开发了一个系统，用于预测是否应该拔牙。如果选择拔牙，则进一步确定应该拔哪颗/哪几颗牙齿。作者将该问题归结为最大化目标函数的优化问题。目标函数即专家答案与模型答案的吻合率。他们对代表患者状态的特征向量进行模式匹配，并将相应的专家答案作为系统的输出。

最近的研究[20, 21]采用了多层感知器人工神经网络来预测正畸治疗方案。一项研究仅使用了 156 名患者的 12 个头影测量变量和 6 个额外的指标，成功识别了 5 个拔牙类别（非拔牙；拔除四颗第一前磨牙；拔除两颗上颌前磨牙；拔除四颗第二前磨牙；拔除上颌第一前磨牙及下颌第二前磨牙），准确率为 93%。另一项研究[20]发现，模型诊断拔牙与非拔牙的成功率为 93%，详细诊断拔牙模式的成功率为 84%，包括确定是否拔牙、拔牙模式和支抗设计。这些结果表明，存在与治疗模式相对应的明确的患者模式，将解决问题所需的数据在计算机上存储并处理，以提高效率并将其转化为用户易于理解的知识已经变得非常有用。

在医学领域，大多数患者数据都是使用自然语言描述的，如临床指标和图像结果。在以往的研究中，特征提取和数据标注都是由专家手动进行，该过程非常耗时。因此，很难在医学领域有效利用信息技术资源来解决复杂的患者问题。

第七章将介绍使用 NLP 全自动为正畸患者制定治疗计划的初步研究成果。

6.3　自动正畸诊断系统的概述

正如本章引言所描述的，医学诊断和治疗计划涉及的逻辑结构具有一定的规律性。笔者一直在开发多种人工智能系统，以实现正畸诊断的全自动化。

图 6.3 展示了其中一个系统自动化诊断。该系统的第一步是根据诊断材料创建医学结论。例如，分析患者颅面特征的人工智能系统是在自动识别解剖标志点的系统（请参见第五章）的基础上开发的。测量标志点相连的线距和（或）角度，并与性别和年龄匹配的对照组进行比较，这与正畸医生采用的方法相同。异常值以语言描述的形式解释。另一个人工智能系统使用 CNNs 和循环神经网络（recurrent neural networks，RNNs）识别面部照片（请参见第五章），并将面部描述创建为语言描述或分类。然后收集医疗图表和患者基本信息的语言描述。这些描述、类别和（或）图像被用于正畸诊断和制定治疗计划。

第七章将介绍人工智能系统的最后一部分：根据患者的临床病历来自动设计正畸治疗方案的系统。

---

① 感知器是一种最简单的人工神经元模型，它是神经网络的基本构建单元之一，用于实现二分类任务。

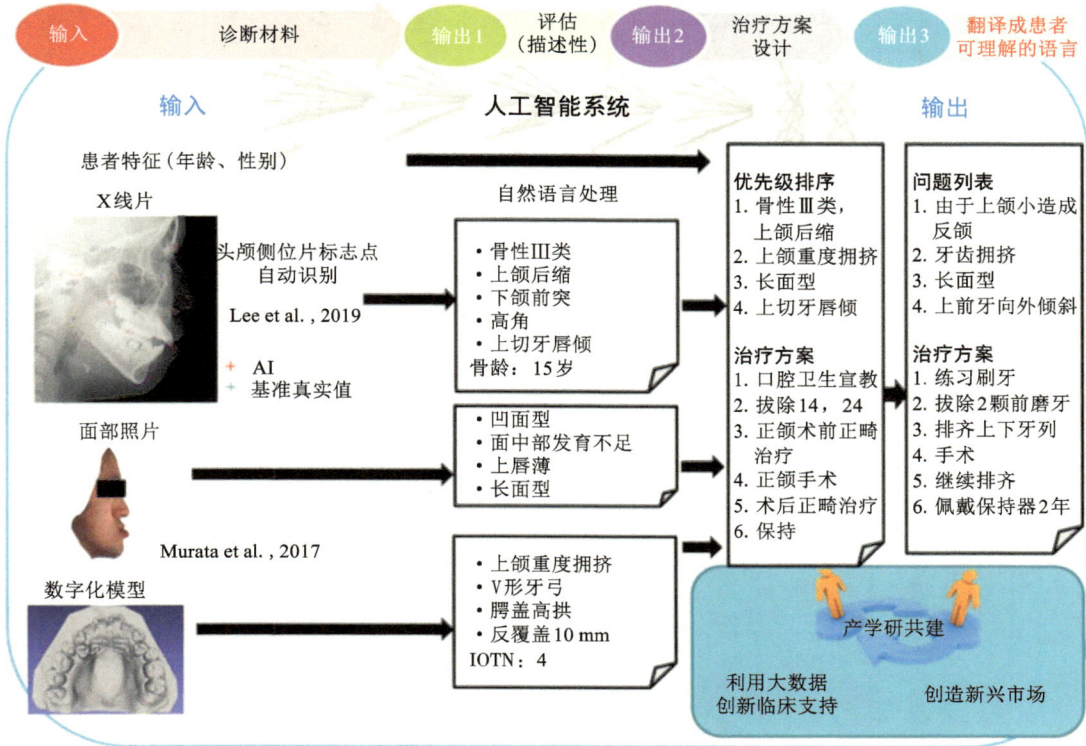

图 6.3　自动化正畸诊断系统概述

6.4　根据患者的临床病历自动设计正畸治疗方案的系统

6.4.1　数据库和问题设定

在这项研究中，笔者构建了一个可根据患者的临床病历自动设计正畸治疗方案的系统。由于治疗结果是口腔医生以自由书写的方式记录的，因此使用 NLP 从文本中提取特征向量，并使用机器学习模型生成治疗方案。

NLP 中的文本到文本生成任务，如机器翻译[22]和自动总结[23]，需要数百万到数千万对句子，才能以端到端的方式优化深度学习模型。由于难以大规模收集成对的临床检查和治疗方案，本研究只获得 1000 对。为了更高效地解决这个问题，将从记录的临床检查生成治疗方案的任务分为以下两个子任务：

子任务 1　临床检查总结任务：列出患者正畸问题的优先级。

子任务 2　治疗计划任务：根据治疗程序列出治疗项目。

在子任务 1 中，我们根据临床检查[图 6.4（a）]，列出了患者正畸问题及其优先级[图 6.4（b）]。子任务 1 是一个从长文档生成短文档的自动总结问题。如上所述，使用小型数据集很难解决文本到文本的生成问题。因此,笔者整理了数据集中包含的所有正畸问题,并将其分类为300个正畸问题标签[图6.4(c)]。将子任务1重新定义为文档分类任务,为临床检查赋予相应的正畸问题标签。鉴于患者一般都有多个正畸问题,本研究处理的是多标签文档分类任务[①]。

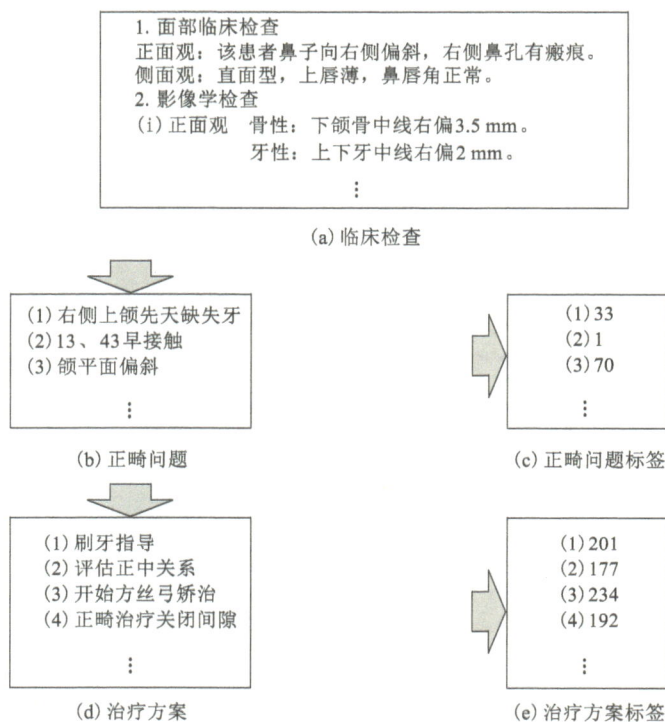

(a) 临床检查

(b) 正畸问题

(c) 正畸问题标签

(d) 治疗方案

(e) 治疗方案标签

图 6.4   数据集

在子任务 2 中,根据问题列表[(图6.4(b)],按照治疗程序列出了治疗方案[(图6.4(d)]。该子任务是文档到文档的机器翻译问题。与子任务 1 一样,使用如此小的数据集很难进行文本到文本的生成。因此,将数据集中包含的所有治疗项目进行了整理,并以与子任务 1 类似的方式将其分类为300个治疗项目标签[(图6.4(e)]。然后将子任务 2 重新定义为句子到句子的机器翻译任务,根据正畸问题标签的顺序生成治疗项目的顺序。使用标签而不是原始文本作为输入和输出,可以减少词块[②]的数量和序列的长度。

---

① 文档分类任务是指将文档(如文章、邮件、新闻等)自动归类到预定义的类别或标签中的任务。文档分类任务常常被用于垃圾邮件过滤、新闻分类、情感分析、知识管理等领域。

② 词块是自然语言处理中的一个任务,其目标是识别文本中具有特定语义的连续词序列,这些词序列通常被称为词块或短语。词块通常由一个或多个词组成,具有特定的语义或语法结构。

6.4.2　临床检查总结任务

本节将临床检查总结任务[24]视为多标签文档分类。根据图6.4(a)所示的临床检查分配患者正畸问题标签[图6.4(c)]。

6.4.2.1　方法

在文档分类任务中，输入文本被转换为特征向量，然后使用基于机器学习模型的分类器确定文本所属的类别。将文档转换为特征向量主要有两种方法。一种是将文档表示为词的集合，另一种是将文档表示为句子的集合。

基于词的文档向量表示法

将文档表示为一组词的最常见方法是词袋法①。在这种方法中，首先将每个词转换为唯一的 ID。然后根据以下规则构建特征向量：如果第 i 个索引词出现在文档中，则特征向量的第 i 维值设为1；否则，第 i 维值设为0。构造规则假定每个词在文档中具有同等的重要性。为了避免出现词袋法中对词的重要性假设，词频–反文档频率法②(term frequency-inverse document frequency，TFIDF)也考虑了词在文档中的重要性。

$$\mathrm{TFIDF} = \frac{\mathrm{freq}(w_i, d_j)}{\sum\limits_{w_k \in d_j} \mathrm{freq}(w_k, d_j)} \times \log \frac{N}{df(w_i)}$$

式中：freq 表示词 w 在文档 d 中出现的次数；df 表示出现词 w 的文档数；N 表示所有文档数。等式的第一个项(TF)强调目标文档中出现频率高的词。第二个项(IDF)忽略了出现在许多文档中的词。

最近，将词表示为数百维的密集向量的分布式词表示法③(词嵌入④)被频繁使用。在典型的词嵌入方法 word2vec(w2v)[25]中，即将词转化为向量表示。它是通过神经网络学习的，根据分布假说[26]从一个词估计上下文词。分布假说假定相似的词应该出现在不相似的上下文中。在基于词嵌入的文档分类中[27]，通过对文档中出现的每个词的向量的每个维度取平均值或取最大值来构建文档向量。

---

① 词袋法是一种常用的文本特征表示方法，用于将文本转换为数值型向量，以便于计算机处理和分析。在词袋法中，文本被视为由词汇构成的集合，忽略了词语之间的语法和语序关系，只关注词汇的出现频率。

② 词频–反文档频率是一种常用于文本特征表示的方法，用于衡量一个词语在文档集合中的重要性。TF-IDF 结合了词频和逆文档频率两个因素，可以更好地描述一个词语在文本集合中的重要程度。词频指的是一个词语在文档中出现的频率，逆文档频率指的是一个词语在文档集合中的普遍重要程度。

③ 分布式词表示法是一种表示单词的方法，通过向量化的方式将单词映射到高维空间中的向量，使得每个单词的向量表示能够捕捉到单词的语义和语法信息。

④ 词嵌入是一种将单词映射到低维向量空间的技术，旨在捕捉单词之间的语义关系。通过词嵌入，每个单词都可以表示为一个稠密的向量，单词之间的语义相似度可以通过向量之间的距离来度量。这种表示方式能够提供更丰富、更具信息量的单词表示，从而为自然语言处理任务提供了更有效的输入特征。

基于句子的文档向量表示法

将文档表示为一组句子的方法是使用深度学习技术(如 RNNs)从词嵌入中构建句子嵌入[①]。Skip-Thought[28]等无监督学习方法将词嵌入中的分布假设扩展到了句子层面,通过优化神经网络来学习句子的向量表示,从而从单句中估算出上下文句子。监督学习方法(如 InferSent[29])在优化神经网络的过程中学习句子的向量表示,同时预测句子之间的语义关系。多任务学习方法(如通用句子编码器[30])可让计算机学习通用句子嵌入(表示),通过使用单个模型训练无监督和有监督任务,从而在各种应用中发挥作用。

以 Skip-Thought 为例解释句子嵌入。在图 6.5 中,w2v(word2vec)将词转换为词嵌入。RNN 是一种神经网络,它接收词嵌入作为输入,并从句子的开头到结尾递归地传输信息。〈EOS〉是代表句子结尾的特殊标记,RNN 在〈EOS〉时间步[②]的隐藏层可作为句子表示。

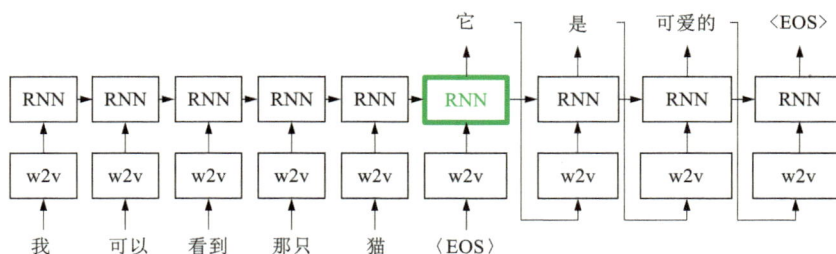

图 6.5　用于训练句子嵌入的递归神经网络

在基于句子嵌入的文档分类中,通过对文档中出现的每个句子的向量的每个维度取平均值或最大值来构建文档向量。

6.4.2.2　实验

将约 1000 篇日语文档的临床检查按 8∶1∶1 的比例分别用于训练、开发和评估。采用 MeCab[31]进行词的分割,Scikit-learn[33]实现的支持向量机(SVM)[32]用作分类器。为了将 SVM 系统应用于多标签分类任务,使用 Scikit-multilearn[34]中实现的二元相关性解决方案。

使用训练数据集中的 2000 个高频词构建词袋法特征向量,正畸问题标签的分类结果如下:精确度=0.667,召回率=0.311,MicroF1=0.424。词袋法的表现优于包括基于句子的方法在内的其他方法。

6.4.3　治疗规划任务

本节将治疗规划任务视为序列到序列学习,即从正畸问题标签序列[图 6.4(c)]生成

---

① 句子嵌入是将整个句子或短语映射到低维向量空间的技术,类似于词嵌入。但是它不仅考虑了单词的语义,还考虑了句子内部的语法和结构信息。句子嵌入能够为整个句子提供一个紧凑、具有信息量的表示,从而用于各种自然语言处理任务,如句子相似度计算、文本分类、情感分析、问答系统等。

② 时间步是序列模型中一个重要的概念,表示在序列数据中的一个特定时间点,指定了模型当前正在处理的输入或输出的位置。

治疗方案标签序列[图 6.4(e)]。

6.4.3.1　方法

在机器翻译中,需要训练一个序列到序列模型,将源语言中的词序列映射到目标语言中的词序列。本研究将正畸问题标签序列视为源语言中的词序列,将治疗项目标签序列视为目标语言中的词序列,从而使用机器翻译技术生成治疗方案。笔者使用的机器翻译模型基于 RNNs[35]和自注意力网络①(self-attention networks,SANs)[22],它们是基于深度学习的机器翻译的常见方法。

在基于 RNN 的机器翻译中,序列的生成方式与 Skip-Thought 相同(图 6.5)。词向量按顺序输入 RNN,信息通过递归转移以构建输入句子的句子向量。然后根据该句子向量依次生成词。使用 Skip-Thought 生成上下文句子,使用机器翻译生成目标语言句子。

相比于 RNN 从句子开头开始依次对词进行建模[图 6.6(a)],基于 SAN 的机器翻译则同时对整个句子进行建模并加权[图 6.6(b)]。近年来,在许多 NLP 应用中,SAN 都显示出比 RNN 更高的性能。但在一些数据有限的任务中,RNN 仍然更有效。

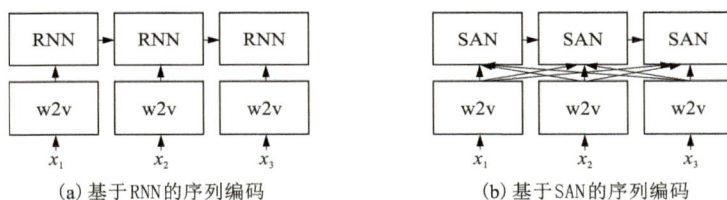

(a) 基于 RNN 的序列编码　　　(b) 基于 SAN 的序列编码

图 6.6　RNN 与 SAN 句子向量构成的差异

6.4.3.2　实验

如 2.2 节所述,数据集中大约 1000 对序列按 8 : 1 : 1 的比例分别用于训练、验证和评估。由于输入和输出都使用标签而不是原始文本,因此在这些实验中不需要进行词分割。基于 RNN 和 SAN 的序列到序列模型在 Sockeye[36]中得到了应用。

使用 RNN 模型从正畸问题标签序列生成治疗项目标签序列,可以自动设计出具有以下性能的治疗方案:精确度 = 0.435,召回率 = 0.430,MicroF1 = 0.413。同样,SAN 模型也达到了以下性能:精确度 = 0.436,召回率 = 0.412,MicroF1 = 0.412。

6.5　结论

自动治疗规划将减少规划者之间的变异性,并为优化方案质量分配规划时间。本章介绍了如何执行自动治疗规划。自动治疗规划分为多个人工智能系统,笔者使用 NLP 来整合不同诊断材料的评估。使用 NLP 的优势在于可以将临床发现纳入其中,而这些结果通

---

① 自注意力网络是一种用于处理序列数据的神经网络模型,特别适用于自然语言处理任务。自注意力网络通过学习对输入序列中每个元素之间的关系进行加权,从而实现对序列的全局建模。

常是以语言描述的形式呈现。通过使用 RNN 模型，从正畸问题标签序列生成治疗项目标签序列，可以自动设计出精确度为0.44、召回率为0.43 的治疗方案。这一结果表明，该系统可以有效地为正畸医生的治疗计划提供自动化支持。即使是人类专家的治疗方案也可能存在差异，笔者将在今后的著作中比较该系统的输出结果与人类专家的答案。

参考文献

［1］ TAKADA K. Elements of orthodontics［M］. Medigit: Osaka, 2010.

［2］ PROFFIT W R. Contemporary orthodontics［M］. 6th ed. St. Louis: Mosby, 2018.

［3］ YU V L, BUCHANAN B G, SHORTLIFFE E H, et al. Evaluating the performance of a computer-based consultant［J］. Comput Programs Biomed, 1979, 9(1): 95-102.

［4］ FISCHLER M A, FIRSCHEIN O. Intelligence: The eye, the brain and the computer［M］. Addison-Wesley, 1987.

［5］ SIMS-WILLIAMS J H, BROWN I D, MATTHEWMAN A, et al. A computer controlled expert system for orthodontic advice［J］. Br Dent J, 1987, 163: 161-166.

［6］ ZADEH L A. Fuzzy sets［J］. Inf Control, 1965, 8: 338-353.

［7］ BROWN I D, ADAMS S R, STEPHENS C D, et al. The initial use of a computer controlled expert system in the treatment planning of class Ⅱ division1malocclusion［J］. Br J Orthod, 1991, 18: 1-7.

［8］ STEPHENS C D, MACKIN N, SIMS-WILLIAMS J H. The development and validation of an orthodontic expert system［J］. Br J Orthod, 1996, 23: 1-9.

［9］ TAKADA K, SORIHASHI Y, AKCAM M O. Orthodontic treatment planning: its rationale for inference ［C］//Carels C, Willems G, editors. The future of orthodontics. Belgium: Leuven University Press, 1998: 203-21.

［10］ AKCAM M O, TAKADA K. Fuzzy modelling for selecting headgear types［J］. Eur J Orthod, 2002, 24: 99-106.

［11］ POON K C, FREER T J. EICO-1: An orthodontist maintained expert system in clinical orthodontics ［J］. Aust Orthod J, 1999, 15: 219-228.

［12］ HAMMOND R M, FREER T J. Application of a case-based expert system to orthodontic diagnosis and treatment planning: a review of the literature［J］. Aust Orthod J, 1996, 14: 150-153.

［13］ HAMMOND R M, FREER T J. Application of a case-based expert system to orthodontic diagnosis and treatment planning［J］. Aust Orthod J, 1997, 14: 229-234.

［14］ MINSKY M. A neural-analogue calculator based upon a probability model of reinforcement ［R］. Cambridge: Psychological Laboratories, Harvard University, 1952.

［15］ ROSENBLATT F. Principles of Neurodynamics［M］. Washington: Spartan Books, 1961.

［16］ MINSKY M, PAPERT S. Perceptrons-an introduction to computational geometry［M］. Cambridge, MA: The MIT Press, 1969.

［17］ BRICKLEY M R, SHEPHERD J P, ARMSTRONG R A. Neural networks: A new technique for development of decision support systems in dentistry［J］. J Dent, 1998, 26: 305-309.

［18］ XIE X, WANG L, WANG A. Artificial neural network modeling for deciding if extractions are necessary prior to orthodontic treatment angle orthod［J］. 2010, 80: 262-266.

［19］ TAKADA K, YAGI M, HORIGUCHI E. Computational formulation of orthodontic tooth-extraction decisions[J]. Angle Orthod, 2009, 79(5)：885-891.

[20] LI P, KONG D, TANG T, et al. Orthodontic treatment planning based on artificial neural networks [J]. Sci Rep, 2019, 9：2037.

[21] JUNGA S K, KIMB T W. New approach for the diagnosis of extractions with neural network machine learning[J]. Am J Orthod Dentfac Orthop, 2014, 9(1)：127-133.

[22] VASWANI A, SHAZEER N, PARMAR N, et al. Attention is all you need[C]//Proceedings of the Advances in Neural Information Processing Systems (NIPS), 2017：5998-6008.

[23] RUSH A M, CHOPRA S, WESTON J. A neural attention model for abstractive sentence summarization [C]//Proceedings of the Conference on Empirical Methods in Natural Language Processing (EMNLP). 2015：379-38.

[24] KAJIWARA T, TANIKAWA C, SHIMIZU Y, et al. Using natural language processing to develop an automated orthodontic diagnostic systems[J/OL]. 2019：1-6. arXiv：1905. 13601.

[25] MIKOLOV T, CHEN K, CORRADO G, et al. Efficient estimation of word representations in vector space [C]//Proceedings of the International Conference on Learning Representations (ICLR), 2013：1-12.

[26] HARRIS Z S. Distributional structure[J]. Word, 1954, 10：146-162.

[27] SHEN D, WANG G, WANG W, et al. Baseline needs more love：On simple word-embedding-based models and associated pooling mechanisms [C]//Proceedings of the Annual Meeting of the Association for Computational Linguistics (ACL), 2018：440-450.

[28] KIROS R, ZHU Y, SALAKHUTDINOV R, et al. Skip-thought vectors[C]//Proceedings of the Advances in Neural Information Processing Systems (NIPS), 2015：3294-3302.

[29] CONNEAU A, KIELA D, SCHWENK H, et al. Supervised learning of universal sentence representations from natural language inference data [C]//Proceedings of the Conference on Empirical Methods in Natural Language Processing (EMNLP), 2017：670-680.

[30] CER D, YANG Y, KONG S, et al. Universal sentence encoder for English[C]//Proceedings of the Conference on Empiric Methods in Natural Language Processing (EMNLP), 2018：169-174.

[31] KUDO T, YAMAMOTO K, MATSUMOTO Y. Applying conditional random fields to Japanese morphological analysis[C]//Proceedings of the Conference on Empirical Methods in Natural Language Processing (EMNLP), 2004：230-237.

[32] BOSER B E, GUYON I M, VAPNIK V N. A training algorithm for optimal margin classifiers[C]// Proceedings of the Annual Workshop on Computational Learning Theory, 1992：144-152.

[33] PEDREGOSA F, VAROQUAUX G, GRAMFORT A, et al. Scikit-learn：machine learning in python [J]. J Mach Learn Res, 2011, 12：2825-2830.

[34] SZYMAŃSKI P, KAJDANOWICZ T. Scikit-multilearn：A Scikit-based python environment for performing multi-label classification[J]. J Mach Learn Res, 2019, 20：1-22.

[35] BAHDANAU D, BENGIO C K. Y. Neural machine translation by jointly learning to align and translate [C]//Proceedings of the International Conference on Learning Representations (ICLR), 2015：1-15.

[36] HIEBER F, DOMHAN T, DENKOWSKI M, et al. Sockeye：A toolkit for neural machine translation [J/OL]. 2017：1-18. arXiv：1712. 05690.

第七章
机器学习在口腔正畸学中的应用：拔牙决策的新方法

Mary Lanier Zaytoun Berne, Feng-Chang Lin, Yi Li, Tai-Hsien Wu, Esther Chien, Ching-Chang Ko

7.1　引言

　　正畸矫治牙列不齐时采用拔牙矫治还是扩弓治疗一直以来都是正畸学界争论的焦点。这一争论可以追溯到 20 世纪初，当时正畸学刚刚开始被视为一门科学。被誉为"现代正畸学之父"的 Edward Angle，他对正畸治疗的愿景是让全部 32 颗牙齿排列成完美的 Ⅰ 类咬合关系。他基于"平衡、和谐和均衡的口腔要求保留全副牙齿"的治疗理念，主张采用不拔牙的方法，并认为随着牙齿的移动，颌骨和牙槽骨会生长改建，相应的组织也会适应它们的新位置。

　　然而，与 Angle 同时代的 Calvin Case 却反对这种正畸治疗理念，并主张拔牙是矫正面部畸形和解决牙列不齐，特别是矫正牙齿前突病例的理想治疗方法。Charles Tweed 最初选择遵循 Angle 的治疗理念——扩弓，但在职业生涯后期，他意识到这些患者中大部分人在治疗后都出现了严重的复发，这与 Case 的观点不谋而合。Tweed 通过拔除四颗前磨牙对这些复发患者进行了再治疗，获得了令人满意和更加稳定的咬合结果。因此，Case 和 Tweed 是这个时代许多主张使用拔牙手段达到稳定疗效的正畸医生之一。这种理念逐渐普及，最

＊　M. L. Z. Berne
　美国北卡罗来纳大学教堂山分校亚当斯牙科学院正畸科
　F. -C. Lin
　美国北卡罗来纳大学教堂山分校生物统计系
　电子邮件：flin33@ email. unc. edu
　Y. Li
　美国马萨诸塞州波士顿，哈佛大学陈忠贤公共卫生学院生物统计与流行病学系
　T. -H. Wu · E. Chien · C. -C. Ko
　美国俄亥俄州立大学牙科学院正畸科
　Springer Nature Switzerland AG2021
　C. -C. Ko et al.（eds.），*Machine Learning in Dentistry*，
　https://doi.org/10. 1007/978-3-030-71881-7_7

终在 20 世纪 50—60 年代达到顶峰。当时大约有 50% 的正畸患者接受拔牙治疗，他们通常拔除第一前磨牙。Dr. Proffit 分析了北卡罗来纳大学在长达 40 年时间里拔牙矫治概率的波动情况。Proffit 发现，拔除全部四颗第一前磨牙的患者人数从 1953 年的 10% 增加到 1963 年的 50%。在 80 年代初一直保持在 35%~45%，然后到 1993 年又急剧下降回到 50 年代的水平[1]。第一前磨牙拔除比例的上升主要是为了寻求更长久的稳定性，而近期拔牙比例下降似乎是由多种因素造成的。这些因素包括：人们更加关注拔牙对面部美观的影响、拔牙并不能保证正畸治疗结果的稳定性、对颞下颌关节功能障碍（temporomandibular dysfunction，TMD）的担忧，以及正畸矫治技术的改变等。这些因素似乎都起到了一定的作用。在适当的矫治力学条件下，许多安氏 I 类拥挤的患者在拔除或不拔除前磨牙的情况下都可以得到满意的治疗[2]。

随着专业的不断发展和新技术、新工艺的涌入，矫治技术也得到了改进。临床医生开始认识到软组织平衡对于成功的正畸治疗至关重要；理想的矫治效果不再仅仅取决于牙齿咬合。Dr. Ackerman、Dr. Sarver 和 Dr. Proffit 将正畸思想的这一巨大变化称为"软组织考量"[3]。他们推测，软组织而非骨骼硬组织才是决定正畸治疗能实现多少改变的主要限制因素。软组织间的关系和功能（如唇、颊和舌施加的压力，软组织的轮廓，尤其是唇部和鼻部，面部表情时的前牙暴露量）以及软组织的适应性（从平衡、牙周、TMD、面部平衡和前牙暴露量的角度来看）比解剖学或硬组织对治疗的限制更大。有了这一新的观点，加上最新数据表明拔牙并不能保证正畸治疗结果的长期稳定，正畸中的拔牙率开始下降。

这项对正畸历史进程的回顾清晰地表明，支持或反对拔牙并不是一个简单的决定。很明显，选择拔牙矫治或扩弓的比例和原因在不同时期都在不断变化。当代正畸治疗的原则也从这些历史性争论的哲学理念中不断提炼出来，基于三个指导原则：理想的咬合、良好的稳定性和软组织平衡。在均衡地考虑这三个原则的基础上，当代正畸学界都清楚的一点是，有些患者会从拔牙治疗中获益，而有些患者则不会。

如何确定这些患者应属于哪一类治疗仍然存在很大争议。在决定是否拔除恒牙时，正畸医生必须权衡许多因素，包括间隙或拥挤度、覆合、覆盖、咬合稳定性、颞下颌功能障碍、牙周健康、面部美学、微笑弧度和全身健康等。拔牙矫治成为最难决断的治疗的原因之一：相当一部分正畸病例属于"临界"病例——意味着既可以考虑拔牙治疗方案，也可以考虑非不拔牙治疗方案。正畸医生已经学会评估所有的临床因素，并依靠自己的临床经验、系统训练和个人治疗理念做出经验性的治疗决策。正畸医生往往对自己选择拔牙或非拔牙矫治有强烈的偏好，甚至是偏见。但从历史上看，几乎没有研究能够量化这一决定，并从数据驱动的角度个案分析每个患者最适合的治疗方式。在循证科学和个性化医疗的时代，患者和医生都要求改进这一决策过程。在决定拔牙还是扩弓时，需要摒弃主观性和个人偏见，转而采用基于实证和统计学的方法来辅助决策。

为此，Dr. Guez 根据 Dr. Proffit 的研究进行了一次跟踪调查，试图找出决定正畸拔牙与否的主要因素。Dr. Guez 等人收集了 2000—2011 年在北卡罗来纳大学接受治疗的正畸患者的数据[4]。在这组患者数据中，他们发现导致治疗决策统计学上倾向于拔牙矫治的因素包括：非裔美国人种（与白种人对照组相比）、Angle 分类（骨性和牙性矢状向关系）、治疗前覆合、覆盖以及上下颌拥挤程度。他们对这一时期拔牙比例的研究结果如下：正畸拔牙比例无论是总体拔牙矫治比例(2006 年后接近 25%)还是拔除前磨牙矫治比例(略高于 10%),都处于持续缓慢下降的趋势。

7.2 逻辑回归

笔者继续 Dr. Guez 及其合作者的研究,确定了这些易感因素的临界值:覆合、覆盖、上下颌拥挤度。在这项研究中,分析了北卡罗来纳大学正畸系研究生门诊 2000—2011 年治疗的 2003 名正畸患者的汇总数据。对于在该门诊接受治疗的每位患者,其治疗前变量都被记录并存储在数据库中。这些记录包括患者基本信息、患者初诊咨询和临床检查结果,均已标准化并存储在安全的数据库中。临床检查结果中包括影响拔牙比例的因素。输出结果即临床决策为拔牙或不拔牙。

受试者工作特征曲线(receiver operating characteristic,ROC)分析用于评估覆合、覆盖、上颌拥挤和下颌拥挤等单个临床变量在灵敏度(真阳性率)和特异度(真阴性率)之间的权衡。ROC 分析的原理是随着灵敏度(检测真阳性的能力)的提高,特异度(检测真阴性的能力)会降低。因此,在每个变量的一系列临床相关值中计算灵敏度和特异度,并使用 ROC 分析法通过最小化这两个特征之间的差异来确定每个变量的最佳临界值。利用四个二分法临床变量的累积得分(观测值每超过阈值得 1 分),笔者建立了一个决策树模型,可用于确定是否拔牙。此外,还开发了一个逻辑回归公式,利用每个变量的临床测量值(例如覆盖值)计算拔牙概率。

通过最大限度地平衡灵敏度和特异度,确定的临界值为:覆盖 4.5 mm,覆合 3.5 mm,上颌拥挤 6.5 mm,下颌拥挤 5.5 mm(表 7.1~7.4)。

笔者还建立了一个二元决策树和一个逻辑回归公式,将这些因素结合到椅旁临床辅助工具中,用于做出临床决策(图 7.1)。在决策树中,达到或超过该因素临界值的每个值都会被赋予 1 分,综合评分则是计算所有因素得分的总和。当综合评分小于 1 时,拔牙概率较低(16%);而当综合评分大于 2 时,拔牙概率较高(80%)。

表 7.1 覆盖值

覆盖/mm	灵敏度	1-特异度	−log(灵敏度 ∗ 特异度)
1.50	0.895	0.915	1.119
2.50	0.757	0.747	0.718
3.50	0.621	0.500	0.508
4.50	**0.460**	**0.326**	**0.508**
5.50	0.304	0.194	0.611

注:当临界值为 4.5 mm 时,灵敏度为 46%,特异度为 67%。

表 7.2　覆合值

覆合/mm	灵敏度	1-特异度	−log(灵敏度*特异度)
1.50	0.227	0.177	0.704
2.50	0.394	0.289	0.553
3.50	**0.606**	**0.504**	**0.522**
4.50	0.768	0.703	0.642
5.50	0.878	0.851	0.884

注：当临界值为 3.5 mm 时，灵敏度为 61%，特异度为 50%。

综合评分计算	
覆盖	>4.5 mm
覆合	<3.5 mm
上颌拥挤度	>6.5 mm
下颌拥挤度	>5.5 mm

对于每一个临床因素评分>或<指示值，给予1分。各临床因素得分之和等于综合评分。

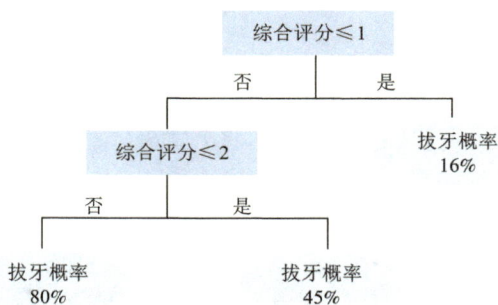

综合评分≤1
否　是
综合评分≤2　　拔牙概率 16%
否　是
拔牙概率 80%　　拔牙概率 45%

注：每个结果都得 1 分，其总和为该患者的综合得分。

图 7.1　综合评分决策树模型

表 7.3　下颌拥挤度

下颌拥挤度/mm	敏感度	1-特异度	−log(灵敏度*特异度)
3.50	0.734	0.442	0.893
4.50	0.615	0.271	0.802
5.50	**0.486**	**0.138**	**0.869**
6.50	0.347	0.077	1.138

注：当临界值为 5.5 mm 时，灵敏度为 49%，特异度为 86%。

表 7.4　上颌拥挤度

上颌拥挤/mm	敏感度	1-特异度	−log(灵敏度*特异度)
3.50	0.705	0.473	0.990
4.50	0.603	0.315	0.883
5.50	0.497	0.166	0.881
6.50	**0.397**	**0.091**	**1.019**
7.50	0.277	0.057	1.344

注：当临界值为 6.5 mm 时，灵敏度为 40%，特异度为 91%。

以下为拔牙概率的逻辑回归公式(7.1)。

$$\log\left(\frac{p}{1-p}\right) = -1.6 + 0.2(覆盖\ mm) - 0.2(覆合\ mm)$$
$$+ 0.1(上颌拥挤度\ mm) + 0.1(下颌拥挤度\ mm) \tag{7.1}$$

表 7.5　临床公式计算拔牙×实际拔牙

逻辑回归公式计算拔牙率	实际拔牙 否	是
否	121886%	24847%
是	20614%	27853%

注：拔牙决策的最优临界概率为36%（53%的灵敏度和86%的特异度）。

在逻辑回归公式中，将公式确定的拔牙率与患者样本中的实际拔牙率进行对照，确定拔牙率的临界值为36%（表7.5）。

为了证明这种方法的潜在临床实用性和可行性，笔者选择了在北卡罗来纳大学研究生正畸门诊接受治疗的患者作为例子。被选中的患者代表了临界病例，在这些病例中，医生决定是否拔牙的倾向各不相同。下面的例子显示了这些方程的实用性。

患者 A.R. 是一名15岁的西班牙裔男性，因中度至重度牙齿拥挤到正畸门诊就诊，主诉是"我不喜欢我牙齿的外观。下面的牙齿歪了，上面的尖牙突出来了"。他的骨性和牙性关系为Ⅰ类，覆盖5 mm，覆合4 mm。左侧第一前磨牙正锁合，下颌中线轻微偏离面中线（图7.2）。

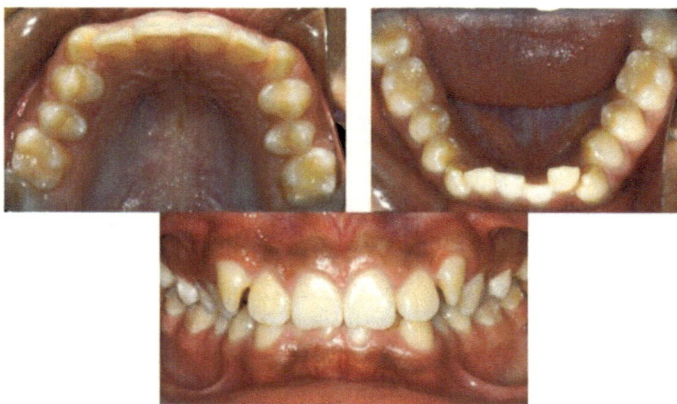

图 7.2　患者 A.R. 的口内像

A.R. 是一个临界拔牙病例，因为他的上颌尖牙异位萌出，下颌中重度拥挤。

最终，由于上下颌牙弓存在大量拥挤，他的治疗方案为拔除四颗第一前磨牙，使用固定矫治器0.022槽沟系统的自锁托槽滑动法关闭间隙。

根据循证模型，患者 A. R. 的综合评分为 2。根据综合评分决策树，在这种情况下拔牙矫治的概率为 45%。逻辑回归公式也给出了拔牙概率 p 为 0.45，提示需要拔牙矫治。在这个病例中，笔者的临床决定通过预测模型得到验证(图 7.3)。

覆盖/mm	覆合/mm	上颌拥挤度/mm	下颌拥挤度/mm	综合评分	拔牙可能性/%（逻辑回归公式）	模型预测	临床决策
5	4	6	6	2	45	拔除	拔除上下颌第一前磨牙

$$\left(\begin{array}{c} \log\left(\dfrac{p}{1-p}\right) = -1.6 + 0.2(5\ \text{mm}) - 0.2(4\ \text{mm}) + 0.1(6\ \text{mm}) + 0.1(6\ \text{mm}) \\ \log\left(\dfrac{p}{1-p}\right) = -0.20 \\ p = 45\% \end{array} \right.$$

综合评分计算		得分：1 或 0*
覆盖/mm	>4.5	1
覆合/mm	<3.5	0
上颌拥挤度/mm	>6.5	0
下颌拥挤度/mm	>5.5	1
总和		2

注：*1 表示达到或超过该因素的阈值。0 表示未达到或超过该因素的阈值。

图 7.3　患者 A. R. 临床数据、综合评分和逻辑回归结果

这个病例说明了为什么笔者认为这种预测模型具有一定的临床实用性。正如前面所讨论的，拔牙决策是非常复杂的，用于拔牙决策分析的四个因素并不是影响拔牙决策的全部因素。临床医生经常提到的影响拔牙决策的其他因素还包括微笑美学和牙龈暴露量、牙周健康、颞下颌关节功能、牙齿和唇突度、年龄、性别和种族等[5, 6]。为了继续推进这项研究使其达到能提供临床意义的水平，下一步就是结合机器学习和大数据，这将同时纳入数百个变量。与之前提到的二元决策树和逻辑回归模型相比，机器学习模型代表着巨大的进步和改进，并提高这项研究的临床有效性。

7.3　机器学习

首先，介绍什么是机器学习，以及有哪些机器学习方法可达到这些目的。机器学习是人工智能的一个分支，它利用各种统计学方法和优化技术，让计算机从过去的例子中"学习"，并从复杂的数据集中检测出难以发现的模式和关系。机器学习是一个快速发展的领域，应用于人们生活的方方面面。机器学习被用于其他口腔领域，如诊断与双磷酸盐相关

的颌骨坏死和检测龋齿[7, 8]。机器学习还被应用于临床医学领域，例如根据肿瘤活检的成像诊断癌症、检测潜在的药物不良反应、评估心血管疾病的风险预测等[9-11]。正如这些算法已被用于口腔和临床医学其他领域诊疗一样，笔者打算利用机器学习和大数据来进行正畸治疗拔牙与否的临床诊断和决策。

7.3.1　三层人工神经网络①

事实上，使用机器学习方法进行拔牙决策已有先例。Jung 和 Kim 的一项研究收集了一名医生的 156 名患者的数据，构建了四个三层神经网络模型（输入层、隐藏层和输出层），输入数据包括来自头影测量分析的 12 个变量和来自临床检查的 6 个变量[12]。Jung 等人的模型包括：①决定是否拔牙的模型；②决定不同拔牙模式的模型（拔除四颗第一前磨牙或四颗第二前磨牙即定义为"无差别拔牙"，仅拔除上颌第一前磨牙和拔除上颌第一前磨牙+下颌第二前磨牙即定义为"差别拔牙"）；③在非差别拔牙病例中确定"更多内收前牙"的模型（定义为拔除第一前磨牙而非第二前磨牙）；④在差别拔牙病例中确定"更多内收前牙"的模型（仅拔除上颌前磨牙 vs 拔除上颌第一前磨牙和下颌第二前磨牙）。经过 3 个阶段的模型训练，数据被分为"训练集（64 名患者）"和"验证集（32 名患者）"。然后计算出每个模型的决策成功率。在测试数据集中，模型 1（是否拔牙）的决策准确率最高，达到 93%。

虽然 Jung 提出了将机器学习用于正畸拔牙决策的概念，其模型仍有很多不足之处。例如他们的模型在训练结束时出现了过拟合，这意味着他们的数据集太小。即使他们使用了早停机制②（early stopping），也很难确定他们的某些模型（如第四分类器）是否得到很好的训练。由于数据集规模较小，他们只使用了 12 个变量作为输入数据，可能无法全面代表患者的情况。最近，Li 等人[13]使用了类似的人工神经网络结构，并采用了更先进的技术，例如加入了随机失活层③（dropout layer）以防止过拟合。在他们的研究中，模型有 24 个变量，包括患者基本信息、头影测量数据和软组织数据，对 302 名患者拔牙与否决策的准确率为 94%。笔者试图在这些数据的基础上加以改进，使用了一个更大、更多样的患者库（由 25 名不同的正畸医生进行治疗的近 850 名患者，每位医生都有自己的治疗方式和理念）和更多样的输入数据（每个模型平均增加了 100 个输入变量）。

7.3.2　全面调查

在深入探讨研究的具体内容之前，应承认机器学习方法和算法数不胜数，每种方法和算法都有各自不同的优缺点。基于本研究的目的，在对各种算法进行了广泛的建模测试

---

① 人工神经网络是受到生物神经网络启发的一种机器学习模型。它由多个人工神经元（节点）组成，这些神经元之间通过连接进行通信，类似于生物神经元之间的突触连接。神经网络通过学习和调整连接权重来处理输入数据，并生成输出。

② 早停机制是深度学习中一种用于避免过拟合的正则化方法，作用是在训练过程中监控模型在验证数据集上的性能。一旦模型在验证数据集上的性能开始下降，就停止训练，以避免过拟合。这样可以确保模型在训练数据和测试数据上都有良好的性能表现。

③ 随机失活层是神经网络中用于防止过拟合的一种技术。在训练过程中，dropout layer 会随机地丢弃一部分节点，使它们在该次训练中不参与前向传播和反向传播。这样可以使得每次训练得到的网络结构都不同，从而减少了神经元之间的相互依赖。

后，笔者将焦点集中到两种算法上：随机森林算法和多层感知器算法（multilayer perceptron，MLP）。而经典回归树（classical and regression trees，CART），曾在之前的四参数研究中使用过，作为参考方法被包括在内。首先解释一下这些算法的功能。

7.3.2.1　经典回归树

CART 是一种使用决策树的非参数建模技术，用于解决回归和分类问题。决策树使用多个预测因子作出连续、分层的决策，从而得出对结果变量的预测。它使用一组连续的二进制规则将样本分成若干子样本。有不同的算法可用于确定每个节点的最佳分割变量，以便将父节点分成两个子节点。分割变量和分割节点的选择可以同时进行，也可以分步进行。当没有重要的分割变量或分割节点时，分割就会停止。连续的分割最终会使整棵树"生长"。停止和"修剪"可以防止决策树过拟合。四参数研究中的图 7.1 就是根据这种算法绘制的。

7.3.2.2　随机森林

随机森林是一种由随机抽样和多个决策树组合而成的机器学习算法。如上所述，在每个决策树中，都建立了一组连续的二进制规则，将样本分成若干子样本。与 CART 不同的是，每个决策树都是通过从样本中随机抽取的训练子集和预测子集进行独立训练的。允许树在不修剪的情况下生长到最多样化。最终的分类或输出结果由每棵树的终端集合中最常见的预测结果决定[14, 15]。

7.3.2.3　多层感知器

多层感知器（MLP）是一种仿照人脑神经元运行模式的人工神经网络算法。它可用于数据分类和回归问题。Jung、Kim 以及 Li 等人在之前的研究中使用的神经网络模型就是 MLP 的例子。典型的 MLP 由一个输入层、一个输出层和至少一个隐藏层组成。隐藏层通常由几个神经元组成。神经网络接收输入，并通过一系列隐藏层进行转换。除输入层外，每层中的所有神经元都与上一层中的所有神经元完全相连。与线性感知器不同，MLP 的所有神经元都采用非线性激活。输出层使用特定的激活函数（如 softmax 函数）来计算每个类别的概率，直接决定最终分类。

7.3.2.4　方法

根据这一研究背景，本研究以这种方式展开：基于 2010—2013 年在北卡罗来纳大学正畸研究生门诊就诊的 842 名正畸患者的综合数据进行分析。表 7.6 列出了患者群体特征以及与拔牙决策相关的特征。

对于在该门诊接受治疗的每位患者，治疗前的变量均被记录、标准化并存储在数字数据库中——包括患者基本信息、患者初诊咨询信息和临床检查结果。此外，还在 Dolphin Imaging 软件中对每位患者的初始头颅侧位片进行了头影测量分析。在收集到的数据（患者基本信息、临床检查和头影测量分析）中，有一些是影响拔牙比率的因素。

利用上述机器学习算法建立了四个模型。每个模型都采用了不同的机器学习算法和（或）不同的变量集。

模型 1 是使用了四个可测量的临床变量的 CART 模型。在之前的研究中，这四个变量被认为对拔牙决策具有重要意义。这四个输入变量是：覆𬌗、覆盖、上颌拥挤度和下颌拥挤度。

　　模型 2 是包含 11 个变量的 CART 模型。该模型的输入变量包括之前在模型 1 中提到的四个变量（覆𬌗、覆盖、上颌拥挤度和下颌拥挤度）及其他临床数据（牙龈附着、Spee 曲线、骨骼矢状向关系和安氏分类），以及患者基本信息（性别、种族和年龄）。

　　模型 3 是含有 117 个输入变量的随机森林算法模型。该模型的输入变量包括模型 2 中的变量，以及从治疗前的头颅侧位片中的 102 个头影测量变量。

　　模型 4 是含有 117 个输入变量的 MLP 算法模型。该模型使用的变量与模型 3 相同，但采用了不同的机器学习算法。在本研究中，MLP 算法类似于前面讨论的 Li 等人的研究中使用的神经网络模型[13]。本研究模型由 117 个神经元的输入层、10 个神经元的隐藏层、概率为 0.5 的随机失活层和 2 个神经元的输出层组成。在隐藏层和其激活函数之间使用了批量归一化。除输出层使用 softmax 函数外，所有激活函数均为双曲线函数（tanh）。损失函数为二元交叉熵。

　　为了计算平均准确率并避免模型过度拟合，笔者进行了 10 倍交叉验证①。在 10 倍交叉验证中，原始样本被随机分成 10 个大小相等的子样本。在这 10 个子样本中，9 个用于训练模型，训练好的模型应用于第 10 个子样本（测试样本）以预测结果。这样重复 10 次，10 个子样本中的每个样本都作为验证（或测试）数据使用一次。每个测试集得出的平均准确度即为模型准确度。通过在这种交叉验证中不断调整超参数，可以将模型扩展至一个新的数据集，并获得更稳健的准确率结果。

　　ROC 分析还用于评估每个模型在灵敏度和特异性之间的权衡。高灵敏度（真阳性）表示模型有能力识别出接受拔牙治疗的患者，而高特异度（真阴性）则表示模型有能力识别出接受非拔牙治疗的患者。理想情况下，最佳模型应同时具有高灵敏度和高特异度。

7.3.2.5　结果和讨论

　　为了解这些模型在临床中的真正用途，笔者确定了每个模型正确预测拔牙病例和非拔牙病例的能力，即模型的"平衡准确性"。其定义为灵敏度和特异度的算术平均值。每个模型的平衡准确性是通过 10 倍交叉验证计算得出的。模型 1（含 4 个变量的 CART 模型）的平衡准确性为 71.5%；模型 2（含 11 个变量的 CART 模型）的平衡准确性为 66.5%；模型 3（含 117 个变量的随机森林模型）的平衡准确性最高，为 72.5%；模型 4（含 117 个变量的 MLP 模型）的平衡准确性为 71.5%。相关的灵敏度和特异度见表 7.7。

---

① 10 倍交叉验证是一种用于评估预测模型的技术。数据集被分成 10 个子集，模型被训练和评估 10 次，每次选择一个子集用于测试，其余的用于训练。最后，10 次的性能指标被汇总并求平均值，以得出最终的模型性能评估结果。

表7.6　受试者特征

特征		总体中位数（IQR）或%（$n=842$）	非拔牙中位数（IQR）%（$n=634$）	拔牙中位数（IQR）%（$n=208$）	p 值 *
上颌治疗前拥挤度/mm，中位数（IQR）		2（-2~5）	2（-2~4）	4（1~7）	<0.001
下颌治疗前拥挤度/mm		3（1~5）	3（0~4）	5（3~7）	<0.001
治疗前覆合/mm		3（2~5）	4（2~5）	3（2~4）	<0.001
治疗前覆盖/mm		4（2~5）	3（2~5）	4（2~5）	0.017
性别/%	女性	59.1	57.9	63.0	0.224
	男	40.9	42.1	37.0	
种族/%	白色	61.5	67.2	44.2	<0.001
	非洲裔美国人	15.7	14.8	18.3	
	其他	22.8	18.0	37.5	
开始治疗时的年龄/岁		14.3（12.9~17.1）	14.2（12.9~17.1）	14.6（13.1~16.7）	0.490
骨骼矢状向关系/%	I 类	53.7	56.0	46.6	0.005
	II 类	33.6	30.6	42.8	
	III 类	12.7	13.4	10.6	
安氏分类/%	I 类	39.8	42.6	31.2	0.010
	II 类	51.1	49.2	56.7	
	III 类	9.1	8.2	12.0	
治疗前 Spee 曲度/mm		2（2~3）	2（1.3~3）	2（2~3）	0.887
附着龈减少量/%		17.1	16.4	19.2	0.405

注：模型1包括4个变量（上颌治疗前拥挤、下颌治疗前拥挤、初始覆合、初始覆盖）。模型2包括本表中提到的所有变量。＊统计显著性水平设定为 $p=0.05$。

表7.7　模型类型及其准确性、灵敏度和特异度

	模型类型	#包含的变量数量	平衡精度/%	灵敏度/%	特异度/%
模型 1	CART	4	71.5	60	83
模型 2	CART	11	66.5	40	93
模型 3	随机森林	117	72.5	71	74
模型 4	MLP	117	71.5	71	72

除了准确性之外，还可以在随机森林算法中识别出影响拔牙决策的最重要变量。拆分时误差减少最多的变量被认为是重要性评分最高的关键变量。因此，笔者能够确定在模型3中，算法在做出拔牙与非拔牙的决策时，哪些变量的权重最高。这些变量按排序依次为：①上颌拥挤度；②下颌拥挤度；③SN-GoGn角度值；④SN-GoGn偏差；⑤上颌长度。

前两个变量，即上颌拥挤度和下颌拥挤度，是以毫米为单位记录的标准临床测量值。接下来的两个变量，即SN-GoGn值和SN-GoGn偏差，是治疗前头影测量值。SN-GoGn是颌骨垂直向的角度测量值。它由下颌角点—颏顶点连线组成的下颌平面与蝶鞍点—鼻根点连线的前颅底平面相交而成，反映了下颌骨相对于前颅底的倾斜程度。该角度测量值越小，表示下颌平面角度越小，即"短"面型。角度测量值越大，表明下颌平面角度越大，脸型越"长"。"SN-GoGn偏差"指的是该测量值与正常值标准的偏离程度。

根据这些结果，随机森林（模型3）似乎是最好的模型，是最有希望成为用于决定拔牙与否的临床工具。随机森林的平衡准确率最高，达到72.5%，灵敏度和特异度也相对较高，分别为71%和74%。值得注意的是，该模型72.5%的平衡准确率在临床决策中仍然可行性不足。正如之前所看到的，"临界"病例是最难做出拔牙与非拔牙治疗决策的病例。在72.5%准确率之外，未能被准确识别的病例很可能就是临床医生最希望获得实证决策的病例——临界病例。

在模型3随机森林算法中，变量重要性的排序从经验上证实了临床上普遍观点，即在决定是否拔牙时，上颌和下颌拥挤度是最重要的因素。值得注意的是，第三个和第四个最重要的变量SN-GoGn角度值和偏差都是颌骨垂直向的测量值。这表明颌骨垂直向，尤其是长面型或短面型。这在算法预测拔牙的决策中起着至关重要的作用。因为本研究引用的之前研究并没有将颌骨垂直向纳入临床决策须考虑的最普遍的因素里。该算法的变量重要性结果表明，医生在决定是否拔牙时，应该更多权衡颌骨垂直向位置，其重要性甚至高于矢状向考虑因素。

笔者所使用模型的优势之一在于，这些模型是由约25名不同的正畸医生使用不同的治疗方法和理念治疗了800多名患者后得出的。此外，根据2010年美国人口普查，患者的人口统计学特征在美国总人口中具有代表性。这两个因素都表明，这些公式可以准确可靠地应用于美国一般正畸诊所的患者群体和临床正畸诊疗中。

就输入变量的强度而言，这些模型，尤其是模型3和模型4在数据和信息的广度上是较全面的。它们几乎包含了临床医生在决定是否拔牙时必须考虑到的所有临床因素和人口统计因素。包括头颅侧位片软组织测量在内的所有标准头影测量方法的纳入，是该领域机器学习算法的一个创新进步。

必须记住，机器学习是一个相对新颖且仍在不断发展的领域。随着机器算法的不断发展和更加复杂化，这些模型，尤其是深度学习模型将不断改进。随着这些模型的不断进步，为了进一步加强和提高它们的临床相关性，笔者下一步研究将根据种族、安氏分类和"临界病例"等类别将患者分成不同的亚组。这样就能确定模型在每个亚组中的准确性——例如，这些模型在预测安氏Ⅱ类病例的拔牙与非拔牙矫治时，准确性可能会显著提高。如果这个例子被证明是正确的，这一发现可能会对临床医生利用这些模型来治疗安氏Ⅱ类病例的方式产生重大影响。

7.4　结论

如前所述，拔牙与不拔牙的决策是正畸医生每天都要面对的最困难的临床决策之一。本章提出机器学习算法，尤其是随机森林算法，有望将临床决策过程从主观决策推进到循证决策。本研究通过增加可用证据的广度推进了这一领域的研究。迄今为止，该研究在这一领域拥有最大的患者库和最多的临床变量，并测试了四种不同的模型。随着算法的进一步发展，笔者相信这些模型的临床应用将改变正畸诊疗的面貌。

参考文献

[1]　PROFFIT W R. Forty-year review of extraction frequencies at a university orthodontic clinic[J]. Angle Orthod, 1994, 64: 407-414.

[2]　BRAMANTE M A. Controversies in orthodontics[J]. Dent Clin N Am, 1990, 34: 91-102.

[3]　ACKERMAN J L, PROFFIT W R, SARVER D M. The emerging soft tissue paradigm in orthodontic diagnosis and treatment planning[J]. Clin Orthod Res, 1999, 2: 49-52.

[4]　JACKSON T H, GUEZ C, LIN F-C, et al. Extraction frequencies at a university orthodontic clinic in the21st century: Demographic and diagnostic factors affecting the likelihood of extraction[J]. Am J Orthod Dentofacial Orthop, 2017, 151: 456-462.

[5]　BAUMRIND S, KORN E L, BOYD R L, et al. The decision to extract: part Ⅱ. Analysis of clinicians' stated reasons for extraction[J]. Am J Orthod Dentofac Orthop, 1996, 109: 393-402.

[6]　KONSTANTONIS D, ANTHOPOULOU C, MAKOU M. Extraction decision and identification of treatment predictors in Class I malocclusions[J]. Prog Orthod, 2013, 14: 47.

[7]　KIM D W, KIM H, NAM W, et al. Machine learning to predict the occurrence of bisphosphonate-related osteonecrosis of the jaw associated with dental extraction: a preliminary report[J]. Bone, 2018, 116: 207-214.

[8]　LEE J H, KIM D H, JEONG S N, et al. Detection and diagnosis of dental caries using a deep learning-based convolutional neural network algorithm[J]. J Dent, 2018, 77: 106-111.

[9]　KOUROU K, EXARCHOS T P, EXARCHOS K P, et al. Machine learning applications in cancer prognosis and prediction[J]. Comput Struct Biotechnol J, 2015, 13: 8-17.

[10]　MCMASTER C, LIEW D, KEITH C, et al. A machine-learning algorithm to optimise automated adverse drug reaction detection from clinical coding[J]. Drug Saf, 2019, 42: 721-725.

[11]　GOLDSTEIN B A, NAVAR A M, CARTER R E. Moving beyond regression techniques in cardiovascular risk prediction: Applying machine learning to address analytic challenges[J]. Eur Heart J, 2017, 38: 1805-1814.

[12]　JUNG S K, KIM T W. New approach for the diagnosis of extractions with neural network machine learning[J]. Am J Orthod Dentofac Orthop, 2016, 149: 127-133.

[13]　LI P, KONG D, TANG T, et al. Orthodontic treatment planning based on artificial neural networks[J]. Sci Rep, 2019, 9: 2037.

[14]　BREIMAN L. Random Forests[J]. Mach Learn, 2001, 45: 5-32.

［15］ KAVZOGLU T. Chapter 33-Object-oriented random forest for high resolution land cover mapping using quickbird-2 imagery ［C］//Samui P, Sekhar S, Balas V E, editors. Handbook of neural computation. London：Academic Press，2017：607-619.

第八章
机器/深度学习在颅面部变异表征中的应用

Si Chen, Te-Ju Wu, Tai-Hsien Wu, Matthew Pastewait,
Anna Zheng, Li Wang, Xiaoyu Wang, Ching-Chang Ko

8.1　引言

颅颌面形态变异是人群中的常见现象，其变异的严重程度可以作为揭露潜在疾病的线索。轻、中度变异常见于正畸患者。许多错颌畸形均与上、下颌骨或两者的发育异常相关。颌面部骨骼发育过度、不足或不对称会导致牙齿排列和咬合的基骨畸形。例如，阻生牙的出现可能与骨骼空间不足有关。严重的变异通常出现在颅颌面畸形（craniofacial anomalies，CFA）中，指一系列头部和面部骨性发育中的各种畸形。颅颌面畸形患者的外观与正常人不同。这些先天性异常在出生时就存在，并且存在不同严重程度的变异。唇裂和（或）腭裂是指上唇和（或）上腭出现分离或间隙，是出生时最常见的先天性颅颌面畸形，发生率约为 $1/1000$。

---

* 　S. Chen
中国北京大学口腔医学院正畸科
T. -J. Wu
中国台湾高雄长庚医院口腔科
T. -H. Wu · C. -C. Ko
美国俄亥俄州立大学口腔学院正畸科
M. Pastewait
日本冲绳嘉手纳空军基地
A. Zheng
美国北卡罗来纳大学教堂山分校亚当斯牙科学院口腔和颅面健康科学部
L. Wang
美国北卡罗来纳大学教堂山分校放射和生物医学研究成像中心
X. Wang
中国北京首都医科大学附属北京口腔医院口腔正畸科
首都医科大学附属北京天坛医院口腔科
 Springer Nature Switzerland AG2021
C. -C. Ko et al. （eds.）, *Machine Learning in Dentistry*,
https://doi.org/10.1007/978-3-030-71881-7_8

导致颅颌面变异的因素很多，其中以基因突变和环境影响最为常见。受孕时基因的改变会导致颅颌面变异。环境中的一些风险因素，如吸烟或孕期叶酸缺乏，可能会导致唇裂和(或)腭裂的发生。

上颌尖牙阻生在人群中的发病率大约为 2%，其中 83%~92% 为单侧阻生。虽然确切的病因尚不清楚，但有人提出局部、全身或遗传因素均是造成尖牙阻生的原因。由于上颌尖牙位于上颌骨最深处且发育时间最长，萌出路径最长、最曲折，因此上颌骨骨骼结构的变异可能是影响尖牙萌出的病因，也可能是上颌骨发育不足的结果。

唇裂是一种胚胎发育第 7 周口唇未发育完全导致的畸形。当内侧鼻突和上颌突未融合时，就会出现唇裂。唇裂的严重程度差异很大，从轻度(口唇凹陷)到重度(自口唇向上至鼻部完全裂开)不等。腭裂是胚胎发育到第 12 周时，腭板未能在水平面上相互融合，导致口腔顶部不能完全闭合，留有一个可延伸至鼻腔的裂口。腭裂可累及单侧或双侧，涉及范围可从硬腭的牙槽嵴延伸至软腭。此外，腭裂可以单独发生，也可以与唇裂同时发生。

颅颌面变异的早期诊断非常重要，因为软硬组织的畸形在早期就会造成功能和美观方面的问题。对患者异常形态的精确定量分析在制定颅颌面手术和正畸治疗方案时至关重要。整形/颅颌面外科医生通过手术来矫正颅骨、面部骨骼和软组织的异常。正畸医生通过评估牙齿位置，矫正错颌畸形以改善口腔功能。

X 线放射成像通常用于颅颌面变异患者的诊断评估和治疗方案的制定。近 10 年来，锥形束计算机断层扫描(cone beam computed tomography，CBCT)因其高空间精度、低辐射暴露和低成本受到了越来越多的关注。目前，CBCT 已替代螺旋计算机断层扫描(spiral computed tomography，CT)，广泛用于定位解剖结构和可视化颅颌面畸形。为准确评估颅颌面畸形，其中一个关键步骤是对 CBCT 图像进行分割，以生成三维(three-dimensional，3D)模型。其中包括从软组织中分割骨骼结构，以及分离上、下颌骨。然而，射束硬化、成像噪声、不均匀性和截断等因素造成的图像伪影，导致很难根据阈值和形态学操作自动分割 CBCT。另外，手动分割既烦琐、耗时，又依赖于操作者的技术，对上、下颌区域的分割可能需要 5~6 个小时。

机器学习是人工智能的一个分支，它能自动发现数据中的模式规律，然后将其应用于数据预测或决策制定。随着计算机存储容量和处理能力的迅速提高，这一领域的发展呈现爆炸式增长，使机器学习得以应用于医疗诊断、生物信息学、机器人学等领域。机器学习在口腔领域的初步应用主要为使用现代计算密集型方法进行多变量数据分析。Kim 等人[1]应用机器学习预测与拔牙相关的双磷酸盐相关性颌骨坏死的发生。Montenegro 等人[2]将机器学习技术应用于龋病预测。Hammond 等人[3]利用计算模型解决了细胞生物学、临床遗传学和口腔医学中出现的口腔和颅颌面组织的发育、生长和修复问题。Murata 等人[4]提出了一种深度学习模型，可以为正畸治疗提供客观的面部特征形态学评估。

对于颅颌面变异患者来说，机器学习是研究健康人群和异常人群之间形态学差异非常有效的工具。机器学习在 CBCT 图像自动分割中的应用就是一个很好的实例。利用基于学习的框架，可以更为有效地分割正常和异常受试者颅颌面部的特定区域。因此，可以更精确、更定量地研究这些患者的三维形态异常。

在本章中，首先介绍一种"逆向重建"(reverse reconstruction，RR)方法，它使用计算机辅助设计（computer-aided design，CAD）技术为图像分割提供基准真实值。以腭裂为例，对其从零开始进行手动分割十分有挑战性，而 RR 为机器/深度学习模型训练前的数据准备工作提供了便利。然后，全面介绍如何应用 3D U-Net 深度学习方法，来实现上颌骨和腭裂 CBCT 图像的自动分割。最后，回顾机器学习用于检查患者颅颌面异常的实际应用，其通过自动 3D 分割方法检测阻生尖牙患者的上颌骨形态变化。

机器学习在治疗颅颌面变异患者方面大有可为。就腭裂患者而言，人工智能辅助评估牙槽嵴裂的体积及其结构，不仅有利于目前的自体移植手术，而且还为组织工程学提供了定制化支架构建的先例。通常，数字化治疗计划和手术模拟可以基于虚拟现实的个体模型来执行。机器学习将为颅颌面变异患者提供获取更可预测、更准确治疗结果的机会。

8.2　自动三维图像分割

机器学习的主要优势之一是有助于加快耗时的图像分割任务。目前，人工智能的图像识别和区分被广泛应用于辅助诊断。研究人员给具有诊断信息的目标区域标记标签。所有带有相应标签的图像（称为"基准真实值"）都被用作训练数据集。该数据集有助于建立能够从数据中学习并进行预测的算法。许多研究团队已将机器学习用于平片，以对病理变化进行预测或分级。然而，在三维空间中建立基准真实值则是另一回事。

CT 或 CBCT 图像分割已广泛应用于口腔领域，这是生成用于高级诊断、手术和治疗计划的三维模型的关键步骤。分割方法可分为三类：手动分割、半自动分割和自动分割。常规情况下，医生需要花费大量时间从三维图像中逐层追踪目标对象，并将其分离出来[5, 6]。这就是所谓的手动分割。

由于手动分割既费时又烦琐，因此人们开发了图像处理算法来自动确定不同类别目标的边界。半自动分割是指某些算法（如区域生长法①，seeded region growing，SRG[7]）需要操作者提供初始条件或设置（如 SRG 中的种子）。自动分割基于机器学习方法，通过大量的训练样本来学习如何确定不同类别目标的边界。一旦获得训练良好的模型，它就能预测新的未见图像的分割结果，而无须人工干预。然而，机器学习需要丰富的标注数据（即图像和基准真实值）。这些数据通常通过手动分割、半自动分割或两种方法的结合（如基于软件 Mimics 的减法方法[8]）获得。本章将说明如何高效地准备具有基准真实值的样本，然后如何实施基于学习的自动分割方法。

8.2.1　准备训练样本和基准真实值

为了准备训练样本（如 CBCT 图像）的基准真实值，建议使用两个开源图形用户界面（graphical user interface，GUI）程序：3D Slicer（www. slicer. org）和 ITK-SNAP（www. itksnap. org）[9]。这两个程序都有许多有效的手动和半自动分割功能。要详细了解如何使用 3D Slicer 和 ITK-SNAP，请参阅他们的网站。

---

① 区域生长法是一种基于像素的图像分割方法，通过检查初始种子点的相邻像素，并确定是否应将像素邻居添加到区域中进行分割。

虽然半自动分割方法有助于解决耗时的分割问题，但应用于口腔领域分割颌面部结构还存在其他困难。首先，目标物体与其周围结构之间相似的辐射强度（或灰度）造成了区分问题。例如，由于牙骨质和牙槽骨的放射性相似性（灰度值），很难将牙根分离出来。使用更高分辨率的射线片有助于最大限度地减少这一问题，但过度的辐射暴露引人担忧。此外，也需要更多的时间处理增加的层面。

那么，对于那些没有可识别边界的结构，医生很难通过所有层面勾画出结构轮廓。例如，在腭裂患者中确定缺损轮廓就很困难。腭裂的缺损一般有四条朝向软组织的边界，包括前缘（牙槽）、后缘、鼻缘和腭缘。对于腭裂边界，医生可以通过邻近的骨性结构来预测腭裂的轮廓，但是其余边界的轮廓很难勾画。

为了解决这些困难，使用 CAD 进行逆向处理可以提供一种更好区分各种缺损几何形状的方法。在此，以腭裂为例，介绍一种逆向重建的方法。它使用 CAD 软件［如 Rhinoceros 5.0（Robert McNeel & Associates，Seattle，Wash.）］来确定基准真实值。换句话说，首先将目标的缺损勾画为三维渲染对象；然后进行适当的裁剪，以呈现实际缺损。RR 方法的具体步骤如下。

步骤 1：根据医学数字成像和通信（digital imaging and communications in medicine，DICOM）文件，使用基于阈值的方法分割上颌骨，然后导出为立体光刻文件（stereolithography，STL）（命名为 maxilla.stl）。这个过程可以通过 3D Slicer 和 ITK-SNAP 完成。将 maxilla.stl 文件导入 CAD 软件，在 CAD 软件中执行步骤 2 至 7。

步骤 2：如图 8.1 所示，使用三维样条线沿鼻腔内衬"桥接"邻近的骨点，勾画出缺损的鼻侧边界。

步骤 3：如图 8.2 所示，使用三维样条沿腭穹隆勾画缺损腭侧边界。

步骤 4：如图 8.3 所示，沿着前部牙槽骨的弧度勾画缺损前边界。

步骤 5：如图 8.4 所示，平滑地连接表面，勾画出合适的外形轮廓。

步骤 6：以健全部位的镜像作为参考，根据整个上颌骨的对称性评估缺损后部边界，如图 8.5 所示。

步骤 7：使用布尔运算①裁剪出形状中的独立缺损，如图 8.6 所示。

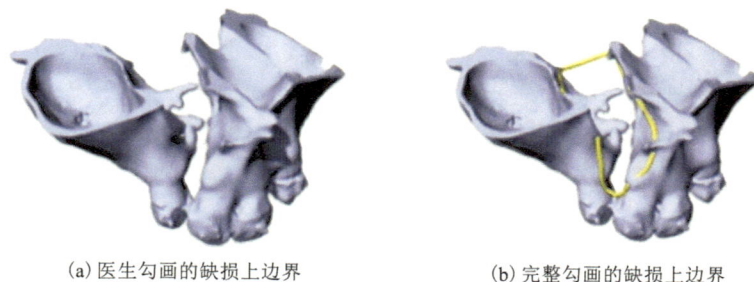

(a) 医生勾画的缺损上边界　　　　　　(b) 完整勾画的缺损上边界

图 8.1　勾画出的缺损的鼻侧边界

---

① 布尔运算是一种逻辑运算，用于连接和筛选搜索关键词以获取准确的搜索结果。常用的布尔运算符包括 AND（与）、OR（或）、NOT（非）等。

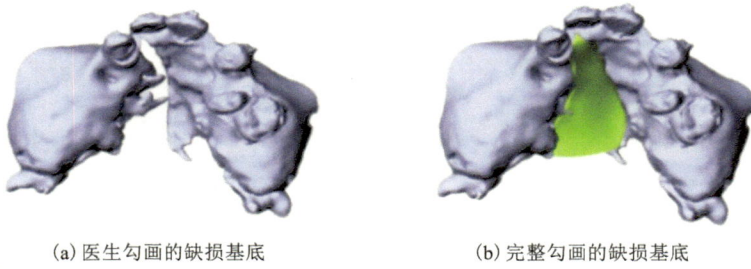

(a) 医生勾画的缺损基底　　　　　　　　　(b) 完整勾画的缺损基底

图 8.2　勾画的缺损腭侧边界

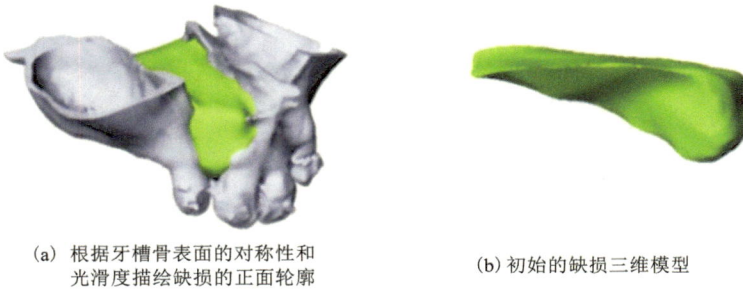

(a) 根据牙槽骨表面的对称性和　　　　　　(b) 初始的缺损三维模型
　　光滑度描绘缺损的正面轮廓

图 8.3　勾画的缺损前边界

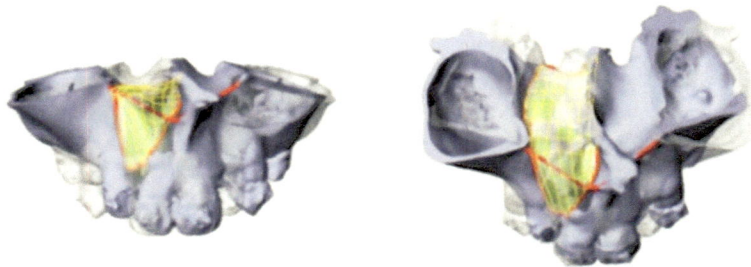

图 8.4　用合适的弧度(黄线)勾画出鼻侧的缺损轮廓

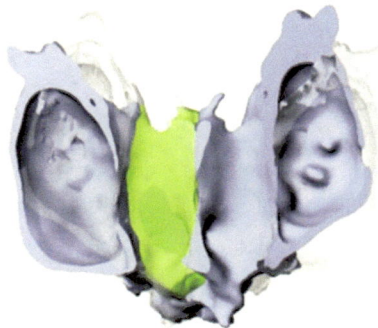

图 8.5　以健全部位的镜像(灰色物体)为参照,确定腭裂的后边界

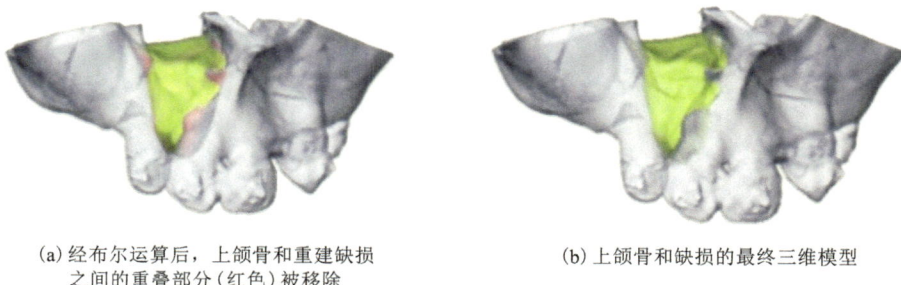

(a)经布尔运算后，上颌骨和重建缺损
之间的重叠部分(红色)被移除

(b)上颌骨和缺损的最终三维模型

图 8.6　运用布尔运算裁剪出的独立缺损

　　填补腭裂缺损结构后，整个对象（即腭裂缺损）可以导出为 STL 文件（命名为 cleft. stl）。下面将说明如何使用 3D Slicer 对腭裂缺损的三维模型（即 cleft. stl）进行体素化处理。

　　步骤8：在 3D Slicer 中以 Model 模式加载 maxilla. stl 和 cleft. stl，如图 8.7 所示。

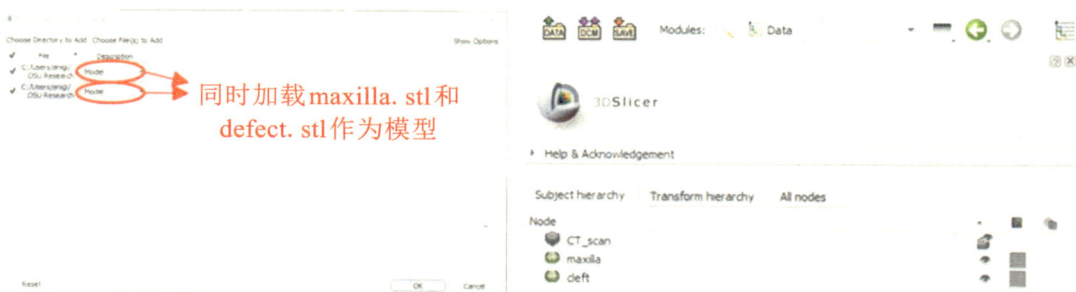

同时加载maxilla. stl和
defect. stl作为模型

(a)在3D Slicer中加载maxilla.stl和defect.stl时，
在description中选择model

(b)两个模型(图中的上颌骨和腭裂缺损)
将出现在3D Slicer的data module下

图 8.7　在 3D Slicer 中以 Model 模式加载 maxilla. stl 和 defect. stl

　　步骤9：右键单击上颌骨模型，选择 "convert model to segmentation node（将模型转换为分割节点）"，如图 8.8(a)所示。在腭裂缺损模型上重复上述操作。在此之后，可以看到数据模块下出现了两个分割节点。

　　如图 8.8(b)所示，改变腭裂缺损分割节点的颜色（红色），以区分上颌骨分割节点和腭裂缺损分割节点。

　　步骤10：合并两个分割节点。右键单击腭裂分割节点并选择 edit properties（编辑属性），如图 8.9(a)所示。在 copy/move segments section（复制/移动分割部分，见突出显示的红圈），首先将 current segmentation（当前分割）设置为上颌骨分割（见红圈），然后选择腭裂，最后点击">"（见红圈）。在此之后，可以看到上颌骨和腭裂都在上颌骨分割节点下 [图 8.10(a)]。

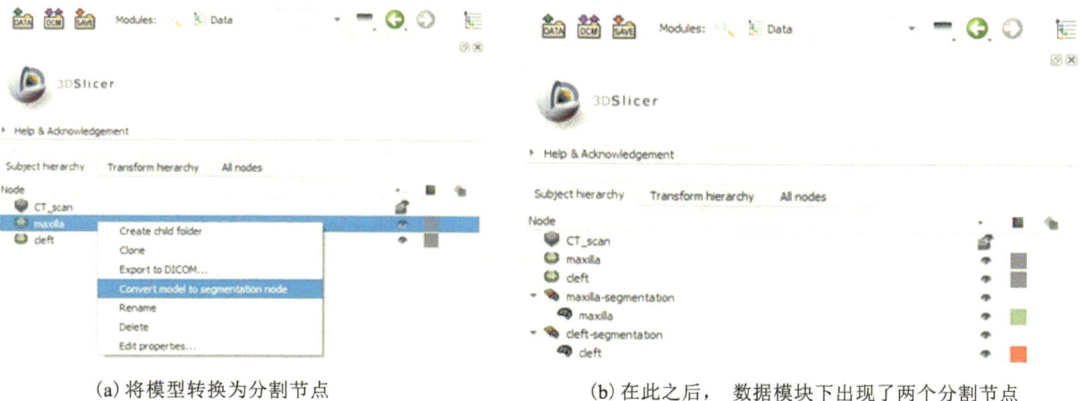

(a) 将模型转换为分割节点　　　　　　(b) 在此之后，数据模块下出现了两个分割节点

图 8.8　将模型转换为分割节点

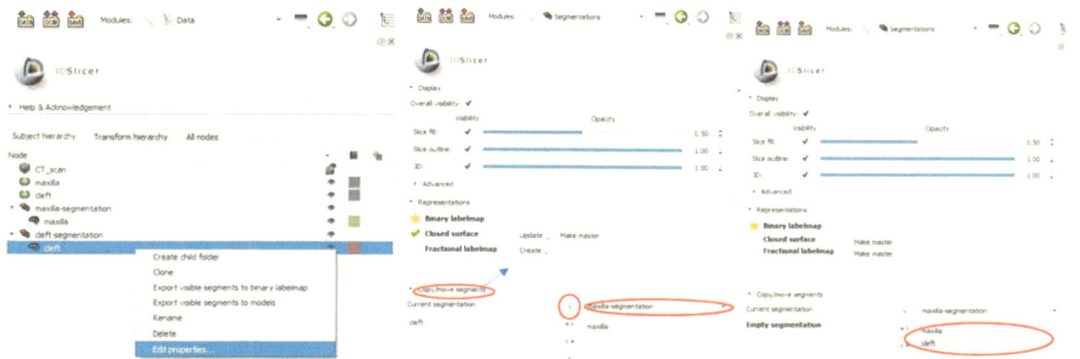

(a) 右键单击cleft-segmentation　　(b) 在"Copy/move segments section"（见　(c) cleft将移动到maxilla-segmentation下
　节点，选择Edit properties　　　红圈），首先将"Current segmentation"
　　　　　　　　　　　　　　设置为"maxilla-segmentation"（见红圈），
　　　　　　　　　　　　　　然后选择"cleft"，最后单击">"

图 8.9　合并两个分割节点

　　步骤 11：将分割节点（即 maxilla-segmentation）转换为 labelmap（标签图）。这一过程将把三维模型体素化为类似 DICOM 的容积数据，并作为 DICOM 图像（即 CT/CBCT 扫描）的基准真实值用于机器学习。为此，右键单击 maxilla-segmentation，选择 edit properties。在 export/import models and labelmaps（导出/导入模型和标签图）部分，展开 advanced（高级，见突出显示的红圈），将 reference volume（参考体积）设置为原始 CT 扫描（见突出显示的红圈），然后点击 export（导出）。图 8.11 显示为最终结果。

8.2.2　基于机器学习的方法：3D U-Net

　　在此小节，假定已有准备充分的标注训练数据，可用于训练机器/深度学习模型。U-Net 是一种著名的用于生物医学图像分割的深度学习神经网络架构，由 Ronneberger 等

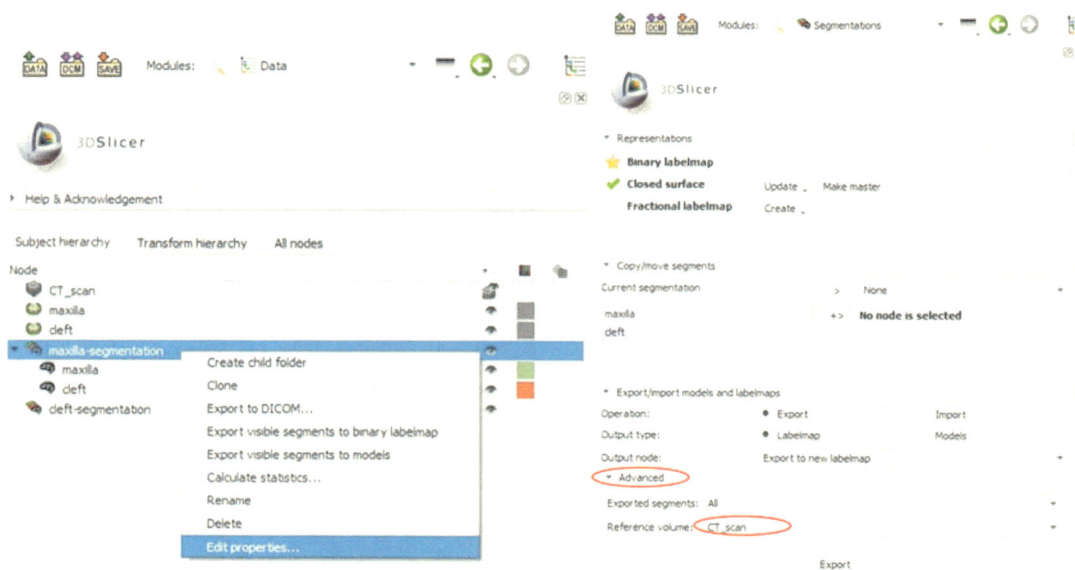

(a) 右键单击cleft-segmentation，选择Edit properties

(b) 在"Export/import models and labelmaps" 部分，展开"Advanced"（见红圈），将"Reference volume"设置为原始CT扫描（见红圈），然后单击"Export"

图 8.10　上颌骨和腭裂都在上颌骨分割节点下

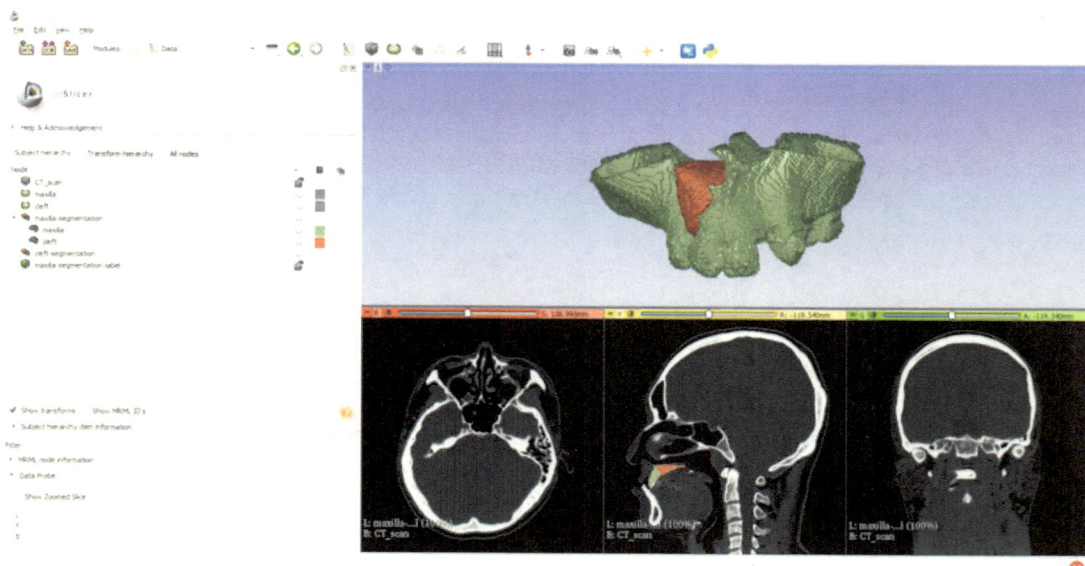

图 8.11　原始 DICOM 文件(即 CT/CBCT 扫描) 与 RR 方法生成的分割图

人[10]于 2015 年开发。随后,Çiçek 等人[11]进一步扩展了这一网络架构,用于三维体积分割。

最近,深度卷积网络在图像识别领域取得了巨大成功。这主要有两个原因,一是神经网络结构更加深层,二是可用数据量不断增加。在生物医学领域,获取大量训练图像非常困难。参考文献[12]中的观点,U-Net 使用补丁(即图像块)作为训练数据。一般来说,补丁是矩形的,而一幅图像可以产生无数个补丁。因此,以补丁为单位的训练数据量远远大于原始图像的数量。

虽然使用补丁可以克服生物医学中训练数据不足的问题,但补丁的使用存在上下文信息和定位之间的权衡问题。大尺寸的补丁需要更多的最大池化层,这会降低定位精度,小尺寸的补丁则会减少上下文信息。下面将介绍 3D U-Net 架构,并解释如何使用 3D U-Net 解决上下文信息和定位之间的权衡问题。

图 8.12 展示了 3D U-Net 的架构,它包括两个部分:收缩路径和扩展路径。收缩路径由四层组成。每一层都由两个 3×3×3 的卷积层组成,每个卷积层后都有一个整流线性单元(rectified linear unit,ReLU)激活函数。然后是一个 2×2×2 的最大池化层,该层下采样步长为 2。在最大池化之前,每个卷积层的通道数都会翻倍。扩展路径也由 4 层组成。每层都由一个步长为 2 的上卷积层(与来自收缩路径的相应特征图进行连接操作)和两个 3×3×3 卷积层(每个卷积层之后都有一个 ReLU 函数)组成。在最后一层,一个 1×1×1 的卷积层将输出通道数减少到标签数,随后连接 softmax 层。需要注意的是,在整个网络的每个 ReLU 之前都使用了批量归一化。

第一条收缩路径(左侧部分)用于捕捉图像中的上下文信息。对于熟悉卷积神经网络

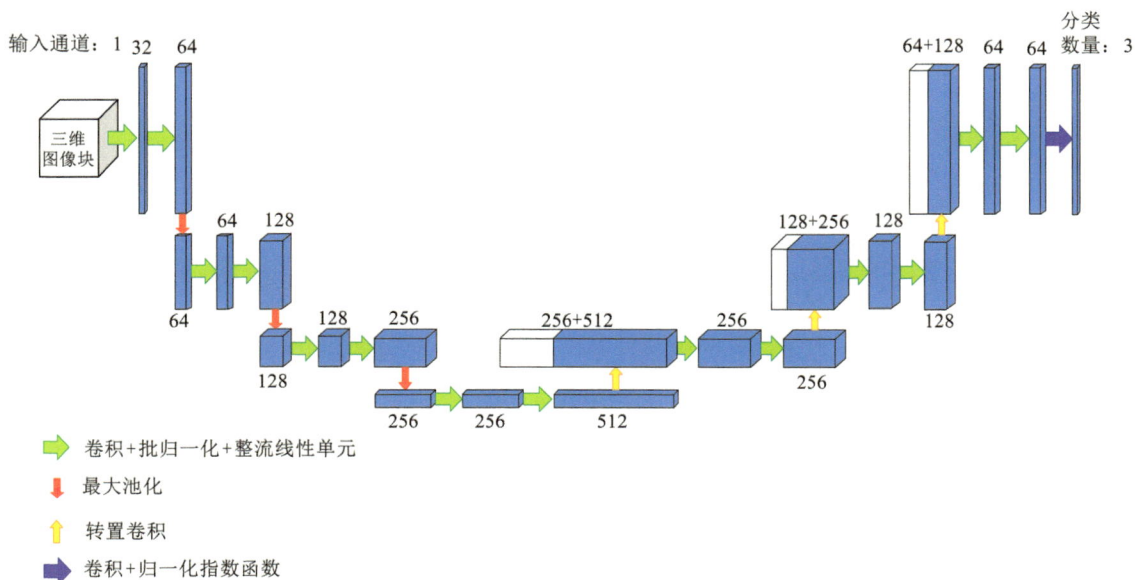

注:本图经 Springer *Nature* 授权转载[11]。

图 8.12　3D U-Net 架构

（convolutional neural network，CNNs）的人来说，收缩路径是一个编码器，类似于分类问题中的经典 CNN 结构。第二条扩展路径（右侧部分）是解码器，可以利用转置卷积进行精确定位。收缩路径中各层的特征图输出被连接到扩展路径中的相应层（图 8.12 中的白色方框），被称为跳转连接。这些跳转连接将从收缩路径中学习到的基本特征提供给扩展路径，以恢复完整的空间信息。基于其特殊的对称结构，3D U-Net 在图像分割方面表现出了卓越的性能。

8.2.3　基于 3D U-Net 的上颌骨和腭部缺损的分割结果

笔者使用 3D U-Net 对单侧唇腭裂（unilateral cleft lip and palate，UCLP）非综合征患者的上颌骨和腭裂缺损的三维形态学特征进行了研究。使用 30 例 CBCT 及其手动分割图像来训练和测试模型，其中 24 张图像为训练集，3 张图像为验证集，其余 3 张为测试集。所有 CBCT 数据均由首都医科大学附属北京口腔医院正畸科在同一台 CBCT 扫描仪（New Tom，意大利维罗纳）（110 kV，1~20 mA，15 cm×15 cm 视野，0.250 mm 像素大小）上获取，并通过了伦理审查委员会（IRB：KY2017-072-01）的审查。该分割任务是一个体素分类问题，分为上颌骨、腭裂缺损和背景三个类别。在训练集中，每张 CBCT 图像产生 1500 个大小为 64×64×64 的补丁，因此训练数据集的补丁总数为 36000 个。在测试集中，将原始 CBCT 图像输入模型，并将预测的自动分割结果与手动分割结果进行比较。使用 Adam 优化器[14]对模型进行优化，使其在 50 个历时具有最小的广义 Dice 损失[13]。所有过程均使用 PyTorch 实现。PyTorch 是 Python 计算机语言的开源机器学习库（pytorch.org）。

Dice 相似性系数（Dice similarity coefficient，DSC）是评估两幅图像相似性的标准指标。DSC 的定义表示为：

$$DSC = \frac{2\,|A \cap B|}{|A| + |B|} \tag{8.1}$$

式中：$|A|$ 和 $|B|$ 分别代表机器学习集和手动标注集的基数；$|A \cap B|$ 代表两个集的交集。0 表示不相似，1 表示完全一致。在测试样本中，手动和自动分割的上颌骨和腭裂缺损的平均 DSC 分别为 0.92±0.02 和 0.76±0.05。这些数据表明分割是准确的。图 8.13 显示，自动分割的上颌骨和腭裂缺损（第一行的红色和绿色部分）的特征与手动分割（第二行的蓝色和黄色部分）的特征相似。

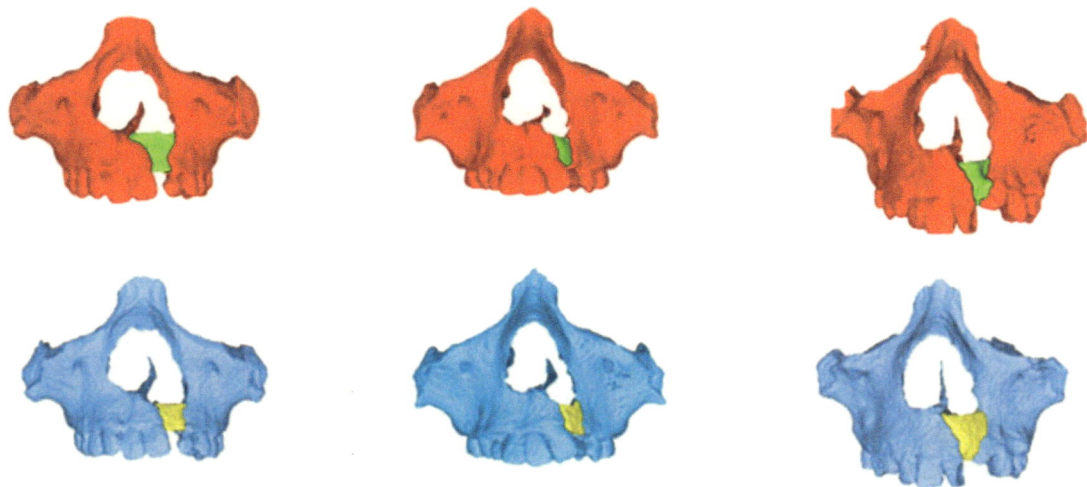

注：第一行和第二行分别代表 3D U-Net 和手动分割的结果。
红色和蓝色部分代表上颌骨，绿色和黄色部分代表腭部缺损。

图 8.13　测试样本的分割结果

8.3　应用综述

　　本章将回顾一例机器学习在颅颌面畸形中的应用：单侧尖牙阻生相关的上颌骨形态变异。Chen 等人[15] 使用随机森林算法作为自动分割方法。虽然这种方法与 3D U-Net 不同，但机器/深度学习在自动分割中的作用并无本质区别。因此，分割方法不会显著影响临床结果。下面将讨论该应用的临床结果。

8.3.1　单侧尖牙阻生相关的上颌骨形态变异

　　Chen 等人[15] 使用机器学习来评估单侧尖牙阻生患者的上颌狭窄情况。在该研究中，60 名患者被分为两组：30 名单侧尖牙阻生患者组成的研究组和 30 名健康人组成的对照组。研究组和对照组的人口统计学分布见表 8.1。首先，使用一系列随机森林分类器对上颌骨进行分割。然后，使用基于随机森林的自动化标志点搜索器提取三个标志点：颅底点（Ba）、鼻根点（Na）和前鼻棘点（ANS）。这三个标志点定义了一个平面，将上颌骨分割成两半。如图 8.14(a) 所示，在研究中，自动分割的平均 Dice 相似系数为 0.800 ± 0.027，范围是 0.742 到 0.830。此外，人工识别和自动识别的标志点在体素位置上的平均差异为：Ba 为 1.92 ± 1.02，Na 为 2.23 ± 1.19，ANS 为 2.26 ± 1.38，其中 1 体素等于 0.3 mm。

表 8.1　研究组和对照组的人口统计学分布

	研究组	对照组
样本量	30	30
女性，人数/(%)	12(40)	18(60)
平均年龄±标准差，年	14.97±2.04	14.53±2.24
年龄范围，年	11~18	11~18
颊侧阻生数量，名/(%)	16(53)	N/A
牙槽中央阻生，名/(%)	4(13)	N/A
腭侧阻生，名/(%)	10(33)	N/A

N/A 代表不适用。经 E. H. Angle 教育与研究基金会许可,转载自文献[15]。

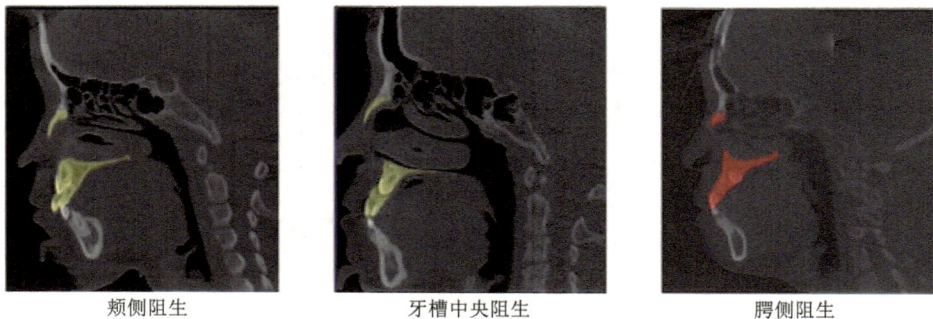

颊侧阻生　　　　　牙槽中央阻生　　　　　腭侧阻生

(a) 上颌骨的分割结果

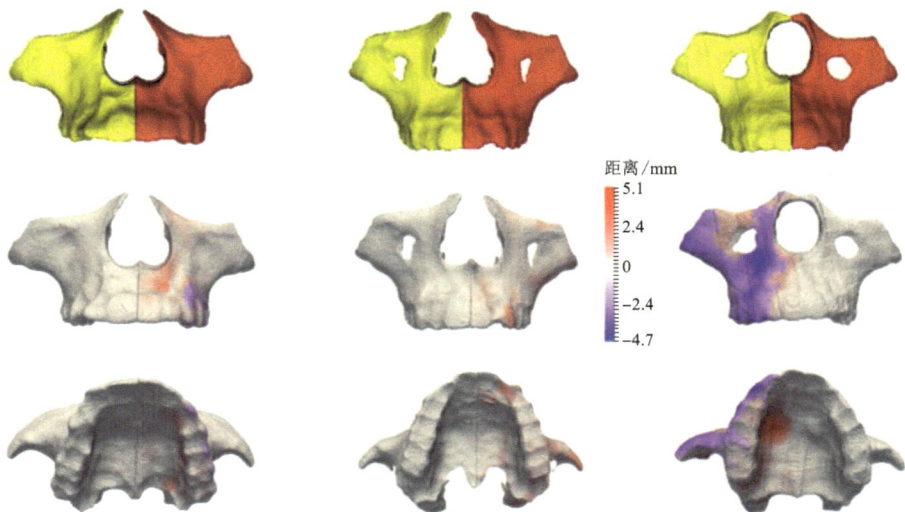

距离/mm

(b) 显示了三种不同阻生类型(颊侧阻生、牙槽中央阻生和腭侧阻生)的重叠结果，以便确定几何差异

注：经 E. H. Angle 教育与研究基金会许可,转载自文献[15]

图 8.14　上颌骨的分割结果及三种不同阻生类型的重叠结果

　　临床结果显示，平均而言，研究组的上颌骨体积往往比对照组小(小 5000 mm^3)($p=0.006$)。结果显示，对比男性与女性上颌骨体积，男性的上颌骨体积[$(5.36\pm0.71)\times10^4\,mm^3$]明显大于女性[$(4.59\pm0.44)\times10^4\,mm^3$]($p<0.001$)。即使对年龄和性别进行调整后，研究组[$(4.73\pm0.67)\times10^4\,mm^3$]和对照组[$(5.22\pm0.65)\times10^4\,mm^3$]的上颌骨体积差异仍然显著($p=0.023$)。然而，如果仅比较研究组上颌骨尖牙阻生侧[$(2.37\pm0.34)\times10^4\,mm^3$]与非阻生侧[$(2.36\pm0.35)\times10^4\,mm^3$]的体积差异，则差异并不显著。

　　此外，该研究还定义了三项线性测量(上颌宽度、高度和深度)，并在两组之间进行了比较。上颌宽度的定义是左右 Jugular 点之间的距离，高度的定义是上颌骨额突最上缘与牙槽突最下点之间的距离，深度的定义为从 ANS 到其正后方点的距离。男性的平均宽度、高度和深度(分别为 67.4±4.4 mm、67.1±3.4 mm 和 50.8±2.7 mm)明显大于女性(分别为63.5±4.1 mm、64.9±3.6 mm 和 46.5±3.0 mm)($p=0.002$、$p=0.019$ 和 $p<0.001$)。此外，如表 8.2 所示，研究组的宽度、高度和深度也往往小于对照组。在对年龄和性别进行调整后，阻生因素对所有维度的影响都变得不显著。

表 8.2　研究组和对照组的临床结果

	研究组	对照组
骨量 阻生侧为研究组 左侧为对照组 平均值±标准差($10^4\,mm^3$)	2.36±0.35 最大：33.5；最小：18.3	2.57±0.30 最大：36.6；最小：22.4
骨量 非阻生侧为研究组 右侧为对照组 平均值±标准差*($10^4\,mm^3$)	2.37±0.34 最大：34.2；最小：18.6	2.65±0.38 最大：31.4；最小：21.2
上颌骨宽度/mm	64.3±5.3 最大：78.8；最小：56.1	66.6±3.6 最大：73.2；最小：59.7
上颌骨高度/mm	65.1±3.6 最大：70.0；最小：55.0	67.0±3.5 最大：74.6；最小：59.7
上颌骨深度/mm	47.7±3.6 最大：55.5；最小：41.2	49.6±3.3 最大：56.4；最小：40.7

注：经 E. H. Angle 教育与研究基金会许可，转载自文献[15]。

　　通过自动分割和标志点搜索器创建的模型可以对上颌骨的两侧进行分析。图 8.14(b)中的叠加图显示了阻生侧和非阻生侧上颌骨之间的形态差异。该图显示了三种不同类型的阻生尖牙的重叠情况：颊侧阻生、牙槽中央阻生和腭侧阻生。模型表明，与颊侧和牙槽中央阻生相比，腭侧阻生尖牙的上颌骨阻生侧和非阻生侧之间存在更多的差异。图片显示上颌骨的横向减小值约为 2.4 mm，这与研究组 30 名受试者与对照组 30 名受试者之间平均差异 2.3 mm 的值更接近。在临床上，2 mm 的差异可以通过简单的弓丝扩展来解决。然而，骨收缩的体积量可达 5000 mm³，这大约是尖牙体积的五倍。这些数据解释了当存在单侧尖牙埋伏时，上颌发育不全的可能性更大。这些数据可能支持 O'Neill 的发现[16]，即与未经治疗的对照组相比，在早期混合牙列中使用快速上颌扩弓有效地提高了腭侧埋伏上颌尖牙的萌出率。

8.3.2　讨论

在口腔领域，借助 CT/CBCT 可以实现三维体积测量和二维线性测量，从而评估颅面生长情况，进行更专业的口腔诊断和治疗。手动分割因耗时且烦琐而成为临床研究的瓶颈。虽然半自动分割提高了分割效率，但并非所有的半自动分割方法都能顾及强度与周围结构相似的目标形态（如上颌骨）。

随着人工智能或机器/深度学习在生物医学图像处理领域取得越来越多的成功，基于学习的方法非常适合用于复杂形态结构的分割。在上文讨论的两个颅颌面畸形应用中，如果不采用机器学习方法，显然无法生成数据。特别是，作为分割目标的上颌骨和唇腭裂缺损无法使用半自动分割方法进行有效分析。尽管如此，自动分割目标的准确性仍有待提高。随着机器学习的不断进步和发展，预计分割的准确性也会满足临床使用要求，并且其结果将为临床治疗提供更多信息证据。

8.4　结论

包括机器学习和深度学习在内的人工智能，正在迅速扩展到社会的多个层面。口腔领域会因引入人工智能而受益，原因有多方面。首先，患者在治疗过程中会产生多种类型的数据。X 线片、数码照片、口内和口外特征等只是口腔临床中产生的几类数据。人工智能可以用来分析和破译这些信息，帮助做出有效的诊断和治疗计划。本章介绍了有关机器学习辅助对两种颅颌面畸形（腭裂和阻生尖牙）进行上颌骨分割和分析的一个实例和一篇应用综述。通常，对数千张图像进行人工分割，研究人员需要花费数周甚至数月的时间才能完成。机器学习大大简化了这一过程，节约了时间和成本。其次，与其他医疗保健领域相比，口腔领域的实践标准化程度较低。对于任何给定的病例，均存在一系列有效的治疗选择。应用人工智能和大型数据集（包括诊断结果、治疗和预后），医生可以根据非常具体的临床发现和病情，通过经验衡量不同治疗模式的有效性。最后，口腔科治疗在很大程度上是由独立的临床医生在自己的诊室里进行的，这些口腔科医生可以自主采用更为有效的技术。为了在现代口腔市场上保持竞争力，口腔医生必须积极寻求创新并尝试采用各种技术。上述 U-Net 神经网络已用于大脑和肝脏图像的分割。不过，它在口腔领域也有实际应用，因为口腔科也非常依赖生物医学成像。尽管人工智能前景广阔，但该领域的口腔科研究数量却相对较少。此外，为了提高人工智能的临床准确性，需要增加病例的数量和种类。在人工智能提供诊断建议方面发挥更重要的作用之前，需要提高研究数据的数量和质量。

参考文献

［1］ KIM D W, KIM H, NAM W, et al. Machine learning to predict the occurrence of bisphosphonate-related osteonecrosis of the jaw associated with dental extraction: A preliminary report［J］. Bone, 2018, 116: 207-214.

［2］ MONTENEGRO R D, OLIVEIRA A L I, CABRAL G G, et al. A comparative study of machine learning techniques for caries prediction［C］//2008 20th IEEE international conference on tools with artificial intelligence, 2008, 2: 477-481.

［3］ HAMMOND P, HUTTON T, MAHESWARAN S, et al. Computational models of oral and craniofacial development, growth, and repair［J］. Adv Dent Res, 2003, 17(1): 61-64.

［4］ MURATA S, LEE C, TANIKAWA C, et al. Towards a fully automated diagnostic system for orthodontic treatment in dentistry［C］//2017 IEEE 13th international conference on e-science (e-science), 2017: 1-8.

［5］ GAN Y, XIA Z, XIONG J, et al. Toward accurate tooth segmentation from computed tomography images using a hybrid level set model［J］. Med Phys, 2015, 42(1): 14-27.

［6］ WANG L, et al. Automated bone segmentation from dental CBCT images using patch-based sparse representation and convex optimization［J］. Med Phys, 2014, 41(4): 043503.

［7］ ADAMS R, BISCHOF L. Seeded region growing［J］. IEEE Trans Pattern Anal Mach Intell, 1994, 16(6): 641-647.

［8］ CHEN G C, SUN M, YIN N B, et al. A novel method to calculate the volume of alveolar cleft defect before surgery［J/OL］. J Craniofac Surg, 2018, 29(2)［Online］. Available

［9］ YUSHKEVICH P A, et al. User-guided 3D active contour segmentation of anatomical structures: significantly improved efficiency and reliability［J］. NeuroImage, 2006, 31(3): 1116-1128.

［10］ RONNEBERGER O, FISCHER P, BROX T. U-Net: convolutional networks for biomedical image segmentation［C］//Medical Image Computing and Computer-Assisted Intervention-MICCAI 2015, 2015: 234-241.

［11］ ÇIÇEK Ö, ABDULKADIR A, LIENKAMP S S, et al. 3D U-Net: Learning dense volumetric segmentation from sparse annotation［C］//Medical Image Computing and Computer-Assisted Intervention-MICCAI 2016, 2016: 424-432.

［12］ CIRESAN D, GIUSTI A, GAMBARDELLA L M, et al. Deep neural networks segment neuronal membranes in electron microscopy images［C］//Advances in neural information processing systems, 2012: 2843-2851.

［13］ SUDRE C H, LI W, VERCAUTEREN T, et al. Generalised dice overlap as a deep learning loss function for highly unbalanced segmentations［C］//Deep Learning in Medical Image Analysis and Multimodal Learning for Clinical Decision Support, 2017: 240-248.

［14］ REDDI S J, KALE S, KUMAR S. On the convergence of Adam and beyond［J/OL］. arXiv: 1904. 09237. p. arXiv: 1904. 09237, 01-Apr-2019［Online］.

［15］ CHEN S, et al. Machine learning in orthodontics: Introducing a 3D auto-segmentation and auto-landmark finder of CBCT images to assess maxillary constriction in unilateral impacted canine patients［J］. Angle Orthod, 2019, 90(1): 77-84.

［16］ O'NEILL J. Maxillary expansion as an interceptive treatment for impacted canines［J］. Evid Based Dent, 2010, 11: 86.

第九章
用于正颌手术规划的患者特定参考模型

Hannah H. Deng, Li Wang, Yi Ren, Jaime Gateno, Zhen Tang, Ken-Chung Chen, Chunfeng Lian, Steve Guofang Shen, Philip Kin Man Lee, Pew-Thian Yap, Dinggang Shen, and James J. Xia

9.1 引言

　　许多患者需要通过正颌手术来矫正先天性或后天性颌骨畸形[1, 2]。正颌手术的目标是将畸形的颌骨恢复到正常的形态。

　　正颌手术的成功取决于外科医生的技术和详细的手术方案[3-6]。然而，由于颅颌面（craniomaxillofacial，CMF）解剖和畸形的复杂性，手术规划极其困难。计算机辅助手术模拟（computer-aided surgical simulation，CASS）已成为规划正颌手术的标准。在常规正颌手术规划中，外科医生通过虚拟切割患者颅骨的三维（three-dimensional，3D）模型成多个骨段，并基于头影测量分析和临床测量将它们分别移动到所需的位置来模拟手术。要做到这一点，首先要将患者的左右脸恢复对称，然后将每个骨节调整到所需的位置，最后将患者

*　H. H. Deng・J. Gateno・Z. Tang・K. -C. Chen
美国得克萨斯州休斯敦卫理公会研究所口腔颌面外科

L. Wang・Y. Ren・P. -T. Yap
美国北卡罗来纳大学教堂山分校放射科和生物医学研究影像中心

J. Gateno・J. J. Xia
美国得克萨斯州休斯敦卫理公会学术研究所和康奈尔大学威尔医学院外科（口腔颌面外科）
电子邮件：JXia@ houstonmethodist. org

C. Lian
中国陕西西安交通大学数理统计学院

S. G. Shen
中国上海交通大学医学院口腔颌面外科

P. K. M. Lee
中国香港中环口腔种植及颌面部中心

D. Shen
中国上海联影医疗科技股份有限公司研发部
 Springer Nature Switzerland AG2021
C. -C. Ko et al. （eds.）, *Machine Learning in Dentistry*,
https://doi. org/10. 1007/978-3-030-71881-7_9

的头影测量值与正常值进行比较来确定该位置。正常值是从一组基于性别和种族的"正常"人群中获取的平均值。这种方法的问题是，每个正常值都有一个平均值和一个范围，不一定代表特定患者的颅颌面结构。每个人面部情况各异，因此外科医生的经验和审美极大地影响正颌手术的结果。

　　笔者开发了一种新颖的方法来自动模拟特定患者的正常颌骨形状。如果外科医生能够预见患者的正常解剖结构，即有患者特定的和解剖学上正常的参考模型，手术规划将是客观和个性化的。它可被外科医生用作辅助正颌手术设计的参考模型。本章提出了一种自动估计患者特定的和解剖学上正确的正颌手术规划参考模型。该方法可用于治疗非综合征性颌骨畸形患者，即面中部不需要手术矫正，仅涉及上颌骨和下颌骨手术。图 9.1 所示为一个颌骨畸形患者的例子。面中部在解剖学上是正常的，而上颌骨和下颌骨需要双颌正颌手术。

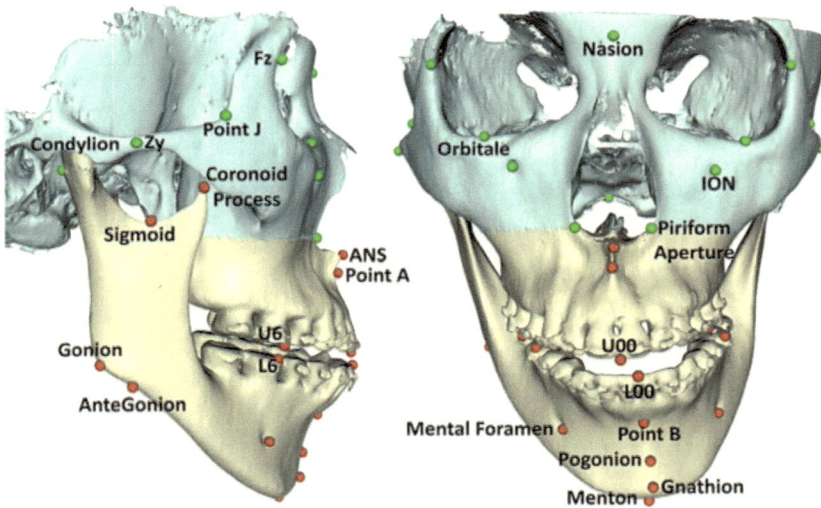

注：颅骨表面分为面中部和颌骨两部分。面中部模型 S_{mid} 用青色标记，异常颌骨 S_{jaw} 用黄色标记。
标志点分为两组：面中部标志点 L_{mid}（绿点）和颌骨标志 L_{jaw}（红点）。

图 9.1　正颌手术患者的解剖标志点和表面模型

　　面中部的正确形态被用作预测颌骨畸形患者正常颌骨形状的先验。一种基于稀疏形状合成（sparse shape composition，SSC）的数据驱动方法可用来预测正常的颌骨形状[7, 8]。首先，采用稀疏表示技术[9, 10]用正常受试者的面中部模型来表示患者的面中部模型。然后，使用导出的稀疏系数和正常受试者的颌骨模型重建患者特定的颌骨模型。最后，在合成和真实患者数据上评估了所提出方法的结果。实验结果表明，所提方法能够定量重建出正常范围内的患者特定的颌骨模型。

　　在过去的几十年里，计算机辅助手术规划方法得到了显著的改进。Vannier 等人[11]提出了一种计算机辅助方法，从计算机断层扫描（computed tomography，CT）中勾画出异常的面部软组织和骨骼形态，用于颅面外科手术规划和评估。Xia 等人[12]开发了用于 CMF 手术计划的 CASS 系统和临床方案，生成颅骨和面部的 3D 模型并进行定量分析，用于诊断。手术过程在 3D 模型上进行模拟，以预测患者的预后。Zachow 等人[13]提出了一种用于骨缺损手术重建的人类下颌骨统计三维形状模型。然而，目前还没有手术计划系统能够预测患者特定[14, 15]CMF 手术参考模型。

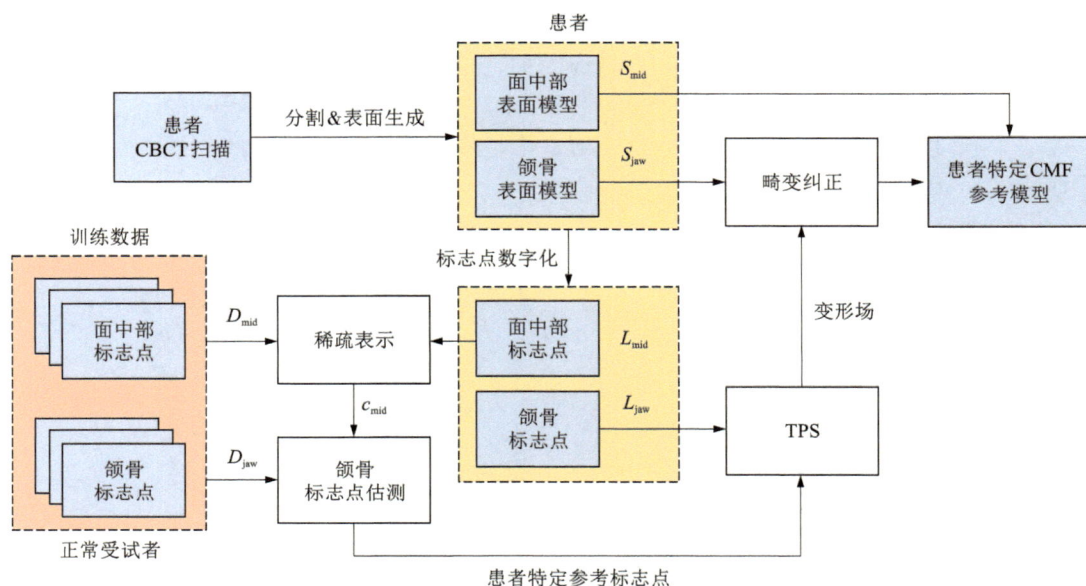

图 9.2　患者特定颌骨模型估测流程

9.2　方法

　　所提出方法的估测流程如图 9.2 所示。在获得颌骨畸形患者的 CT 扫描后，对 CT 图像进行分割，生成面中部和颌骨表面模型，分别用 S_{mid} 和 S_{jaw} 表示。面中部模型 S_{mid} 被认为是正常的，因此在手术过程中不会发生改变，只有颌骨模型 S_{jaw} 需要矫正。基于 S_{mid} 估测了一个患者特定的颌骨参考模型以代表正常颌骨形状，并以此为指导进行手术规划。首先，基于正常面中部数据库，使用稀疏表示将正常受试者近似对齐到患者空间上。然后，利用稀疏系数和数据库中的正常颌骨模型来重建患者特定的正常颌骨模型。最后，将估测的正常颌骨模型和患者的面中部模型结合起来作为患者特定的 CMF 参考模型。

　　面中部模型和颌骨模型在计算方面效率低下。因此，对这些模型上的解剖标志点进行数字化，可以有效地表示模型并提高计算效率。这些标志点在参考系统[16]中定位的面中部和颌骨表面模型上都进行了数字化，如图 9.1 所示。这些标记点是从解剖标记点中选择的子集，以便有效且高效地估测颌骨形状。具体来说，基于一小部分标志点而不是整个模型（包括数万个顶点和由这些顶点构建的网格）进行计算是非常高效的。此外，所有的标记点都有明确的临床定义。这些定义与解剖结构相关，并在所有患者之间共享。需要注意的是，所有的临床头影测量分析都是基于标记点。因此，在颌骨形态的估测中使用标志点具有临床意义。

如图9.1所示，在颅骨模型上有58个数字化标志点，其中31个在颌骨上，27个在面中部。临床名称已在图中列出。面中部模型 S_{mid} 为青色，颌骨模型 S_{jaw} 为黄色。面中部模型 S_{mid} 上的标志点用 L_{mid} 表示，颌骨模型 S_{jaw} 上的标志点用 L_{jaw} 表示。这里 L_{mid} 和 L_{jaw} 分别是 27×3 和 31×3 矩阵，由标志点坐标组成。然后将每个标志点坐标矩阵拼接成一个列向量。

正常颌骨形态估测的流程如图9.3所示。共使用 N 名正常受试者作为数据库。每个受试者 $I^j(j=1, 2, \cdots, N)$ 通过将正常受试者的面中标志点 L_{mid} 线性对齐到患者 I 对应的标志点 L^j_{mid} 上，从而与患者的面中标记对齐。假设对齐后的面中部标志点为 $\tilde{L}^j_{mid}$。将患者与每个正常受试者对齐后，可以建立一个字典①矩阵 $D_{mid}=[\tilde{L}^1_{mid}, \cdots, \tilde{L}^N_{mid}]$。为了使用 D_{mid} 稀疏地表示患者的面中部标志点 L_{mid}，可通过解决以下优化问题来估计稀疏系数 C_{mid}：

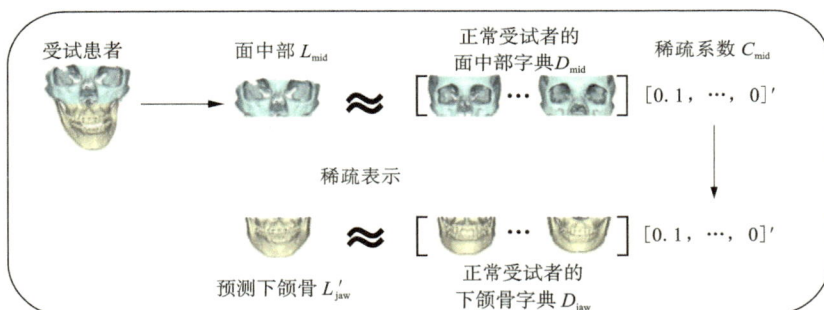

注：图中所有形状均以标志点表示。

图9.3　预测特定患者解剖学正确下颌形状的流程图

$$\arg\min_{C_{mid}} \| D_{mid}C_{mid}-L_{mid} \|^2, \text{ s.t. } \| C_{mid} \|_0 \leq k \qquad (9.1)$$

式中：$\| \cdot \|$ 表示向量的 l_2 范数；$\| \cdot \|_0$ 表示 l_0 范数；$\| C_{mid} \|_0$ 表示计算向量 C_{mid} 的非零元素的个数；参数 k 表示用于加强 C_{mid} 的稀疏性。直观地说，笔者正在计算 L_{mid} 最佳可能解释，即作为来自 D_{mid} 的有限数量（小于 k）列的线性组合。虽然上述问题是 NP-hard 问题，但已证明(9.1)可以通过其 l_1-norm-relaxed version 有效求解[10, 17]：

$$\arg\min_{C_{mid}} \| D_{mid}C_{mid}-L_{mid} \|^2+\lambda \| C_{mid} \|_1 \qquad (9.2)$$

式中：$\| \cdot \|_1$ 表示向量的 l_1 范数；参数 λ 表示控制表示的稀疏性；$\| D_{mid}C_{mid}-L_{mid} \|^2$

① 字典是数据结构中的一种通用数据存储方式，用于存储一组对象。字典包含一组键和每个键都有一个关联的值。当给定一个键时，字典会返回与之关联的值。

表示数据拟合项；$\lambda \parallel C_{mid} \parallel_1$ 表示 l_1 正则化①项，以加强系数 C_{mid} 的稀疏性。这个问题等价于经过充分研究的最小绝对收缩和选择算子（least absolute shrinkage and selection operator，LASSO），可以用 Tibshirani[18] 提出的方法进行数值求解。然后将该求解的稀疏系数 C_{mid} 应用在患者的颌骨，以估测正常的患者特定的颌骨标志点为：

$$L'_{jaw} = D_{jaw} C_{mid} \tag{9.3}$$

式中：$D_{jaw} = [\widetilde{L}^1_{jaw}, \cdots, \widetilde{L}^N_{jaw}]$ 表示包含正常受试者所有对齐颌骨标志点的矩阵。

首先，计算患者的颌骨标志点 L_{jaw} 和估测的参考颌骨标志点 L'_{jaw} 之间的对应关系[19, 20]。根据对应关系使用薄板样条（thin plate spline，TPS）[17, 21] 对密集变形场进行插值。然后，将密集变形场应用于患者的颌骨模型 S_{jaw}，推导出患者特定的颌骨参考模型 S'_{jaw}。最后，将估测的参考模型 S'_{jaw} 与患者原始面中部模型 S_{mid}（被认为是解剖上正常的形状）结合起来作为患者特异性 CMF 参考模型。

9.3 精度评价

本节基于在合成和真实的患者数据对所提出的方法进行了定性和定量评估。该方法使用最小角度回归（least-angle regression，LARS）算法来解决 LASSO 问题，该算法在稀疏建模软件（SPArse modeling software，SPAMS）工具箱中可用（http：//spams-devel. gforge. inria. fr），在普通的办公室个人电脑上也能够运行。

9.3.1 数据采集

在评估过程中，笔者使用了 30 名正常受试者和 12 名患者的数据。从附属交通大学医学院上海第九人民医院口腔颌面外科获得 30 组正常受试者的健康保险携带和责任法案（health insurance portability and accountability act，HIPAA）去识别的多层 CT（multi-slice CT，MSCT）扫描图。这一数据是为了除本研究之外的其他目的而收集的[22]。所有正常数据均使用 64 层 GE 扫描仪，遵循标准临床方案进行扫描：矩阵 512×512，视野 25 cm，层厚 1.25 mm。此外，还收集了 12 组已接受双颌正颌手术矫正颌骨畸形患者的锥束 CT（cone-beam CT，CBCT）扫描。他们是从休斯敦卫理公会医院口腔颌面外科的临床档案中随机选择的。所有患者数据均使用 i-CAT 扫描仪（imaging sciences international LLC，hatfield，PA）扫描，扫描遵循标准 0.4 mm 各向同性体素扫描方案。在研究之前，已获得机构审查委员会批准（IRB# 0813-0145），所有受试者均已通过 HIPAA 去识别。使用 CBCT 专用方法对数据进行预处理，分割并生成面中部和颌骨模型[23]。由经验丰富的口腔颌面外科医生（Z. T. 和 K. -C. C）人工标注。

---

① 正则化是一种用于调整机器学习模型以最小化调整后损失函数并避免过拟合或欠拟合的技术。它包括 Ridge 正则化、Lasso 正则化和 Elastic Net 正则化等方法，通过对模型的系数进行惩罚来限制模型的复杂性，从而提高模型的泛化能力。

9.3.2　参数设置

在提出的方法中，参数 λ 用于控制表示的稀疏性，这个参数在过程开始时是未知的。因此，对 30 名正常受试者采用留一交叉验证①来确定 $\lambda^{[24]}$ 的值。对于每一个正常受试者，首先通过从其他 29 个正常受试者中构建的标志点词典来识别其面中部标志点。然后利用第一步得到的稀疏系数估测颌骨标志点。最后，测量估算的颌骨标志点与原始颌骨标志点之间的距离误差。在参数 $\lambda \in [0, 0.1]$ 的不同取值下，得到平均距离误差。结果表明，当 $\lambda = \{1e-5, 1e-4, 1e-3, 0.01\}$ 时，平均距离误差要小得多，没有显著差异。因此在接下来的实验中 $\lambda = 0.001$。

9.3.3　定性评价

采用合成受试者和真实受试者模型进行了评估。在合成模型的评估中，笔者在随机选择的正常受试者上创建了三个合成 3D 模型，以代表三种常见的颌骨畸形类型。这些畸形包括：(a)伴有严重前牙开牙合的下颌发育不全；(b)下颌骨发育过度；(c)下颌不对称(单侧髁突增生)(图 9.4)。模拟形变过程由两位经验丰富的口腔颌面外科医生共同完成，以确保合成结果能够反映真实的临床情况(Z. T. 和 K. -C. C)。原始模型充当了基准真实值。所提方法为每种类型的畸形估测了一个参考模型。在估测过程中，从正常数据字典中取出所选的正常受试者。估测结果如图 9.4 所示。通过 LARS 算法，这三个合成变形模型都是用正常形状参考模型估测的。所有参考模型都与基准真实值非常相似，这表明所提方法在合成模型上是成功的。

在患者评估中，使用了 12 个真实的患者模型。30 名正常受试者都被纳入正常数据字典。如图 9.5 所示，每个患者的原始模型和预测模型并排对比，同时还包括每个患者的诊断。计算出的患者特定参考模型由两名未参与此项目的 CMF 外科医生共同评估。结果表明，所提方法能够估测真实患者正常形状的颌骨模型。

9.3.4　定量评价

本节使用一种新的测量方法—正常度评分，来定量评估受试者的畸形程度。正常度评分范围从 0 到 1。得分"1"表示受试者"正常"，得分"0"表示受试者为"患者"。分数越高，受试者"正常"的可能性越大；反之，受试者为"患者"的可能性越大。这个分数是通过稀疏表示计算出来的。与 9.2 节中描述的方法类似，用正常人和患者及其对应的正常度分数(0 或 1)构建了一个数据字典。如果一个新的受试者可以用数据字典中更正常的样本来表示，该受试者更有可能是正常的，反之亦然。首先，根据标志点将每个训练对象线性对齐到一个公共空间 S_{common} 中。这些标志点被串联成一个列向量。通过列式堆叠所有训练对象的标志点列向量来构建一个数据字典 D_{all}。然后，使用数据字典 D_{all} 通过计算稀疏系数

---

① 留一交叉验证是一种特殊的交叉验证方法，当数据集中的样本数量较少时尤为适用。它的基本思想是将数据集中的每一个样本轮流作为测试集，其余的样本作为训练集，进行多次训练和测试，最终将所有测试结果的平均值作为模型性能的评估指标。

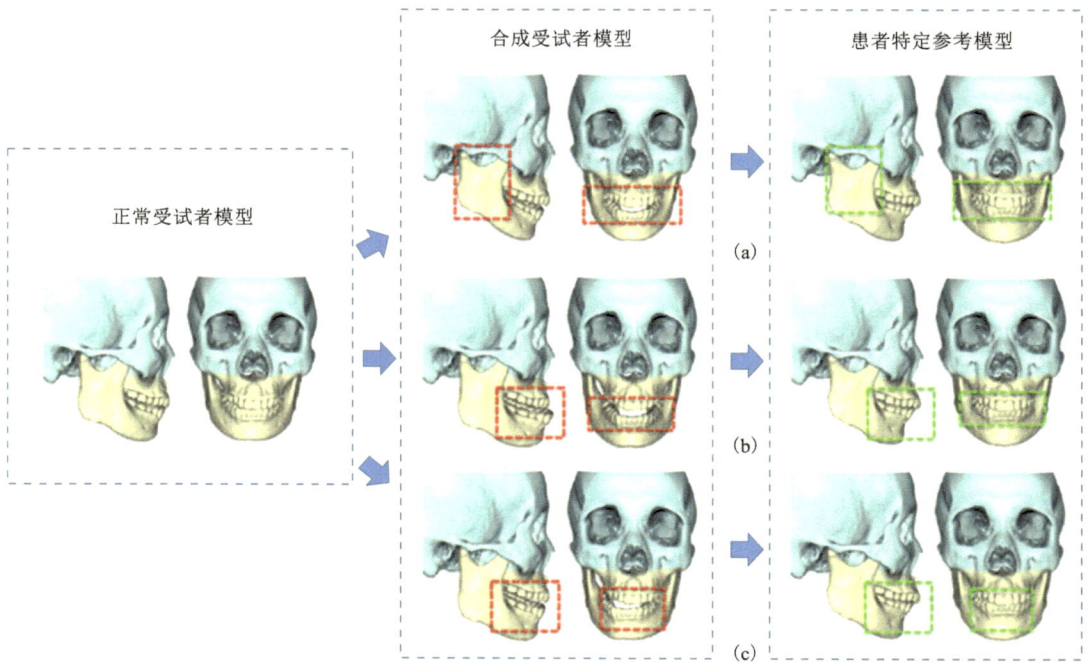

注：左列显示一个正常受试者。中列显示由同一受试者合成的三名患者，分别存在三种类型的畸形，
包括：（a）下颌发育不全；（b）下颌发育过度；（c）下颌不对称。右列显示了笔者估测的患者特定参考模型。

图9.4　合成受试者模型的实验

向量 c 来重新表示新的测试对象。向量 v 是一个列向量，包含每个训练对象的分数。最后，将新受试者的正常度分数计算为C^Tv。直观地说，正常度分数是最能代表新受试者的训练对象的加权平均值。

本研究计算了三组受试者的正常度得分，其中包括 30 名正常受试者、12 名颌骨畸形患者以及重建的患者特定参考模型。还计算了通过多数投票法重建的参考模型的正态性分数作为对比。多数投票法只需从对齐的正常受试者中取所有颌骨标志点的平均值。分数的计算是以留一法方式进行。数据字典构造不包括测试对象。均值和标准差汇总在表 9.1 中。结果显示，典型正常受试者的正常度得分大于 0.5，而典型患者的正常度得分小于 0.5。这一结果表明，所提出的正常度分数可以有效区分正常受试者和患者。通过本方法重建的患者特定模型的正常度得分显示，它们更有可能是正常的。这些分数明显高于原始患者模型（p 值<0.01）。因此，所提出的方法能够有效地重建正常形状的患者特定参考模型。此外，重建模型的正常度得分略高于真实的正常受试者。这一发现是由于人类的面部并不是完全对称的。正常人群中大约有 5% 的波动性不对称[25]。此外，在一些正常人群中，上中线存在偏差可能高达 2 mm。通过所提方法重建的参考模型可以完全对称，上中线与正中矢状面完全对齐。多数投票重建的模型正常度得分均小于正常受试者和采用本方法重建的模型。结果表明，所提出的方法在重建患者特定 CMF 正常形状模型方面优于多数投票法。

原始模型　　　　　估测模型　　　　　　　　原始模型　　　　　估测模型

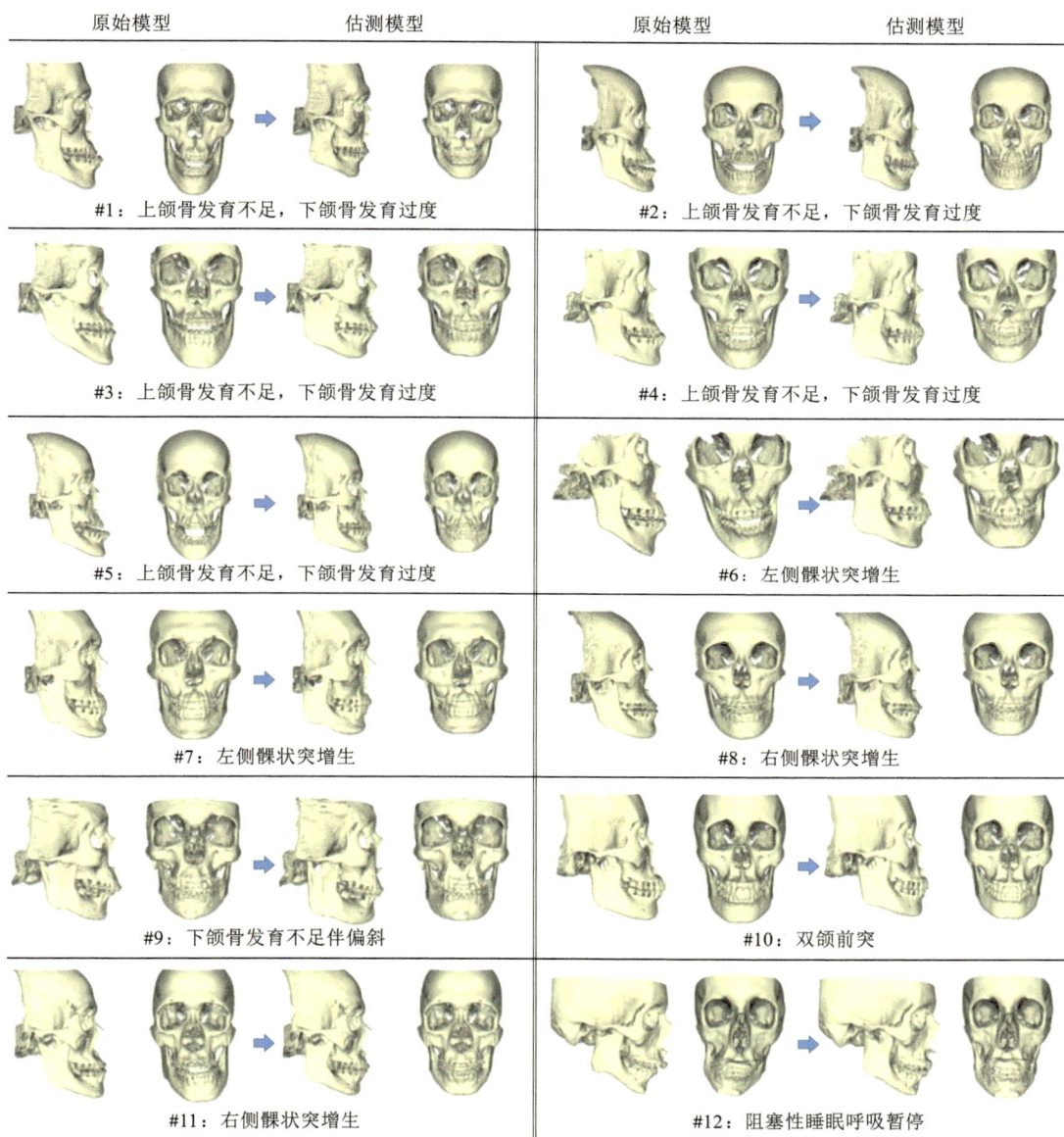

#1：上颌骨发育不足，下颌骨发育过度　　　　　　#2：上颌骨发育不足，下颌骨发育过度

#3：上颌骨发育不足，下颌骨发育过度　　　　　　#4：上颌骨发育不足，下颌骨发育过度

#5：上颌骨发育不足，下颌骨发育过度　　　　　　#6：左侧髁状突增生

#7：左侧髁状突增生　　　　　　　　　　#8：右侧髁状突增生

#9：下颌骨发育不足伴偏斜　　　　　　　#10：双颌前突

#11：右侧髁状突增生　　　　　　　　　#12：阻塞性睡眠呼吸暂停

注：对于每位患者，左侧为原始的异常 CMF，右侧为估测的 CMF 参考模型。其诊断结果显示在每个子图的下方。

图 9.5　采用真实患者进行实验

表 9.1　正常受试者、患者、采用本研究方法和多数投票获得的
对应参考模型的正常度得分均值和标准差

组别	正常受试者	患者	本研究提出方法的参考模型	多数投票
模型	0.787±0.153	0.328±0.273	0.823±0.085	0.7624±0.087

9.4 讨论

本章提出了一种新颖的方法，用于重建颌骨畸形患者特定的参考模型。使用稀疏表示技术和正常 CMF 形状的模型，为颅骨和面中部正常但存在上、下颌骨畸形的患者预测了一个解剖学上正确的参考模型。估测参考模型与患者的颅骨和面中部相关，因此它比使用平均头影测量值更适合个性化的患者治疗。正颌手术通过将骨段与参考模型进行刚性变换匹配，将畸形的颌骨恢复到正常形状[26]。这是迈向个性化医疗的重要一步。

虽然此方法是在颌骨畸形的患者上测试，但重建模型的使用也可以扩展到颌骨创伤的患者上，其中创伤后重建手术可以将破碎的骨段重塑为患者特定的参考模型（请参阅第四章的详细信息）。

致谢：本工作得到了美国国家卫生研究院/美国国家牙科和颅面研究所研究基金 DE022676、DE021863 和 DE027251 的部分支持。陈医生是由中国台湾教育部门资助，唐医生是由中国留学基金委资助，他们在美国休斯敦卫理公会研究所口腔颌面外科手术计划实验室工作期间进行了此项研究。

参考文献

[1] LEW T A, WALKER J A, WENKE J C, et al. Characterization ofcraniomaxillofacial battle injuries sustained by United States service members in the current conflicts of Iraq and Afghanistan [J]. J Oral Maxillofac Surg, 2010, 68(1): 3-7.

[2] XIA J J, GATENO J, TEICHGRAEBER J F. New clini-cal protocol to evaluate craniomaxillofacial deformity and plan surgical correction[J]. J Oral Maxillofac Surg, 2009, 67(10): 2093-2106.

[3] GATENO J, XIA J J, TEICHGRAEBER J F, et al. Clinical feasibility of computer-aided surgical simulation (CASS) in the treatment of complex cranio-maxillofacial deformities [J]. J Oral Maxillofac Surg, 2007, 65(4): 728-734.

[4] SWENNEN G R, BARTH E L, EULZER C, et al. The use of a new 3D splint and double CT scan procedure to obtain an accurate anatomic virtual augmented model of the skull[J]. Int J Oral Maxillofac Surg, 2007, 36(2): 146-152.

[5] SWENNEN G R, MOMMAERTS M Y, ABELOOS J, et al. The use of a wax bite wafer and a double computed tomography scan procedure to obtain a three-dimensional augmented virtual skull model [J]. J Cranio-fac Surg, 2007, 18(3): 533-539.

[6] XIA J, IP H H, SAMMAN N, et al. Computer-assisted three-dimensional surgical planning and simulation: 3D virtual osteotomy[J]. Int J Oral Maxillofac Surg, 2000, 29(1): 11-17.

[7] ZHANG S, ZHAN Y, DEWAN M, et al. Towards robust and effective shape modeling: Sparse shape composition[J]. Med Image Anal, 2012, 16(1): 265-277.

[8] WANG G, ZHANG S, LI F, et al. A new seg-mentation framework based on sparse shape composition in liver surgery planning system[J]. Med Phys, 2013, 40(5): 051913.

［9］ ZHANG S, ZHAN Y, METAXAS D N. Deformable segmen-tation via sparse representation and dictionary learning［J］. Med Image Anal, 2012, 16(7): 1385-1396.

［10］ DONOHO D. For most large underdetermined systems of linear equations the minimal L1-norm solution is also the sparsest solution［J］. Commun Pure Appl Math, 2006, 59: 797-829.

［11］ VANNIER M W, MARSH J L, WARREN J O. Three dimensional CT reconstruction images for craniofacial surgical planning and evaluation［J］. Radiology, 1984, 150(1): 179-184.

［12］ XIA J J, GATENO J, TEICHGRAEBER J F. Three-dimensional computer-aided surgical simulation for maxillofacial surgery［J］. Atlas Oral Maxillofac Surg Clin North Am, 2005, 13(1): 25-39.

［13］ ZACHOW S, LAMECKER H, ELSHOLTZ B, et al. Reconstruction of mandibular dysplasia using a statistical3D shape model［J］. Int Congr Ser, 2005, 1281.

［14］ ZHU Y, PAPADEMETRIS X, SINUSAS A J, et al. Segmentation of the left ventricle from cardiac MR images using a subject-specific dynamical model［J］. IEEE Trans Med Imaging, 2010, 29(3): 669-687.

［15］ ZHANG W, YAN P, LI X. Estimating patient-specific shape prior for medical image segmentation［C］// 2011 IEEE International Symposium on Biomedical Imaging: From Nano to Macro, 30 March-2 April 2011, 2011: 1451-1454.

［16］ XIA J J, MCGRORY J K, GATENO J, et al. A new method to orient 3-dimensional computed tomography models to the natural head position: a clinical feasibility study［J］. J Oral Maxillofac Surg, 2011, 69(3): 584-591.

［17］ STARCK J L, ELAD M, DONOHO D L. Image decomposition via the combination of sparse representations and a variational approach［J］. IEEE Trans Image Process, 2005, 14(10): 1570-1582.

［18］ TIBSHIRANI R. Regression Shrinkage and selection via the Lasso［J］. J R Stat Soc Ser B (Methodol), 1996, 58(1): 267-288.

［19］ LAPEER R J, PRAGER R W. 3D shape recovery of a newborn skull using thin-plate splines［J］. Comput Med Imaging Graph, 2000, 24(3): 193-204.

［20］ XUE Z, SHEN D, DAVATZIKOS C. Statistical represen-tation of high-dimensional deformation fields with application to statistically constrained 3D warping［J］. Med Image Anal, 2006, 10(5): 740-751.

［21］ WRIGHT J, YANG A Y, GANESH A, et al. Robust face recognition via sparse representation［J］. IEEE Trans Pattern Anal Mach Intell, 2009, 31(2): 210-227.

［22］ YAN J, SHEN G-F, FANG B, et al. Three-dimensional CT measurement for the craniomaxillofacial structure of normal occlusion adults in Jiangsu, Zhejiang and Shanghai Area［J］. China J Oral Maxillof Surg, 2010.

［23］ WANG L, CHEN K C, GAO Y, et al. Automated bone segmentation from dental CBCT images using patch-based sparse representation and convex optimization［J］. Med Phys, 2014, 41(4): 043503.

［24］ MAIRAL J, BACH F, PONCE J. Task-driven dictio-nary learning［J］. IEEE Trans Pattern Anal Mach Intell, 2012, 34(4): 791-804.

［25］ GATENO J, JONES T L, SHEN S G F, et al. Fluctuating asymmetry of the normal facial skeleton［J］. Int J Oral Maxillofac Surg, 2018, 47(4): 534-540.

［26］ WU G, JIA H, WANG Q, et al. SharpMean: groupwise registration guided by sharp mean image and tree-based registration［J］. NeuroImage, 2011, 56(4): 1968-1981.

第三篇

机器学习与口腔设计

第十章

机器/深度学习在口腔正畸 CAD/CAM 技术中的应用

Tai-Hsien Wu, Chunfeng Lian, Christian Piers, Matthew Pastewait, Li Wang, Dinggang Shen, Ching-Chang Ko

10.1　引言

当今世界上许多口腔正畸诊所在进行诊断分析和制订治疗计划时使用计算机辅助设计与计算机辅助制造(CAD/CAM)技术。三维(3D)牙颌表面网格模型,即单颌 3D 网格模型,是目前最为人所知的 CAD/CAM 在正畸中的应用实例,已经被广泛用于辅助口腔医生和正畸医生进行拔牙、移动牙齿及重新排列来模拟矫治效果,以及设计无托槽隐形矫治器。数字化扫描技术已经被广泛用于获得 3D 牙颌网格模型。口内扫描已经很大程度上取代了传统的印模技术,用于构建数字化牙颌表面模型。与传统印模技术相比,口内扫描更加省时且患者的舒适度更高。此外,口内扫描还降低了由印模材料中多种物理组分引起的过敏风险[1]。

*　T.-H. Wu·C.-C. Ko
美国俄亥俄州立大学牙科学院正畸
科电子邮件: wu. 5084@ osu. edu; tai-hsien. wu@ wmich. edu
C. Lian
中国陕西西安交通大学数学与统计学院
C. Piers
美国北卡罗来纳州摩根顿,私人正畸诊所
M. Pastewait
日本冲绳嘉手纳空军基地
L. Wang
美国北卡罗来纳大学教堂山分校放射科和生物医学研究成像中心
D. Shen
中国上海理工大学生物医学工程学院
中国上海联影医疗科技股份有限公司研发部
韩国首尔高丽大学人工智能系
Springer Nature Switzerland AG2021
C.-C. Ko et al. (eds.), *Machine Learning in Dentistry*,
https://doi. org/10. 1007/978-3-030-71881-7_10

牙齿分割(segmentation)和分段(partition)是大多数与牙颌数字化模型有关的正畸应用中的一个重要步骤。然而,这一任务仍具有挑战性,主要存在以下困难[2, 3]:

(1)不同患者的牙齿形状存在巨大差异。

(2)患者牙齿的位置通常是异常的,例如牙齿拥挤和错位会掩盖正常的邻间隙。

(3)缺失牙/龋坏牙、牙体缺损(chipping)、折裂(fraction)比较常见。

(4)口腔内后部的区域(如第二、第三磨牙区)在口内扫描时很难捕获全部的信息。

(5)扫描中有可能产生伪影噪声(比如石膏模型中的气泡)。

(6)一些患者口内存在口腔装置,例如牙齿上黏接有托槽。

尽管已经有一些商业产品(例如3 Shape)可用于数字化牙颌网格模型的牙齿分割,但它们通常需要大量人力,而且其结果明显受到操作者的影响。因此,许多研究已经专注于开发精确的自动化分割方法。尽管在计算机视觉领域中存在许多通用的自动化网格分割方法,但是由于上面提到的种种困难,使得这些分割方法应用于牙颌网格模型的表现并不令人满意。因此,Liao等人[2]开发了一种基于调和场(harmonic fields)的自动牙齿分割技术。他们证明了该方法能够高效地自动分割牙齿,具有较高的质量和鲁棒性。基于学习的方法已经在计算机视觉和计算机图形领域中得到了深入研究,这些方法也可能适用于完成牙齿分割任务,甚至可用于带有口腔装置如正畸托槽的患者。

深度学习是一种包括深度神经网络的机器学习,已经被应用于许多领域。特别是一种被称为卷积神经网络(convolutional neural network,CNN)的网络结构已经在分类、物体检测和分割方面显示出了杰出的图像分析能力。虽然CNN已经在2D和3D图像中取得了巨大的成功,但是所有输入图像都由欧几里得数据构成,即均一化网格结构。网格模型结构则是由一组三角形(即一组顶点和边)组成,这被称作非欧几里得数据,CNN网络不能直接被应用到这些数据上。但是,最近兴起的深度学习的子分支——几何深度学习,尝试将深度学习网络扩展到非欧几里得领域。

简单来说,实现这个目标有几种方法。第一种方法被称作体素化(voxelization):将非欧几里得数据转化为欧几里得结构,然后经典的CNN就可以被应用于转化后的数据。但是,如果体素间距太大,这种转化会导致自然特征的丢失(例如图像变模糊)。与之相反,如果体素间距太小,整个流程在计算负载和存储上会非常低效。第二种方法被称为图卷积网络①(graph convolutional networks,GCNs)[8-10]。这种技术受到CNN在计算机视觉领域成功的启发。研究者从空间(spatial)和谱图(spectral)的角度重新定义了图数据的卷积表示。由于对GCN或者图神经网络(graph neural networks,GNN)的关注与日俱增,一些论文回顾并总结了现有的、基于图的网络以及他们在该领域的成就[4, 11, 12]。然而并不是所有的算法都适合网格结构,因为网格只是图结构的一种类型。举例来说,在一种网格(或流形,manifold)上学习的谱图卷积网络(spectral GCN)不能照搬到另一种网格上。这是各种谱图方法的主要局限之处[13]。在口腔领域[3],基于特征的深度神经网络(deep neural networks,DNN)可从3D数据中提取人工构建的几何特征并重建(reshape)为图像。将图像

---

① 图卷积网络是一种专门用于处理图结构数据的神经网络模型。它扩展了传统卷积神经网络(CNN)的能力,使其能够应用于非规则网格结构的数据。

用于多阶段 CNN 训练，以标记牙齿网格表面模型。然而，这样的 CNN 应用可能导致不稳定的分割，因为它忽视了输入的几何数据实际上是无序的(不同的组织形式会产生不同的"图像")。这就意味着仍需要一种更具有鲁棒性的方法。

近年来，一种名为 PointNet 的开创性的方法被用于端到端(end-to-end)的 3D 形状分析[14]。PointNet 直接使用原始几何数据(如点云的坐标和法向量)作为输入，学习平移不变的深度特征进行形状分类/分割，在效率和准确性方面都表现出色。Ko 等人[15]展示了基于 PointNet 的分割结果，由于 PointNet 忽略了局部的几何信息，故其结果不够精确。局部结构的有效建模对深度神经网络在细粒度(fine-grained)分割任务中的成功至关重要。此后，一些研究者提议通过包括上下文信息(contextual information)来扩展 PointNet[16, 17]。这些方法根据点的空间关系粗略地将其分为几个簇(clusters)。这种粗略的操作难以实现牙齿的细粒度分割，特别是考虑到每颗牙齿仅占整个牙齿表面网格模型的一小部分。

为了改进 PointNet 的主要局限性，Lian 等人[18, 19]提出了 MeshSegNet。这是一种端到端的深度神经网络，用于自动牙齿分割。MeshSegNet 是 PointNet 的扩展，它可以从原始牙齿网格数据中学习高级几何特征。本章将简要介绍深度学习，全面回顾 MeshSegNet 以及如何将其用于自动牙齿分割任务——从对牙齿网格模型的预处理到优化分割结果的后处理。

10.2　深度学习的背景知识

在监督学习中训练深度学习模型时，真正要做的是优化非线性模型的参数。一个训练有素的算法模型能从给定的数据中捕捉到普遍化趋势，并能够预测未见输入的相应结果。深度学习中会经常用到一些专业术语，在进一步讨论之前，先简要解释几个最重要的术语，以便于不太熟悉深度学习的读者能够很好地理解下面内容。

10.2.1　损失(成本)函数和度量

深度学习最简单的形式是一个优化问题，即寻找损失(成本)函数的最小值。损失函数将可能复杂系统的各种好的和坏的特性归结为一个单个数字，即标量值。此标量值允许对模型结果进行区分。简单地说，损失函数值最小的模型性能最佳。一个"好"的损失函数必须捕捉到问题的所有属性，因此选择损失函数可能会很具挑战性。另一个用于辅助模型排名和比较的指标称为度量(metric)。度量与损失函数非常相似，它通过将模型的预测结果与基准真实(ground-truth)进行比较来评估模型的质量。损失函数和度量之间的一个关键区别在于度量在优化过程中不发挥作用。也就是说，它们对训练损失函数的优化没有影响。此外，一个模型可以有多个度量，但只有一个损失函数(或多个损失函数的混合)。

10.2.2　训练集、验证集、测试集

在构建监督式机器学习任务的模型时，数据(即原始数据及其标签)必须分为三个子集，即训练集、验证集和测试集。训练集数据用于训练机器学习模型。训练数据集的大小取决于具体任务和样本的多样性。验证数据集用于定期评估模型，以确保模型的学习在数

据集上是泛化的，而不会过度拟合到训练数据上。如果"过拟合"，模型仅在训练集数据中精确预测，而不能良好泛化到未见数据上。训练过程同时涉及训练数据和验证数据。测试集用于评估训练模型的数据。测试数据集在训练过程中保持独立，仅用于测试模型在未见数据上的无偏倚性能。

10.2.3 轮次①(epoch)和批次②(batch)尺寸

训练集通常很大而无法一次性输入网络，因此训练数据被分为多个批次。批次可以定义为训练数据的均匀分割部分。一个轮次意味着每个批次(即整个训练数据集)都通过网络运行一次。例如，如果有一个包含 1000 个样本的数据集，它可以分为 10 个批次，每个批次中有 100 个样本。必须将全部 10 个批次在神经网络运行一遍才能完成一个轮次。

10.3 基于 MeshSegNet 的自动牙齿分割

牙颌模型的原始数据是由一组网格单元(即三角形)构成表面网格结构。每个单元由三个点和三条边组成，相邻的两个单元共享接触点和接触边。为了分割牙齿表面模型，建议标注每个单独的单元而不是每个点，因为一个点可能涉及多个不同类别的单元。为了表达牙齿的细节，牙颌模型通常使用大约 100000 个单元来表示其整个表面，即单颌牙弓。有时数据过大而无法存储和访问，尤其是在图形处理单元(GPU)内存中。因此，简化或所谓的"下采样"(down-sampling)是自动牙齿分割所必需的处理步骤。

10.3.1 预处理

10.3.1.1 简化

为了提高计算效率，牙齿网格的预处理需要进行网格简化。好的简化方法不仅要保留牙齿网格整个轮廓，还要保留细节特征。Xu 等人[3] 提出了一种边界-件(boundry-ware)简化方法。这里简单介绍一个开源工具包，即可视化工具包(the visualization toolkit, VTK)。它包含一个保留特征的网格简化函数 vtkQuadricDecimation。有关此功能的完整实现，请参阅 VTK 手册[20]。图 10.1 是一个举例，其中图 10.1(a)展示了从 iTero® Element 扫描仪获得的原始牙颌网格模型(http://www.itero.com)，图 10.1(b)展示了一个使用 VTK 函数简化的模型。

10.3.1.2 数据标注

在监督学习中，须在数据上标注标签，并建立机器学习模型来学习数据和标签之间的关系。在本节中，数据是牙齿网格模型，标签是牙齿网格的手动分割。原始牙齿模型通常是 STL(stereolithography)格式，并且没有特定的软件可以有效地在每个单元(即三角形)上

---

① 轮次是指在整个训练过程中，训练集中的所有样本被完整地遍历一遍的过程。
② 批次是指在模型训练过程中，每次迭代所处理的样本数量。在深度学习中，通常将数据集划分为多个 batch 进行训练，而不是一次性将整个数据集送入模型。

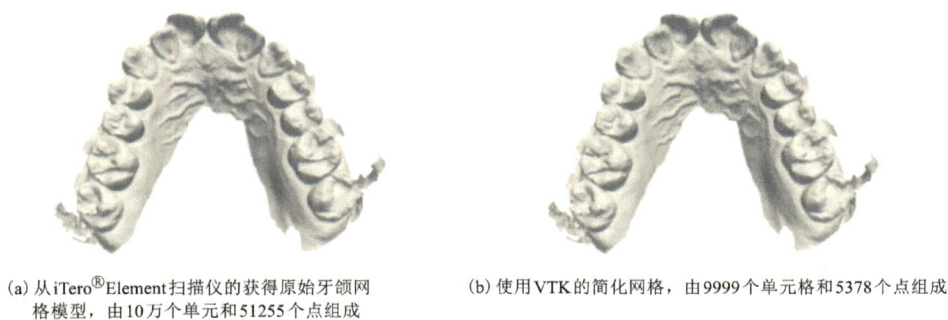

(a) 从 iTero®Element扫描仪的获得原始牙颌网
格模型，由10万个单元和51255个点组成

(b) 使用VTK的简化网格，由9999个单元格和5378个点组成

图 10.1　网格简化示例

分配标签。因此，笔者开发了一个图形用户界面（graphical user interface，GUI）程序 Mesh Labeler，它可以轻松地对牙颌模型进行标注。如有兴趣下载并学习如何使用该程序，请参阅其网站 https://github.com/Tai-Hsien/Mesh_Labeler。

10.3.1.3　数据增强

深度学习需要大量的数据来获得出色的性能。当样本数量不足时，数据增强技术是增加数据量的常用方法。在一些研究中[18, 19]，通过两种操作提高了数据量。首先，随机旋转、平移和缩放训练集和验证集中的每个 3D 牙齿网格模型。其次，从 14 颗牙齿中随机抽取 50%的牙齿单元（从左上 7 到右上 7，每颗牙齿 3.57%）和牙龈 50%的单元作为网络输入（共 6000 个单元）。这意味着在训练过程中，每个轮次输入的样本都是"不同的"。这两种操作的结合可以在很大程度上丰富训练集的数据量，也可以部分解决由于每颗牙齿只占整个牙齿表面的一小部分而造成的不平衡训练的难题。一个增强的数据集可以提高训练网络的泛化能力。

10.3.2　MeshSegNet

MeshSegNet 的网络架构如图 10.2 所示。对 MeshSegNet 中从输入层到输出层所有操作及其功能寻求深入描述的人来说，以下内容将有所帮助。如果想了解 PointNet 与 MeshSegNet 的比较概况，请翻阅 10.3.3.1 节部分。

在输入层中，原始的牙齿表面网格生成两种类型的输入数据：网格数据 F^0 和邻接矩阵 A_S 和 A_L。输入的大小为 $N \times 15$ 网格，数据 F^0 是原始网格表面数据的"部分数据"（参阅 10.3.1.3 节），N 是采样的网格单元（三角形）的数量。F^0 中的每个单元最初都由一个 15 维的行向量描述，包括了三个顶点的坐标（9 个单位，即每个顶点 X, Y, Z 分量），法向量（3 个单位，也就是 X, Y, Z 分量）和相对于整个表面（也就是整个网格的中心）的相对位置（3 个单位，也就是 X, Y, Z 分量）。输入的邻接矩阵 A_S 和 A_L 都是 $N \times N$ 邻接方阵，通过两个具有不同半径的邻接球计算得到（下标 S 和 L 分别代表小和大）。如果两个单元的中心点之间的距离比邻接球小，则邻接矩阵中的相应元素是 1，否则为 0。图 10.3（a）中展示了一个邻接矩阵的例子。在 MeshSegNet 中，邻接矩阵提供了在相应的欧几里得空间中任意两个单元之间的图连接。

如图 10.2 所示，MeshSegNet 包含了三个多层感知器（MLPs，即 MLP-1、MLP-2 和 MLP-3）、一个特征转换模块（feature transformer module，FTM）、两个图约束学习模块（graph-constrained learning modules，GLMs；即 GLM-1 和 GLM2）和一个最终的一维卷积层。MLP-1 包括了两个一维卷积层，均有 64 个通道。MLP-2 包括了三个一维卷积层，分别有 64 个、128 个和 512 个通道。MLP-3 包括了 4 个一维卷积层，分别有 256 个、256 个、128 个和 128 个通道。记 $\boldsymbol{F}^1 \in \mathbb{R}^{N \times 64}$ 作为 MLP-1 学习到的特征。FTM 根据 $\boldsymbol{F}^1$ 预测了一个 64×64 的转换矩阵 $\boldsymbol{T}$，并直接将特征矩阵更新为 $\widehat{\boldsymbol{F}}^1 = \boldsymbol{F}^1 \boldsymbol{T}$。为了学习 64×64 的特征转换矩阵 $\boldsymbol{T}$，FTM 使用了 6 个一维卷积层，分别有 64 个、128 个、512 个、256 个、128 个和 64^2 个通道。前 5 层中的每一层之后都是批量归一化（BN）和整流线性单元（ReLU）激活函数，而最后一层（没有 BN 和 ReLU）之后是张量改形（reshape）操作。

与最初的 PointNet 相比，MeshSegNet 有两个主要的创新，使其性能得到了进一步增强。第一个创新是由 GLM 实现的多尺度图约束学习。在 GLM-1 中，首先将基于图的融合操作（称为对称平均池化，symmetric average pooling，SAP）应用于 FTM（$\widehat{\boldsymbol{F}}^1 \in \mathbb{R}^{N \times 64}$）的输出，以将上下文信息（由相邻单元提供）传播到每个质心（centroid）单元上。由此得到的特征矩阵 $\widetilde{\boldsymbol{F}}^1 \in \mathbb{R}^{N \times 64}$ 编码局部几何上下文的具有形式如下：

$$\widetilde{\boldsymbol{F}}^1 = \left(\widetilde{D}_S^{-\frac{1}{2}} \widetilde{A}_S \widetilde{D}_S^{-\frac{1}{2}} \right) \widehat{\boldsymbol{F}}^1 \sim \left(\widetilde{D}_S^{-1} \widetilde{A}_S \right) \widehat{\boldsymbol{F}}^1 \tag{10.1}$$

式中：$\widetilde{A}_S = A_S + 1$ 表示具有自循环的邻接；$\widetilde{D}_S^{-\frac{1}{2}} \widetilde{A}_S \widetilde{D}_S^{-\frac{1}{2}}$ 分别表示对称正则化的邻接；$\widetilde{D}_S$ 表示对角度矩阵。图 10.3（b）和图 10.3（c）也分别说明了具有自循环和对角度矩阵的邻接矩阵。在实际中，$\widetilde{D}_S^{-1} \widetilde{A}_S$ 被用于替代 $\widetilde{D}_S^{-\frac{1}{2}} \widetilde{A}_S \widetilde{D}_S^{-\frac{1}{2}}$ 来减少计算。在 GLM-1 中进行 SAP 操作后，$\widetilde{\boldsymbol{F}}^1$ 和 $\widehat{\boldsymbol{F}}^1$ 被具有 32 个通道的共享权重的一维卷积层进一步压缩。然后将得到的特征矩阵跨通道串联，之后由另一个具有 64 个通道的一维卷积层进行融合。与 GLM-1 不同，GLM-2 扩大了感受野并学习了多尺度上下文特征。具体而言，与式（10.1）相似，来自 MLP-2 的 $N \times 512$ 的特征矩阵（称作 $\boldsymbol{F}^2 \in \mathbb{R}^{N \times 512}$）分别根据 A_S 和 A_L 由两个平行 SAP 处理。所得到的特征矩阵和 $\boldsymbol{F}^2$ 之后被具有 128 个通道的共享权重一维卷积层压缩，这些通道最终跨通道串联，然后由另一个具有 512 个通道的一维卷积层融合。这些 MLP 和 GLM 中所有的一维卷积层都要经过 BN 和 ReLU 操作。

第二个创新是将局部特征与全局特征紧密融合。与 PointNet 相似，全局最大池化①（global max pooling，GMP）被应用到 GLM-2 的输出来产生平移不变性的整体特征，旨在对整个牙齿网格表面的语义信息进行编码。与仅在单元/逐点特征和整体特征之间插入跳跃连接的 PointNet 不同，MeshSegNet 假设多尺度上下文特征（由中间 GLM 产生）可以提供额外的信息来全面描述网格单元。因此，MeshSegNet 将来自 FTM、GLM-1、GLM-2 和上采样

---

① 全局最大池化是卷积神经网络中常用的一种池化操作，它主要用于特征图的降维和特征提取。这种操作能够突出特征图中最显著的信息，在一定程度上减轻过拟合现象，并具有一定的空间不变性。

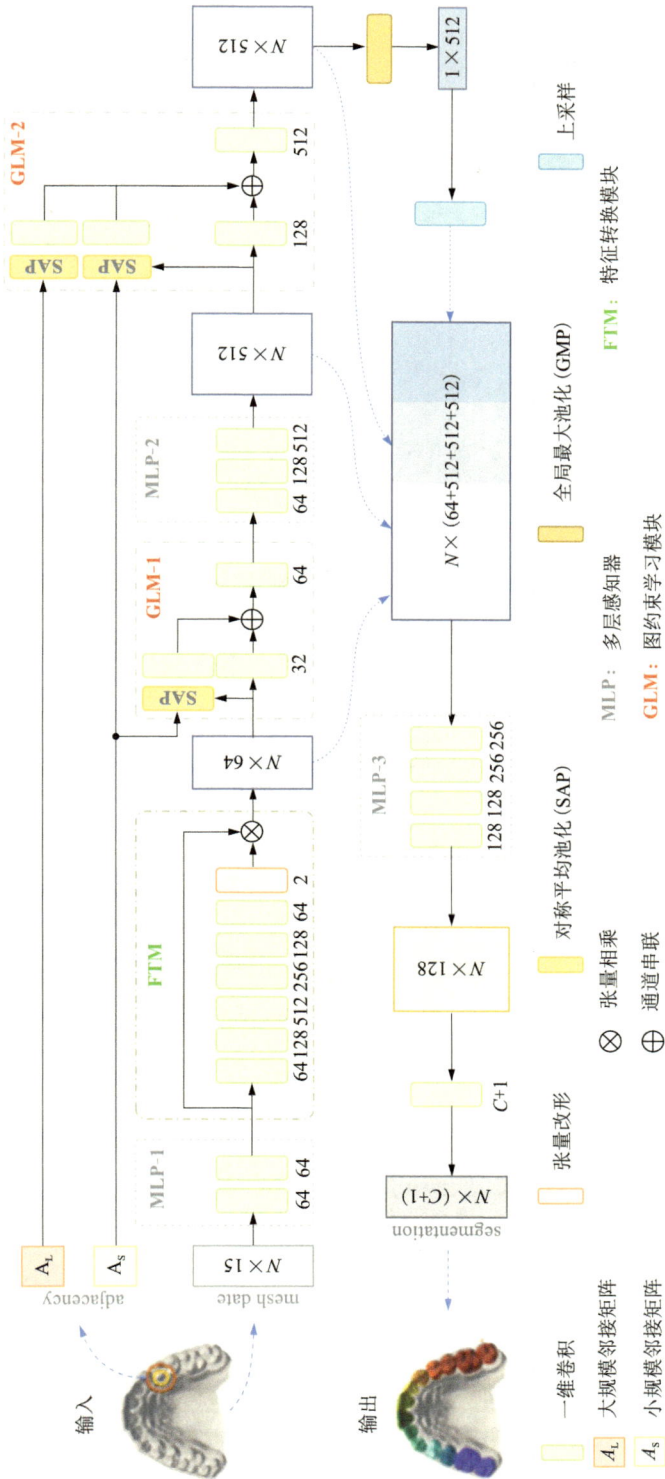

图10.2　MeshSegNet网络架构示意

注：该示意图是一种多尺度深度神经网络，用于学习3D牙齿表面端到端分割的高级几何特征。经Springer许可转载自参考文献［18］。

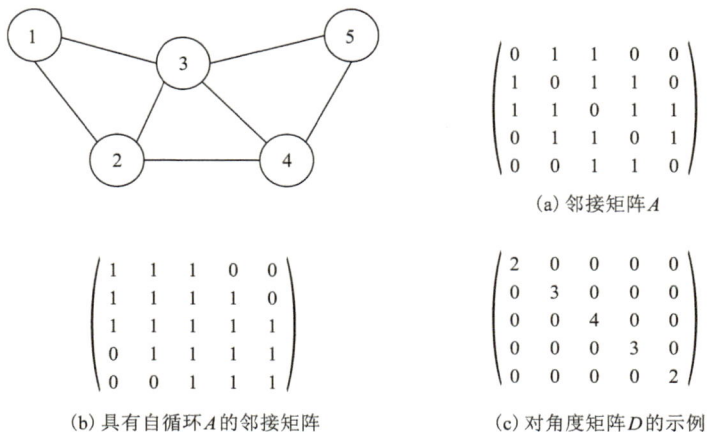

$$\begin{pmatrix} 0 & 1 & 1 & 0 & 0 \\ 1 & 0 & 1 & 1 & 0 \\ 1 & 1 & 0 & 1 & 1 \\ 0 & 1 & 1 & 0 & 1 \\ 0 & 0 & 1 & 1 & 0 \end{pmatrix}$$

(a) 邻接矩阵 A

$$\begin{pmatrix} 1 & 1 & 1 & 0 & 0 \\ 1 & 1 & 1 & 1 & 0 \\ 1 & 1 & 1 & 1 & 1 \\ 0 & 1 & 1 & 1 & 1 \\ 0 & 0 & 1 & 1 & 1 \end{pmatrix}$$

(b) 具有自循环 A 的邻接矩阵

$$\begin{pmatrix} 2 & 0 & 0 & 0 & 0 \\ 0 & 3 & 0 & 0 & 0 \\ 0 & 0 & 4 & 0 & 0 \\ 0 & 0 & 0 & 3 & 0 \\ 0 & 0 & 0 & 0 & 2 \end{pmatrix}$$

(c) 对角度矩阵 D 的示例

图 10.3 网格示例

GMP 的局部到全局特征密集地连接起来，然后通过 MLP-3 以生成一个 $N \times 128$ 的特征矩阵。基于该特征矩阵，使用输出层(具有 softmax 激活函数的一维卷积层)来预测 $N \times (N_T + 1)$ 概率矩阵，其中 N_T 和 1 分别代表了牙齿数量(在研究[18, 19]中 $N_T = 14$)和牙龈。在概率矩阵里，每一行表示相应单元属于某个特定类别的可能性。研究[18, 19]全面验证了 MeshSegNet 的这两项创新，并证明了它们能够显著提高网格分割过程的性能。

这里的实现方式与研究[18, 19]中描述的相同。通过使用基于 Keras(一种高级神经网络应用编程接口)Python 执行，并通过 Adam 优化器的变体[23]最小化广义 Dice 损失进行训练[22]：执行 200 轮次，批次的大小为 10。在这项任务中进行了三重交叉验证。原始的数据集由使用 iTero® Element 扫描获得的、来自不同患者的 20 个上颌牙齿网格模型组成。原始牙齿表面大约包含 100000 个网格单元。如简化一节中所述，这些网格单元被简化为 10000 个单元。14 颗牙齿的基准真实值分割是在简化的表面网格上手动标注的。

10.3.3　分割结果

分割结果采用三项指标来评估，包括 Dice 相似系数(Dice similarity coefficient，DSC)，灵敏度(sensitivity，SEN)和阳性预测值(positive predictionvalue，PPV)。这三项指标可以通过混淆矩阵来解释(见表 10.1)，其中预测阳性和阴性代表了基于机器学习系统的预测标签，而基准真实阳性和阴性代表真实标签。DSC 可以被表示为：

$$\mathrm{DSC} = \frac{2\mathrm{TP}}{(\mathrm{TP+FP}) + (\mathrm{TP+FN})} \tag{10.2}$$

式中：TP、FP、FN 代表真阳性、假阳性、假阴性。此外，SEN 和 PPV 是另外两种在图像分割中广泛使用的测量方法：

$$\mathrm{SEN} = \frac{\mathrm{TP}}{\mathrm{TP+FN}} \tag{10.3}$$

$$PPV = \frac{TP}{TP+FP} \tag{10.4}$$

DSC 表示预测结果和真实值之间的相似性，而 SEN 和 PPV 分别揭示了基于基准真实和预测中所有阳性结果以及预测阳性的概率。所有这三项指标范围都在 0 到 1 之间。较高的值对应于较高的预测精度。

表 10.1　混淆矩阵

指标	基准真实阳性	基准真实阴性
预测阳性	真阳性	假阳性
预测阴性	假阴性	真阴性

图 10.4 显示了在 PointNet、MeshSegNet 和基准真实之间的分割结果比较。此外，表 10.2 和图 10.5 分别给出了根据这三项指标对所有的牙齿和单个牙齿进行整体分割的结果。

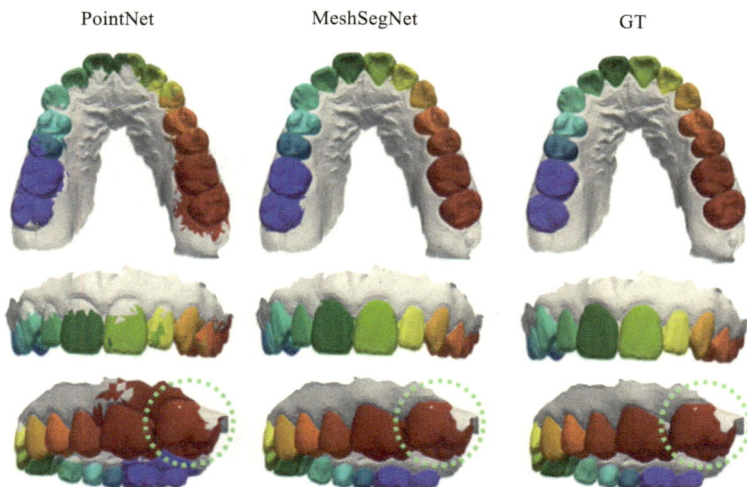

注：与 PointNet 相比，MeshSegNet 有效减少了磨牙分割中的假阳性和中切牙分割的假阴性情况，如前两行所示。
特别是 MeshSegNet，即使磨牙没有被 IOS 扫描完全，也能精确地分割磨牙，如第 3 行绿色圆圈所示。
经 Springer 授权转载自文献[18]。

图 10.4　比较 PointNet、MeshSegNet 和基准真实(GT)的分割结果

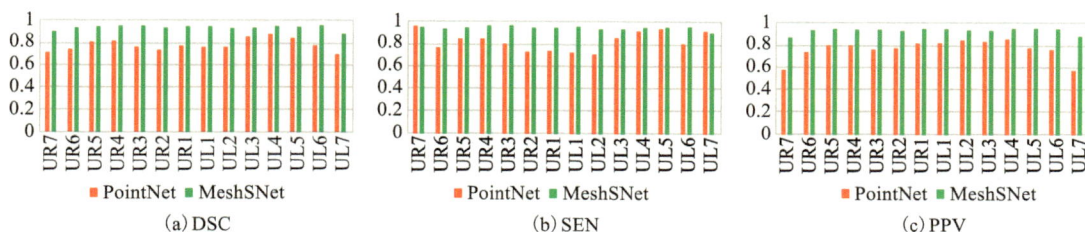

(a) DSC　　　　　　　(b) SEN　　　　　　　(c) PPV

注：经 Springer 授权转载自文献[18]。

图 10.5　根据三个评价指标(即 DSC、SEN 和 PPV)，在三重交叉验证下，
对 14 颗牙齿的分割结果(即 UR7 到 UL7)进行量化

表 10.2　根据 Dice 相似系数(DSC)、灵敏度(SEN)和阳性预测值(PPV),在三重交叉验证下,对所有牙齿的分割结果(平均值±标准差)进行量化。其中 p 表示 MeshSegNet 和 PointNet 之间统计学意义比较的 p 值

指标	PointNet	MeshSegNet
DSC	0.781 ± 0.134 $p = 1.6\times10^{-10}$	0.938 ± 0.060 N/A
SEN	0.828 ± 0.167 $p = 8.1\times10^{-7}$	0.946 ± 0.062 N/A
PPV	0.766 ± 0.163 $p = 6.1\times10^{-9}$	0.934 ± 0.077 N/A

注:N/A 不适用。经 Springer 授权转载自文献[18]。

10.3.3.1　分割结果对比

与最先进的 PointNet 方法相比,MeshSegNet 的结果明显更好。这表明 MeshSegNet 可以有效捕捉和利用局部几何上下文信息来提升分割性能。如图 10.4 和表 10.2 所示,MeshSegNet 方法从整体上具有更好的性能。通过配对 t 检验来研究 PointNet 和 MeshSegNet 之间的提升效果。三项指标的 p 值都很小(即 1.6×10^{-10}、8.1×10^{-7},和 6.1×10^{-9}),表明 MeshSegNet 的分割性能显著提升。此外,相比 PointNet,MeshSegNet 有效地减少了磨牙分割假阳性和中切牙分割中假阴性情况(图 10.4 前两行)。值得注意的是,MeshSegNet 更加精确地标注了磨牙,即使磨牙并没有完全被 IOS 扫描。(图 10.4 第 3 行绿色圆圈所示区域)。在 10.5 中所示的单个牙齿的分割结果与表 10.2 中总结的整体分割结果一致。在图 10.5 中可以看到,在所有牙齿上(即从 UR7 到 UL7)MeshSegNet 的 DSC 值均优于 PointNet。这些结果进一步验证了 MeshSegNet 在 3D 牙齿表面上自动牙齿分割任务中的有效性。值得注意的是,与 PointNet 相比,对于磨牙分割(例如 UR7 和 UL7),MeshSegNet 带来的改进相对更加显著。举例来说,在分割 UR7 时,MeshSegNet 将 DSC 从 0.711 提升到了 0.900(p 值$<10^{-4}$),并且将 PPV 从 0.575 提升到了 0.867(p 值$<10^{-6}$)。需要注意的是,分割磨牙是一项非常具有挑战性的任务,因为它位于口内深部区域,可能无法完整地被扫描到。这些结果进一步表明 MeshSegNet 方法的鲁棒性。图 10.4 中视觉评估和表 10.2、图 10.5 中的定量评估表明,MeshSegNet 在牙齿表面的自动标注工作中有很大的应用前景。

10.3.4　后处理

尽管 MeshSegNet 提供了准确的牙齿分割结果(相对于基准真实约为 93%),但它在临床实际中的应用仍难令人满意。另外,目前的分割任务仍然是在简化的牙齿网格模型上进行的。这就需要对简化分辨率和原始分辨率之间的分割结果进行转化。对于想深入了解详细内容的读者,下文大致描述了实现这些目标的两项后处理流程。其他读者也可直接关注结论一节。

10.3.4.1　标签细化

Xu 等人[3]采用了由 Boykov 等人[24, 25]提出的多标签图切割(graph cuts)方法,从他们的深度学习系统中细化牙齿分割结果。在多标签图切割方法中,用于最小化的能量表示为:

$$E(L) = \sum_{i \in F} D(p_i, l_i) + \lambda \sum_{(i,j) \in N} V(p_i, p_j, l_i, l_j) \tag{10.5}$$

式中:单元 i 表示在 pi 的概率下被预测模型标注为 l_i;D 表示惩罚函数,定义为 $D(p_i, l_i) = -\log(p_i(l_i))$;$V$ 表示相互作用势(interation potential);N 表示所有相邻点对的集合;λ 表示一个非负常数。相互作用势 V 为:

$$V(p_i, p_j, l_i, l_j) = \begin{cases} 0, & l_i = l_j \\ -\log\left(\dfrac{\theta_{ij}}{\pi}\right)\phi_{ij}, & l_i \neq l_j,\ \theta_{ij}\ \text{is concave} \\ -\beta_{ij}\log\left(\dfrac{\theta_{ij}}{\pi}\right)\phi_{ij}, & l_i \neq l_j,\ \theta_{ij}\ \text{is convex} \end{cases} \tag{10.6}$$

式中:$\beta_{ij} = 1 + |\hat{n_i} \cdot \hat{n_j}|$;$\varphi_{ij} = |c_i - c_j|$;$\hat{n_i}$ 和 c_i 分别表示单元 i 的法向量和重心;θ_{ij} 表示单元 i 和单元 j 的二面角。标签细化/优化问题可以通过最小化等式 10.5 实现。另外,式(10.6)加强优化以支持凹形,适用于边界部位(比如牙齿-牙龈和牙齿-牙齿)通常为凹形的牙齿模型。

Xu 等人[3]提出了非负常数 λ 取值为 20 和 100 时分别适用于牙齿-牙龈和牙齿之间的边界部位。笔者使用了 $\lambda = 70$ 来优化 MeshSegNet 在简化网格上的分割结果,如图 10.6 所示。将标签细化过程应用于图 10.6(a)所示的未细化牙齿网格后,不难看出,大部分错误的预测标签被修正[图 10.6(b)]。此外,这些分割结果与基准真实非常接近[图 10.6(c)]。DSC,SEN 和 PPV 显著提升,分别达到了 0.987±0.003、0.992±0.002 和 0.984±0.005,这表明多标签图切割算法有效地优化了牙齿分割结果。

10.3.4.2　标签映射

上述讨论的方法将准确的牙齿分割结果转移到简化的网格上。最后一步是将分割结果映射回具有原始分辨率的同一网格上。在不同分辨率的网格上映射标签的目的是基于单个简化网格中的所有单元和标签来训练模型。然后,该模型可以预测原始网格上的标签。与 MeshSegNet 使用来自不同患者的多个网格来训练一个模型不同,每个患者都有自己的映射模型。由于两个网格都来自同一个患者,这种想法与"过拟合"相似,但是对于标签映射任务是非常完美的。

用于分类的 K 近邻算法(K-nearest neighbors,κ-NN)是实现这个目标最简单的方法。K 近邻算法是一种懒惰学习方法(lazy learning),它不尝试去"学习"模型,而是简单地存储训练数据。原始的 K-NN 分类规则通过训练池中 k 个(例如 $k = 3$)近邻进行简单多数投票来对给定样本进行预测。支持向量器(SVM)是用于映射任务的一种先进的候选方法。SVM 学习最优分离(即最大边缘)超平面,使该超平面可以将新样本划分成不同的类别。K-NN 和 SVM 都有多个版本(比如 SVM 的非线性核),但是它们对结果的影响不敏感。使用 Python

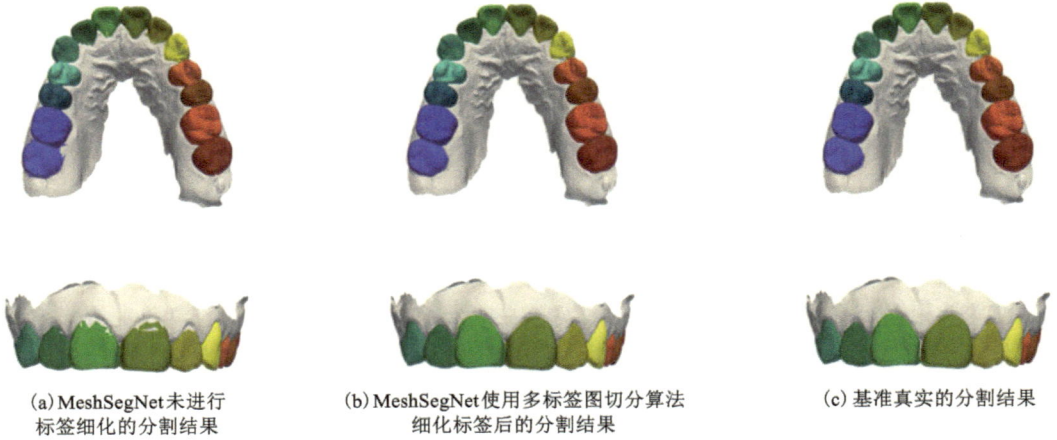

(a)MeshSegNet未进行
标签细化的分割结果

(b)MeshSegNet使用多标签图切分算法
细化标签后的分割结果

(c)基准真实的分割结果

图 10.6　使用 $\lambda = 70$ 优化 MeshSegNet 在简化网格上的分割结果

包 scikit-learn（scikit-learn. org/stable/）可以轻松实现 K-NN 和 SVM。

图 10.7(a)～图 10.7(c)分别显示了在简化网格上分割、使用 K-NN($K=3$)在原始网格上分割以及使用具有径向基函数(radial basis function, RBF)内核的 SVM 在原始网格分割中的结果。使用 Intel® i7-7820X 处理器，K-NN 和 SVM 的处理时间分别是 0. 90 秒和 42. 29 秒。然而，与 K-NN 的结果相比，带有 RBF 内核的 SVM 表现出略好的结果。

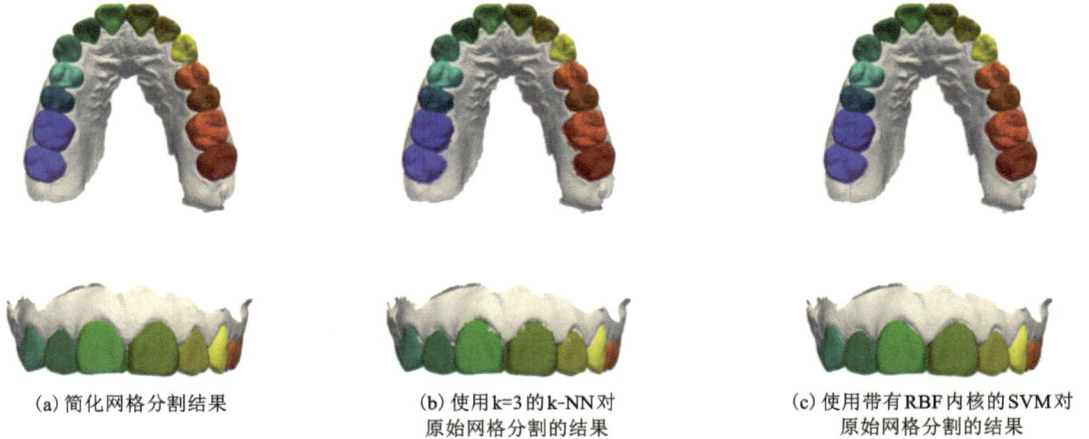

(a)简化网格分割结果

(b)使用k=3的k-NN对
原始网格分割的结果

(c)使用带有RBF内核的SVM对
原始网格分割的结果

图 10.7　简化网格分割及原始网格分割的结果

10.4　结论

CAD/CAM 在现代口腔医学，特别是正畸学之中发挥了重要作用。本章介绍了一种在 3D 牙齿模型上进行牙齿自动分割的方法。由于不同患者的牙齿差异很大，牙齿自动分割是一项很困难的任务。尽管存在几种牙齿分割的方法，但大多数方法要么费力，要么无法提供必要的精度。近年来，机器/深度学习在多种不同类型的图像中（例如 2D、3D 图像和照片）展现出了令人印象深刻的性能。还全面地回顾了一种深度学习方法 MeshSegNet，用于实现从预处理到后处理的牙齿自动分割。使用 MeshSegNet 分割结果的 Dice 相似系数为 0.938 ± 0.006，经过细化处理后甚至达到了 0.987 ± 0.003。尽管本章仅介绍了牙齿分割任务，但用于自动检测标志点（例如接触点）的 MeshSegNet 变体在将来也会被开发出来，并在未来更先进的 CAD/CAM 系统中发挥关键作用。

参考文献

［1］ MARTIN C B, CHALMERS E V, MCINTYRE G T, et al. Orthodontic scanners: what's available? ［J］. J Orthod, 2015, 42: 136-143.

［2］ LIAO S, LIU S, ZOU B, et al. Automatic tooth segmenta-tion of dental mesh based on harmonic fields ［J］. Biomed Res Int, 2015: 187173.

［3］ XU X, LIU C, ZHENG Y. 3D tooth segmentation and labeling using deep convolutional neural networks ［J］. IEEE Trans Vis Comput Graph, 2019, 25: 2336-2348.

［4］ BRONSTEIN M M, BRUNA J, LECUN Y, et al. Geometric deep learning: going beyond Euclidean data ［J］. IEEE Signal Process Mag, 2017, 34: 18-42.

［5］ MATURANA D, SCHERER S. VoxNet: A 3D Convolutional Neural Network for real-time object recognition［C］//2015 IEEE/RSJ International Conference on Intelligent Robots and Systems (IROS), 2015: 922-928.

［6］ WU Z, SONG S, KHOSLA A, et al. 3D ShapeNets: a deep representation for volumetric shapes［C］// 2015IEEE Conference on Computer Vision and Pattern Recognition (CVPR), 2015: 1912-1920.

［7］ QI C R, SU H, NIEBNER M, et al. Volumetric and multi-view CNNs for object classification on 3D Data ［C］//2016IEEE Conference on Computer Vision and Pattern Recognition (CVPR), 2016: 5648-5656.

［8］ BRUNA J, ZAREMBA W, SZLAM A, et al. Spectral networks and locally connected networks on graphs, 2013［J］. arXiv Prepr arXiv13126203.

［9］ DEFFERRARD M, BRESSON X, VANDERGHEYNST P. Convolutional neural networks on graphs with fast localized spectral filtering ［C］//Advances in neural information processing systems, 2016: 3844 -3852.

［10］ KIPF T N, WELLING M. Semi-supervised classification with graph convolutional networks, 2016 ［J］. arXiv Prepr arXiv160902907.

［11］ WU Z, PAN S, CHEN F, et al. A comprehensive survey on graph neural networks, 2019［J］. arXiv Prepr arXiv190100596.

［12］ ZHOU J, CUI G, ZHANG Z, et al. Graph neural networks: a review of methods and applications, 2018［J］. eprint arXiv: 1812. 08434arXiv: 1812. 08434.

［13］ MONTI F, BOSCAINI D, MASCI J, et al. Geometric deep learning on graphs and manifolds using mix-ture model CNNs, 2016［J］. eprint arXiv: 1611. 08402arXiv: 1611. 08402.

［14］ QI C R, SU H, MO K, et al. PointNet: deep learning on point sets for 3D classification and segmentation, 2016［J］. eprint arXiv: 1612. 00593arXiv: 1612. 00593.

［15］ KO C-C, TANIKAWA C, WU T-H, et al. Machine learning in orthodontics: application review ［J］. Moyers Symp under revi, 2019.

［16］ HUANG Q, WANG W, NEUMANN U. Recurrent slice networks for 3D segmentation of point clouds, 2018［J］. eprint arXiv: 1802.04402.

［17］ QI C R, YI L, SU H, et al. Pointnet++: Deep hierarchical feature learning on point sets in a metric space ［C］//Advances in neural information processing systems, 2017: 5099-5108.

［18］ LIAN C, WANG L, WU T-H, et al. MeshSNet: deep multi-scale mesh feature learning for end-to-end tooth labeling on 3D dental surfaces BT-Medical Image Computing and Computer Assisted Intervention-MICCAI 2019［C］//Shen D, Liu T, Peters TM, et al. MICCAI 2019. Cham: Springer, 2019: 837-845.

［19］ LIAN C, WANG L, WU T, et al. Deep multi-scale mesh feature learning for automated labeling of raw dental surfaces from 3D intraoral scanners［J］. IEEE Trans Med Imaging, 2020, 39: 2440-2450.

［20］ SCHROEDER W J, LORENSEN B, MARTIN K. The visualization toolkit: An object-oriented approach to 3D graphics［M］. Kitware, 2004.

［21］ GARDNER M W, DORLING S R. Artificial neural net-works (the multilayer perceptron) —— A review of applications in the atmospheric sciences［J］. Atmos Environ, 1998, 32: 2627-2636.

［22］ SUDRE C H, LI W, VERCAUTEREN T, et al. Generalised dice overlap as a deep learning loss function for highly unbalanced segmentations BT-deep learning in medical image analysis and multimodal learning for clinical decision support［C］//Cardoso M J, Arbel T, Carneiro G, et al. Cham: Springer, 2017: 240-248.

［23］ REDDI S J, KALE S, KUMAR S. On the convergence of adam and beyond, 2019［J］. eprint arXiv: 1904.09237arXiv: 1904.09237.

［24］ BOYKOV Y, VEKSLER O, ZABIH R. Fast approximate energy minimization via graph cuts ［C］// Proceedings of the seventh IEEE international conference on computer vision, 1999, 1: 377-384.

［25］ BOYKOV Y, KOLMOGOROV V. An experimental comparison of min-cut/max-flow algorithms for energy minimization in vision［J］. IEEE Trans Pattern Anal Mach Intell, 2004, 26: 1124-1137.

第十一章
机器学习在疗效评估中的应用

Shankar Rengasamy Venugopalan, Mohammed H. Elnagar, Deepti S. Karhade, Veerasathpurush Allareddy

11.1　引言

近年来，数据的体量显著增加，主要原因包括：可获得的数据来源增加，纸质病历电子信息化，虚拟存储能力增加，以及极快处理速度计算机的普及[1]。内科与外科专业一直处于应用人工智能分析策略的前沿，利用"大数据"的优势，根据个体患者需要实现个性化医疗干预并评估其疗效[2-4]。从整体来看，医疗保健取得了巨大的进步，同时降低了实施医疗措施的成本。与内科和外科手术专业一样，在口腔医学领域，人工智能技术在评估临床治疗效果中的应用也取得了长足的进步。机器学习成为被广泛应用于分析电子健康记录系统的人工智能技术之一。在接下来的小节中，将对机器学习，以及如何运用这一技术评估治疗效果进行概述；将特别聚焦于颅颌面基因组学和影像相关结果方面的新进展。

11.2　机器学习概述

机器学习是一种科学学科，旨在模仿人类智能使计算机利用已有数据对未来数据进行

＊　S. R. Venugopalan
　　美国爱荷华州立大学牙科学院和牙科诊所
　　M. H. Elnagar
　　美国伊利诺伊大学芝加哥分校牙科学院
　　D. S. Karhade
　　美国北卡罗来纳大学教堂山分校亚当斯牙科学院
　　V. Allareddy
　　美国伊利诺伊州芝加哥大学牙科学正畸学系主任
　　电子邮件：sath@uic.edu
　　Springer Nature Switzerland AG2021
　　C.-C. Ko et al.（eds.）, *Machine Learning in Dentistry*,
　　https://doi.org/10.1007/978-3-030-71881-7_11

预测。作为大数据时代的主力军,机器学习的应用为医学、工程、金融、娱乐以及计算生物学等领域带来了革命性的改变[5]。机器学习可分为两大类:有监督和无监督机器学习。有监督学习通过将输入纳入至已知分类建立模型,而无监督学习可推断模式和揭示未标注训练数据集的深层结构。

11.2.1　有监督机器学习

有监督机器学习是一种利用输入变量的关键标志特征对机器学习算法进行训练,并运用该算法预测结果的处理过程。如果结果是一个连续变量,那么所得到的是回归模型。如果有监督学习问题由离散的类组成,那么为分类模型。支持向量机(support vector machine, SVM)是一种功能强大的模型,可通过解决约束二次优化问题从结构上处理二进制问题[6]。SVM 通过将数据映射在一个高维度空间来进行工作,这样,数据点即使以非线性形式存在,也可以被归类。通过创建一个超平面,高维度空间内的一条直线可以将两个不同的类分开来,SVM 可以根据不同的特征向量来预测数据标签[7]。SVM 可用于识别信用卡欺诈活动,分类微阵列基因表达谱,以及识别手写数字[8]。

逻辑回归,决策树(decision trees, DT),以及人工神经网络(artificial neural networks, ANN)都会产生一个类别标签和被归于一个类别的可能性[9]。当一个或更多独立变量决定一个二分结果时,应进行逻辑回归。在寻找描述独立变量集如何影响二分结果变量的最佳拟合线的过程中,逻辑回归可以生成回归系数,并预测所关注特性存在和缺失可能性的 logit 变换。

决策树是将数据集归类到一个倒置树结构中,是一种有效处理大量复杂数据集而无须参数化结构的方法[10]。决策树根据一系列可以回答"是"或"否"的问题对数据进行归类,每个内部节点都会指向一个代表"是"或"否"的子节点。如此一来,每个问题都可被表示为自根或最顶端节点开始到叶节点的层次结构,其中叶节点代表 DT 中的末端节点(无子节点)[11]。决策树可以最大化数据的分类,并且相较于其他机器学习的方法,决策树会产生更易于理解的规则,而不是像黑盒子一样工作,因此在医学领域被广泛应用[9, 12]。例如,决策树可以被用来根据患者的症状诊断其所患的疾病[10]。随机森林方法是众多决策树的集合,其中的每一个决策树都是一个标准的分类或回归树(classification or regression tree, CART)。相比于单个决策树,随机森林方法可以达到减小方差的效果[13]。这是一个"集成学习①"的例子。每个树都用 CART 构建,并通过减少基尼不纯度②(Gini impurity)来确定如何拆分数据。随机森林因其捕捉预测因素和效应间非线性关联的能力,常被用于多组学数据的分析[14]。

人工神经网络(artificial neural networks, ANN)是一种用于分类计算机模型,由几个并行运行的高度互联的神经元组成[9]。ANN 的结构模仿人脑。人工神经网络分层构造,包

---

① 集成学习是一种机器学习的方法,通过组合多个模型的预测结果来寻求更好的预测性能。主要用于改善模型的分类、预测、函数逼近等性能,或者减少选择不佳模型的可能性。

② 基尼不纯度是用于构建决策树的一种度量,用于确定数据集的特征应如何分割节点以形成树。它是数据集的不纯度的度量,介于 0 到 0.5 之间。它表示如果根据数据集中的类分布随机给出一个类标签,新的随机数据被错误分类的可能性。

含一个输入层，几个中间隐藏层和一个输出层。每层由数个互连节点组成。与神经元类似，节点包含激活函数，可以将各节点的输出在层内进行转换。反向传播神经网络经历有监督学习过程，允许输出流的正向激活和权值调整的反向传播。ANN 最初通过随机赋予权值来猜测可能的模式。随后，算法根据预测结果与真实结果的关联，来相应地调整连接权值，以此来进行更成功的预测[9]。

11.2.2　无监督机器学习

无监督机器学习被用于识别数据集中自然发生的模式[15]。聚类①是一种常用于生物信息学的技术，可以将数据有序地归类。例如，K-means②算法给出不同 K 值的类，将数据根据 K 值聚类，使得类中的每个数据的值比任何其他数据更为接近其聚类的均值。与之相对地，层次聚类通常用于数据集内未检出不同聚类的情况。在进行层次聚类的过程中，需要进行多轮聚类，每一轮中不同的类被合并或分开。其他种类的无监督机器学习包括异常值检测、降维、以及分位数估计[16]。半监督机器学习介于有监督和无监督机器学习之间，在标记数据稀少或获取成本过高的情况时尤其有用[16]。这类模型包括：自我训练，半监督支持向量机，以及混合模型[17]。

11.3　机器学习应用于颅颌面基因组学

颅颌面发育是一个受到严格的遗传和表观遗传调控的复杂过程，其中涉及细胞增殖、分化以及它们在时间和空间上的相互作用[18]。基因表达的过程主宰着胚胎的发育或内稳态，它起始于从 DNA 转录为 mRNA 的复杂的信号级联。转录出的 mRNA 被拼接，加工并翻译为蛋白质，由此执行细胞的功能。表观遗传调控，如 DNA 中胞嘧啶残基的甲基化或组蛋白的翻译后修饰，为基因表达的过程增加了一层复杂度。另外，小 RNA 分子，如微RNA 和长链非编码 RNA 等，可微调基因表达并使基因调控网络高度复杂化。在这一高度协调的过程中，任何异常都会导致发育过程偏离正常轨迹。根据其程度可能表现为简单的变异或是严重的发育缺陷。在下一代测序技术出现之前，识别先天缺陷相关基因需要临床医师和科研工作者们数十年的共同努力。然而，解码人类基因组使得测序技术突飞猛进，将测序的成本从 2007 年的 10000000 美元大幅降低至 2015 年的 1500 美元[19]。测序成本的大幅降低极大增强了研究者通过全基因组关联研究识别群体变异、先天缺陷以及遗传病相关基因的能力。

高通量"组学"技术使得研究者可以将外周血、全唾液、活检组织，或从人类受试者分离出的单个细胞作为研究对象，使得"精准医学"成为可能。目前高通量基因组学（全基因组或外显子组测序）、转录组学（RNA 测序）、表观基因组学（亚硫酸盐测序；染色质免疫共

---

① 聚类是机器学习中的一种技术，它将相似的数据点分组在一起。聚类算法扫描未标记的数据集，并根据数据点的特征将它们分类和分组。这有助于发现数据中的模式和结构，以及进行无监督学习。
② K-means 是一种常用的无监督机器学习算法，用于将数据点聚类成不同的簇。K-means 算法识别 k 个质心，然后将每个数据点分配到最近的簇，同时尽量保持质心尽可能小。

沉淀测序），以及蛋白质组学（质谱分析）等工具让研究者可以在多维角度研究复杂的基因调控网络[20-24]。这些技术产生大体量的数据，且通常需要复杂的计算机工具来分析这些大数据集。机器学习算法是人工智能的一种形式，其最新进展为研究者带来了一个分析高通量"组学"数据，并从这些数据集产出有意义信息的契机[25]。

在基因组学领域，机器学习策略在识别基因变异和建立表现型–基因型相关性的过程中扮演着重要角色[26]。在全基因组分析和外显子组测序数据分析中的一些重要挑战是区分一般基因变异和致病突变，并预测非编码变异的影响。深度神经网络机器学习算法在解决这类难题方面已经取得了重要进展。在最近的报道中，Sundaram 等人[27]指出，通过应用非人灵长类的常见错义突变，深度神经网络被训练用于识别患者罕见病的致病突变，可达到 88% 的准确率。基于深度学习的算法 DeepSEA，可以预测非编码变异的影响[28]。另外，利用深度学习算法可以进行高通量功能分析和群体基因组数据，以解决复杂基因组序列区域[29]。

在行使正常细胞功能时，有些蛋白通过识别目标序列结合在 DNA 和（或）RNA 上。机器学习算法（DeepBind）在预测结合在 DNA 和 RNA 上的蛋白序列特异性方面取得了重要进展[30]。在正常胚胎发育过程中，为细胞分化正常进行，增强子区域与启动子区域需要发生相互作用。采用一种新型自然语言处理计算框架 EP2vec，可以预测增强子—启动子交互作用，极大地增强了研究者对健康与疾病的基因调控的理解[31]。此外，这些算法可以将基因组、转录组、表观基因组，以及蛋白质组的数据集整合起来，进而深入理解生物学机制[32]。表观遗传修饰，如 DNA 甲基化，在正常发育与疾病发生中起重要作用。最近的研究进展允许在单细胞分辨率下识别 DNA 甲基化。诸如 DeepCpG 等深度神经网络机器学习算法可以对单细胞的甲基化数据进行分析并作出准确预测[33, 34]。

11.4 机器学习工具

在过去几十年中，已经涌现出了许多可用于学术和工业应用的机器学习工具和库。例如，Microsoft Excel 就是一个多用途工具，功能不限于数值计算、数据分析和可视化。IBM SPSS 是一个菜单驱动的统计分析软件，内置统计计算、数据挖掘和可视化预测模型等功能。Microsoft Excel 更适合简单、小规模数据的统计分析，无须编程基础，且易于使用[35]。另一个统计分析软件 Stata，在用户友好度和对使用者单纯编码知识要求上介于 SPSS 与 R，以及 SAS 与 Python 之间。MATLAB 是由 MathWorks 开发的一种包含标准软件库的计算环境和编程语言，同时还有可额外购买的附加功能。与 MATLAB 不同，R 和 Python 都是开源的免费统计软件，常用于大型数据的处理。Python 是最容易上手学习的程序语言之一，包含数个科学软件库。如可以处理数据并进行时间序列分析的 Pandas，以及用于数值和统计计算的 NumPy/SciPy[35]。最后，统计工具 R，具有高度灵活性以及几乎无可比拟的分析能力[35]。因为它主要为企业所用。它的强大在于其分析能力，而不是其输出的易读性。对于 R 和 Python，都有大量的开源编码可供用户在初期进行有难度的数据分析时使用。

11.5　应用机器学习进行图像及相关效果的评估

治疗效果的评估需要多种类型图像的分析，如：核磁图像（magnetic resonance image，MRI），计算机体层图像（computed tomography，CT），头颅侧位片，曲面体层，根尖片，锥形束计算机体层图像（cone beam computed tomography，CBCT），三维面部扫描，以及三维数字牙列模型。医学和口腔影像分析耗时且需要由训练有素的专家（通常是口腔颌面放射科医师）来进行。分析、诊断和评估治疗效果需要多个图像处理步骤。有些图像处理过程包括图像定向、解剖标志点数字化、分割，以及数据提取。近年来，应用机器学习技术评估医学和口腔影像引起了研究者的很大兴趣[36, 37]。机器学习正被越来越多地用于帮助医师解读医学影像的发现和降低解读影像信息的时间成本[38]。

11.5.1　二维头颅侧位片

在正畸诊断、治疗计划和评估治疗结束结果时，头颅侧位片是不可或缺的工具。在头颅侧位片上识别解剖标志点是解读头影测量的第一步。基于线性和角度测量相结合的多种头影分析法已经开发出来[39]。手动头影测量分析通常非常耗时，且需要由经过良好训练的专家来进行。更重要的是，手工头影测量评估存在显著的观察者间变异[40]。过去十年中，研究者们在开发自动化计算机系统用于解剖标志点检测和头影测量分析方面做出了多项尝试[41-43]。然而，由于处理过程的复杂性，所开发出的方法的性能不足以替代手工数字化[44]。随着机器学习技术的最新进展，已经引入了更多更有前景的系统。Lindner等报道了用于头影测量标志点识别和骨性畸形分类的全自动解剖标志点标注（fully automatic landmark annotation，FALA）系统[44]。FALA系统应用随机森林回归投票（Random Foresc reqnession voting，RFRV）来检测颅骨的位置、大小和方向，使用约束局部模型框架（constrained local model framework，CLM）来定位标志点，可以在24秒内定位19个标志点。总体平均点对点误差为2.2±0.03 mm（图11.1）。

Arik等[45]提出了一种全自动框架用于头影测量分析，应用了被称为卷积神经网络（convolutional neural networks，CNN）的深度学习技术。CNNs是受生物体启发而发展出的多层感知类型的深度机器学习技术的变体。它们通过强加局部连接模式来利用空间局部相关性，在图像处理和识别中非常有效[45]。CNNs在图像处理方面的应用非常广泛，但缺点是需要丰富充足的数据用于训练[46]。

2019年，Kunz等人[47]通过定制的CNN深度学习算法创建了一种自动头颅侧位片分析模型。该训练数据集由1792张不同的头影测量图像组成，均由经验丰富的检查人员进行数字化标记。为了评估算法的性能，每位检查者对50张头侧片进行了12个常用的正畸学相关测量指标的分析，而这些头侧片并不是CNN训练数据的一部分（图11.2）。研究人员构建了一种算法，能够在几分之一秒内对一张新的头侧片进行头影测量分析并获得与有经验的人类检查者相当的精确度。

11.5.2　3D头颅影像

标准的二维头颅侧位片具有很多局限性，比如它将一个高度复杂的三维头颅投影到二

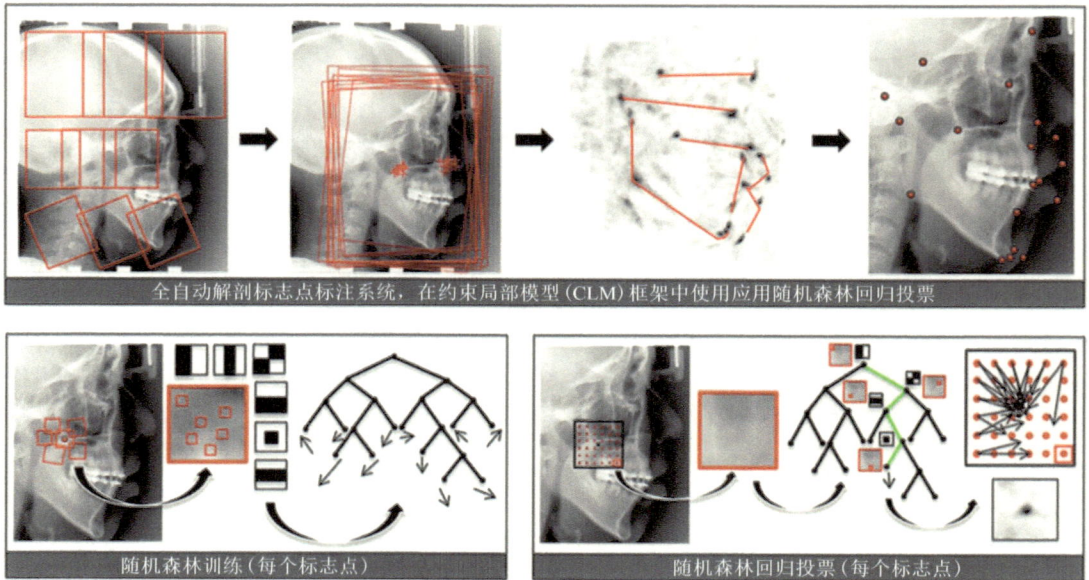

图 11.1　FALA 系统[44]

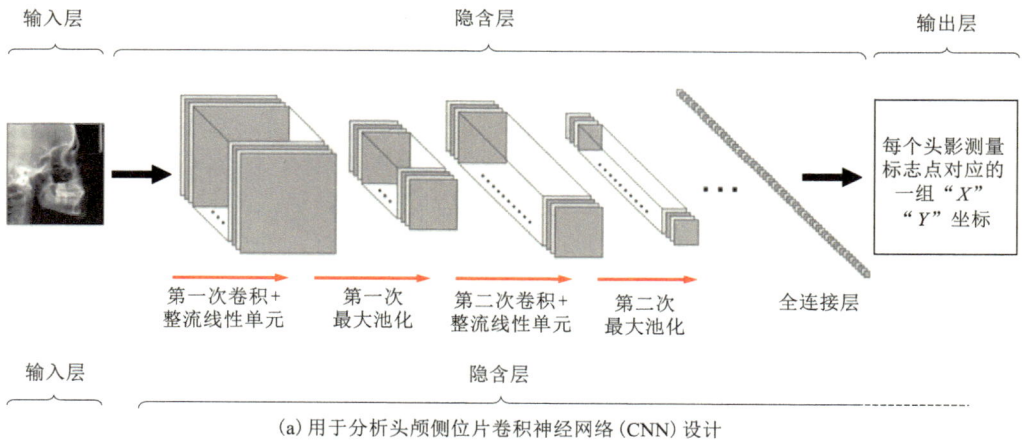

(a)用于分析头颅侧位片卷积神经网络(CNN)设计

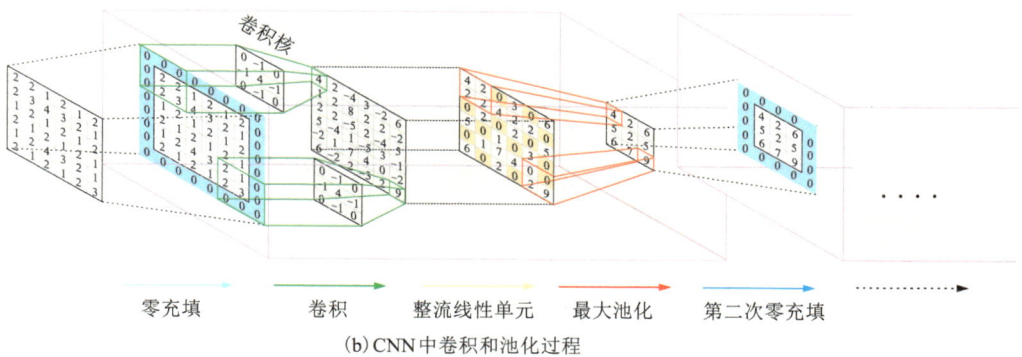

(b)CNN中卷积和池化过程

图 11.2　用于分析头颅侧位片卷积神经网络(CNN)设计的图解与 CNN 中卷积和池化过程[47]

维平面，会导致很多结构重叠。除此以外，在图像采集过程中的头位变化以及放射影像的变形会使得左右两侧结构轮廓无法完美重叠[48]。使用计算机断层（CT）和锥形束 CT（CBCT）获得的三维头影测量分析开始流行起来，因为它们克服了传统二维放射检查的局限性。此外，当患者存在面部不对称性或者需要进行正颌手术时，这种分析方法尤其有益。开发基于自动机器学习方法的三维头影测量分析框架极具挑战性。这包含多重原因：三维体积数据具有更多的参数；需要密集的计算资源；具有更大的计算复杂度[49]。Lee 等人[49]基于阴影 2D 图像的机器学习策略，提出了一种自动 3D 头影测量定点系统。它利用了多个包含 x 维颅骨表面 3D 几何形态的 2D 图像，其中 x 表示 3D 体积数据[49]。用 2D 图像表示 3D 图像不仅可以使用相对较小的数据量进行学习，还可以解决内存不足的问题。然而，该研究只能定位七个标志点。

11.5.3　CBCT 和 CT 的自动分割

精准的 CBCT 和 CT 自动分割对于种植手术、正畸/正颌外科的诊断、治疗设计以及疗效评估和牙科法医学都有十分必要。CBCT 分割包括牙齿、骨组织以及软组织的分割。手动的分割过程十分耗时（图 11.3~图 11.5）。自动分割可以极大程度有益于临床医生与研究者的工作。但是，利用数学模型在 CBCT 图像数据上进行颌骨分割是具有挑战性的，原因如下：牙齿通常和骨组织的密度相似；一些解剖结构外观具有很大的个体变异；不一致的手动分割标记会给训练模型造成混淆[50, 51]。为了解决这个问题，有研究提出了结合有关分割对象的预期形状和位置的先验信息的方法来完成对象分割[52]。

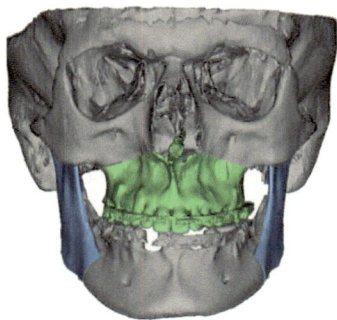

图 11.3　正颌手术中上下颌骨的
CBCT 分割，虚拟治疗设计

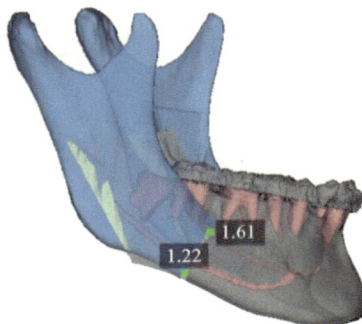

图 11.4　基于 CBCT 的上颌骨和
上颌牙齿的分割

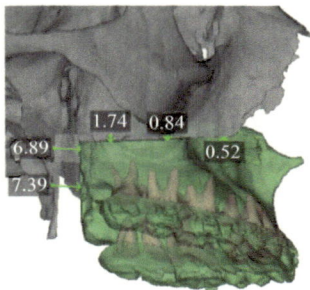

图 11.5　基于 CBCT 的下颌骨和下颌牙齿的分割

Qiu 等人[51]提出一种基于卷积神经网络的 CT 下颌骨三维分割方法。这种方法使用了多平面体积到层面的策略。该策略考虑了相邻 CT 层面的空间信息，以保持解剖结构的连续性。他们使用了 52 例为训练集，8 例为验证集，49 例为测试集。他们在 109 个 CT 扫描中获得了 0.881 的平均 Dice 系数和 0.5791 mm 的平均表面误差，在计算解剖学公共领域数据库(public domain database for computational anatomy，PDDCA)数据集中获得了 0.9328 的平均 Dice 系数和 1.4333 mm 的 95HD(95% Hausdorff distance)[51]。他们的结果证明了这种方法在下颌骨自动分割中的有效性，以及在颅颌面肿瘤切除以及游离皮瓣重建术的三维虚拟设计的应用潜力。

基于 CBCT 数据的图像分析在颅颌面(CMF)畸形的检测和评估中扮演重要的角色，它需要颅颌面区域骨组织的精确分割。最近研究者已经为全自动骨组织精准分割和标记付出了很多努力，但仍然存在很多未解决问题。特别是对于先天或后天获得性畸形患者，需要更详尽的诊断和精准的治疗设计[51]。Torosdagli 等人[53]报道了一个基于大地测量深度学习(deep geodesic learning)的全自动图像分析软件，用于下颌骨分割和解剖标志点定位，它可以解决 CMF 区域复杂多变临床表型所带来的问题。

全牙列三维模型的获取和分割对于数字化口腔医学至关重要。例如，在正畸治疗中，可以用于诊断，治疗设计、个性化正畸矫治器的制作，正颌手术颌板导航，以及评估治疗效果[54]。CBCT 可以用来获取全牙列三维模型。但是基于 CBCT 图像的牙齿分割是具有难度的，主要由于以下几个原因：如果 CBCT 数据是在咬合情况下获得的，由于咬合面的上下颌牙齿的灰度值几乎没有变化，很难将其分割开；密度相似的牙齿及其周围牙槽骨也很难分割开；相邻牙齿具有相似外形，因而很难分割。Cui 等人[55]提出一种新的基于机器学习的自动分割及识别牙齿的方法。他们的方法由两阶段的深部监督神经网络组成。在第一阶段，为了增强模糊和低对比度信号的边界，他们训练了一个边缘提取子网络。在第二阶段，他们设计了一个具有全新的学习相似矩阵的 3D 区域候选网络①(region proposal network，RPN)。该网络可以有效地去除重复的候选区域，加快和稳定训练过程，并显著减少 GPU 内存的使用[55]。

11.5.4 数字化三维牙科模型

数字化三维牙科模型在口腔诊室已经取代了传统石膏模型。数字化三维模型便于牙齿在三维方向的测量，并且可以被操控、分割以及重叠来评估治疗效果[56]。此外，数字化三维模型对于计算机辅助设计(computer-aided design，CAD)口腔系统、设计生产个性化正畸矫治器以及虚拟外科手术设计等都至关重要。牙齿分割和标记对于这些 CAD 和数字化系统都是最重要的组成部分(图 11.6)。对于三维数字化模型的手动分割和操控十分耗时，并且需要由有经验的专家进行[54]。该流程自动化可以减少在诸如创建 CAD 口腔修复体、种植体、个性化数字化正畸矫治器、虚拟手术设计，以及评估治疗效果中所花费的时间和精力。

---

① 区域候选网络(Region Proposal Network，RPN)是用于目标检测的一种神经网络模型。它负责在输入图像中生成候选框，以便后续的目标分类和边界框回归。

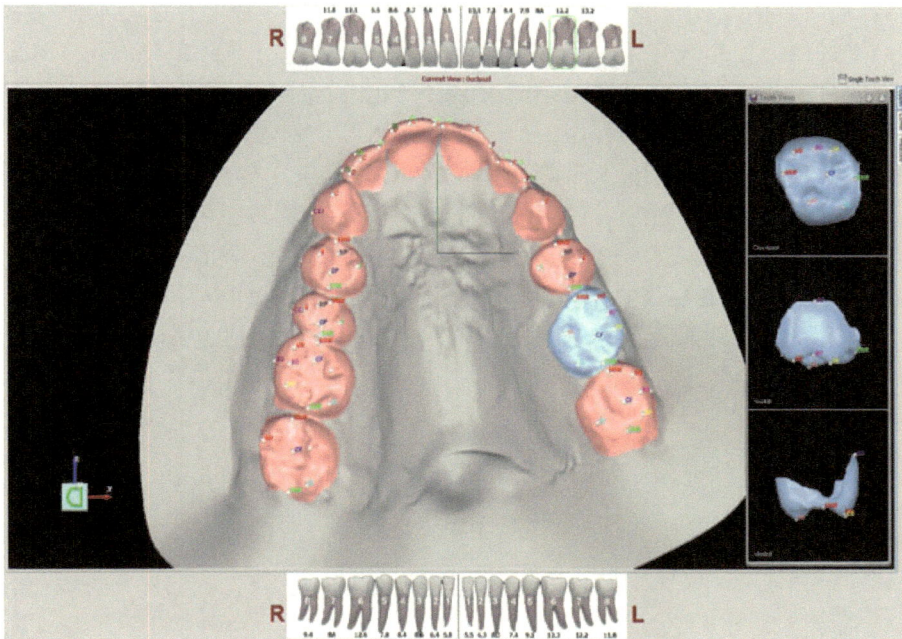

图 11.6　在数字化三维模型上进行牙齿手动分割

Xu 等人[57]提出了一种利用深度 CNN 模型进行牙齿三维网格分割的数据驱动方法。该网络旨在为每个牙齿三角形提供自动标签。它接收详细的 3D 牙齿模型作为输入，并输出每个三角形面的标签列表。他们提出了一种无标签网格简化方法来保存牙齿边界信息，并显著提高了网络的效率。他们的模型在上、下颌牙弓模型中分别达到了 99.06% 和 98.79% 的准确率[57]。

11.5.5　远程牙科监控

随着电信和信息技术的进步，牙科领域开始涉足"远程牙科"以克服获取牙科治疗的障碍[58]。另外，智能手机的出现也使得双向实时医患沟通更加简单[59]。人们创建了专门为远程治疗监控设计的正畸智能手机应用程序。目前比较先进的应用程序之一是 Dental Monitoring™（DM™）。它是一款数字技术软件，通过控制视觉技术、元启发式和人工智能等进行连续分析，允许正畸医生对患者进行远程监测。该应用程序利用获得专利的人工智能机器学习算法，通过患者使用智能手机摄像头拍摄口腔内照片和视频来计算三维（3D）牙齿运动。DM™ 声称其精度误差小于 0.1 mm，倾斜和转矩误差小于 0.5°[60]。

DM™ 应用程序包括三个相互连接的平台：面向患者的智能手机应用程序；获得专利的牙齿运动人工智能跟踪算法；在线的 Doctor Dashboard®，正畸医生可以在其中查看患者的治疗进展和治疗前后的变化（图 11.7）。要使用 DM™ 技术，正畸医生需要在 Doctor Dashboard® 内上传 STL 文件格式的初始数字化模型[54]。除此以外，患者使用智能手机上的 DM™ 应用程序，借助获得 DM™ 专利的开口器和扫描盒完成对自己口内的照片或视频检查（图 11.8）。DM™ 应用程序使用初始扫描和治疗前的视频或照片建立初始状态的牙齿位置和咬合，并以此为基线对未来牙齿移动进行计算。最终结果将在 Doctor Dashboard® 上通过图表、照片以及当前牙齿位置的特定三维可视化进行显示。这种特定三维可视化被称为 3D Matching™，是 DM™ 应用程序的一个功能。它可以创建牙齿的多维信息图，以便回放牙齿运动（图 11.9）[60, 61]。除了跟踪牙齿位置，DM™ 应用程序还可以追踪患者的口腔卫生情况，并自动向患者和医生发送警报。此外，DM™ 应用程序声称，他们的人工智能算法可以自动监测临床情况，如托槽脱落、弓丝滑脱、或者隐形矫治器不贴合等[60]。DM™ 技术可以帮助正畸医生更有效地实现他们的治疗目标，提醒医生病情发生变化或接近达到预期治疗目标，从而优化患者预约时间并避免不必要的预约。但这项技术还需要更多的研究来验证。

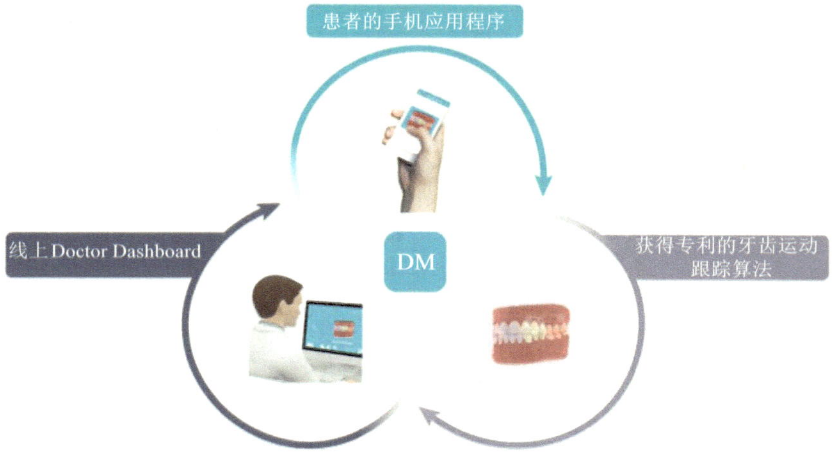

图 11.7　Dental Monitoring 由三个集成平台组成：患者的手机应用程序、获得专利的牙齿运动跟踪算法和线上 Doctor Dashboard

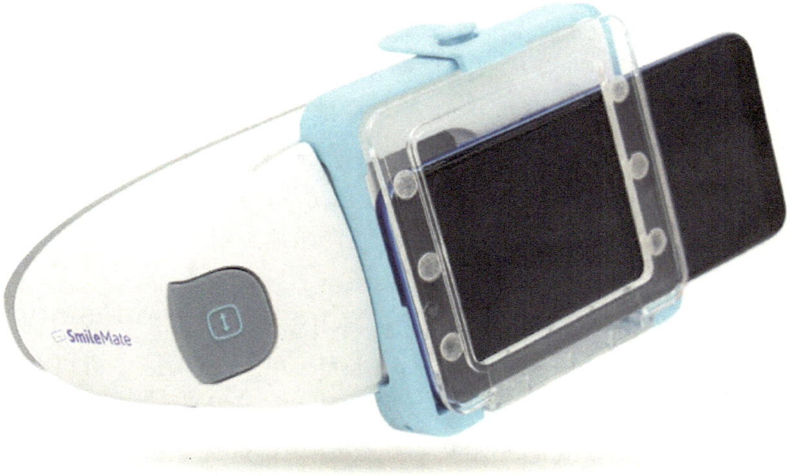

图 11.8　Dental Monitoring 可和智能手机相连的扫描盒

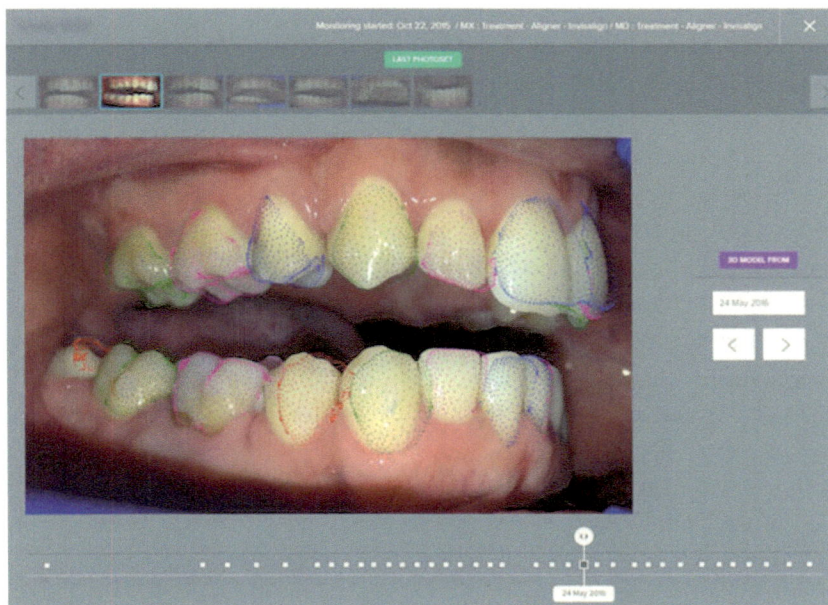

图 11.9　监测治疗效果变化以及跟踪隐形矫正的牙齿运动的 3D Matching 界面

11.6　结论

　　本质上，机器学习在"个性化医疗和口腔医学"方面有着巨大的前景。人工智能算法有望增强我们对健康和疾病中复杂基因调控网络的理解，这种能力在十年前是不可想象的。这项快速发展的技术在分析多组学数据方面已经显示出了巨大的潜力，在个性化治疗和评估结果中了解患者基因构成方面前进了一大步。此外，人工智能算法在分析和解释医学/口腔放射学照片和图像方面展现出前景，有助于更快地诊断和提供个性化治疗。这项技术将继续存在并迅速发展，也许将彻底改变医学和口腔诊疗的方式。

参考文献

［1］ ALLAREDDY V, RENGASAMY VENUGOPALAN S, NALLIAH R P, et al. Orthodontics in the era of big data analytics［J］. Orthod Craniofac Res, 2019, 22（Suppl 1）：8-13.

［2］ JOHNSON K W, TORRES SOTO J, GLICKSBERG B S, et al. Artificial Intelligence in Cardiology［J］. J Am Coll Cardiol, 2018, 71（23）：2668-2679.

［3］ RAGHUPATHI W, RAGHUPATHI V. Big data analytics in healthcare：promise and potential［J］. Health Inf Sci Syst, 2014（7）2：3.

［4］ YANG C, LI C, WANG Q, et al. Implications of pleiotropy：Challenges and opportunities for mining big data in biomedicine［J］. Front Genet, 2015, 6：229.

［5］ EL NAQA I, LI R J, MURPH M J. What is machine learning？［M］. Cham：Springer：2015.

[6] BASTANLAR Y, OZUYSAL M. Introduction to machine learning[J]. Methods Mol Biol, 2014, 1107: 105-128.

[7] HUANG S, CAI N, PACHECO P P, et al. Applications of support vector machine (SVM) learning in Cancer genomics[J]. Cancer Genomics Proteomics, 2018, 15: 41-51.

[8] NOBLE W S. What is a support vector machine? [J]. Nat Biotechnol, 2006, 24: 1565-1567.

[9] DREISEITL S, OHNO-MACHADO L. Logistic regression and artificial neural network classification models: a methodology review[J]. J Biomed Inform, 2002, 35: 352-359.

[10] SONG Y Y, LU Y. Decision tree methods: applications for classification and prediction[J]. Shanghai Arch Psychiatry, 2015, 27: 130-135.

[11] KINGSFORD C, SALZBERG S L. What are decision trees? [J]. Nat Biotechnol, 2008, 26: 1011.

[12] CORTEZ P, EMBRECHTS M J. Using sensitivity analysis and visualization techniques to open black box data mining models[J]. Inf Sci, 2013, 225: 1-17.

[13] COURONNÉ R, PROBST P, BOULESTEIX A-L. Random forest versus logistic regression: a large-scale benchmark experiment[J]. BMC Bioinform, 2018, 19: 270.

[14] MANOR O, ZUBAIR N, CONOMOS M P, et al. A multi-omic association study of Trimethylamine N-oxide[J]. Cell Rep, 2018, 24: 935-946.

[15] DEO R C. Machine learning in medicine[J]. Circulation, 2015, 132: 1920-1930.

[16] CHAPELLE O, SCHLKOPF B, ZIEN A. Semi-supervised learning [M]. Cambridge: The MIT Press, 2010.

[17] ZHU X, GOLDBERG A B. Introduction to semi-supervised learning[J]. Synthesis lectures on artificial intelligence and machine learning, 2009, 3: 1-130.

[18] TWIGG S R, WILKIE A O. New insights into craniofacial malformations[J]. Hum Mol Genet, 2015, 24(R1): R50-R59.

[19] PAYNE K, GAVAN S P, WRIGHT S J, et al. Cost-effectiveness analyses of genetic and genomic diagnostic tests[J]. Nat Rev Genet, 2018, 19(4): 235-246.

[20] GIANI A M, GALLO G R, GIANFRANCESCHI L, et al. Long walk to genomics: history and current approaches to genome sequencing and assembly[J]. Comput Struct Biotechnol J, 2019, 18: 9-19.

[21] HAQUE A, ENGEL J, TEICHMANN S A, et al. A practical guide to single-cell RNA-sequencing for biomedical research and clinical applications[J]. Genome Med, 2017, 9(1): 75.

[22] JELIN A C, VORA N. Whole exome sequencing: applications in prenatal genetics[J]. Obstet Gynecol Clin N Am, 2018, 45(1): 69-81.

[23] LUNDBERG E, BORNER G H H. Spatial proteomics: a powerful discovery tool for cell biology[J]. Nat Rev Mol Cell Biol, 2019, 20(5): 285-302.

[24] SCHWARTZMAN O, TANAY A. Single-cell epigenomics: techniques and emerging applications[J]. Nat Rev Genet, 2015, 16(12): 716-726.

[25] ZOU J, HUSS M, ABID A, et al. A primer on deep learning in genomics[J]. Nat Genet, 2019, 51(1): 12-18.

[26] DIAS R, TORKAMANI A. Artificial intelligence in clinical and genomic diagnostics[J]. Genome Med, 2019, 11(1): 70.

[27] SUNDARAM L, GAO H, PADIGEPATI S R, et al. Predicting the clinical impact of human mutation with deep neural networks[J]. Nat Genet, 2018, 50(8): 1161-1170.

［28］ ZHOU J, TROYANSKAYA O G. Predicting effects of noncoding variants with deep learning-based sequence model［J］. Nat Methods, 2015, 12(10): 931-934.

［29］ TELENTI A, LIPPERT C, CHANG P C, et al. Deep learning of genomic variation and regulatory network data［J］. Hum Mol Genet, 2018, 27(R1): R63-R71.

［30］ ALIPANAHI B, DELONG A, WEIRAUCH M T, et al. Predicting the sequence specificities of DNA-and RNA-binding proteins by deep learning［J］. Nat Biotechnol, 2015, 33(8): 831-838.

［31］ ZENG W, WU M, JIANG R. Prediction of enhancer-promoter interactions via natural language processing ［J］. BMC Genomics, 2018, 19(Suppl 2): 84.

［32］ CAMACHO D M, COLLINS K M, POWERS R K, et al. Next-generation machine learning for biological networks［J］. Cell, 2018, 173(7): 1581-1592.

［33］ ANGERMUELLER C, LEE H J, REIK W, et al. Deep CpG: Accurate prediction of single-cell DNA methylation states using deep learning［J］. Genome Biol, 2017a, 18(1): 67.

［34］ ANGERMUELLER C, LEE H J, REIK W, et al. Erratum to: DeepCpG: accurate prediction of single-cell DNA methylation states using deep learning［J］. Genome Biol, 2017b, 18(1): 90.

［35］ OZGUR C, COLLIAU T, ROGERS G, et al. MATLAB. Python vs. R［J］. J Data Sci, 2017, 15: 355-372.

［36］ CURRIE G M. Intelligent imaging: anatomy of machine learning and deep learning［J］. J Nucl Med Technol, 2019, 47(4): 273-281.

［37］ LEE J G, JUN S, CHO Y W, et al. Deep learning in medical imaging: general overview［J］. Korean J Radiol, 2017, 18(4): 570-584.

［38］ SUMMERS R M. Improving the accuracy of CTC interpretation: computer-aided detection［J］. Gastrointest Endosc Clin N Am, 2010, 20(2): 245-257.

［39］ FERREIRA J T L, DE SOUZA TELLES C. Evaluation of the reliability of computerized profile cephalometric analysis［J］. Braz Dent J, 2002, 13(3): 201-204.

［40］ DURÃO A P, MOROSOLLI A, PITTAYAPAT P, et al. Cephalometric landmark variability among orthodontists and dentomaxillofacial radiologists: a comparative study［J］. Imaging Sci Dent, 2015, 45 (4): 213-220.

［41］ CARDILLO J. An image processing system for locating craniofacial landmarks［J］. IEEE Trans Med Imaging, 1994, 13(2): 275-289.

［42］ GRAU V, ALCAÑIZ M, JUAN M C, et al. Automatic localization of cephalometric landmarks［J］. J Biomed Inform, 2001, 34(3): 146-156.

［43］ RUDOLPH D J, SINCLAIR P M, COGGINS J M. Automatic computerized radiographic identification of cephalometric landmarks［J］. Am J Orthod Dentofac Orthop, 1998, 113(2): 173-179.

［44］ LINDNER C, WANG C W, HUANG C T, et al. Fully automatic system for accurate localisation and analysis of Cephalometric landmarks in lateral Cephalograms［J］. Sci Rep, 2016, 6: 33581.

［45］ ARIK S Ö, IBRAGIMOV B, XING L. Fully automated quantitative cephalometry using convolutional neural networks［J］. J Med Imaging (Bellingham), 2017, 4(1): 014501.

［46］ YANG X, WU N, CHENG G, et al. Automated segmentation of the parotid gland based on atlas registration and machine learning: A longitudinal MRI study in head-and-neck radiation therapy［J］. Int J Radiat Oncol Biol Phys, 2014, 90(5): 1225-1233.

［47］ KUNZ F, STELLZIG-EISENHAUER A, ZEMAN F, et al. Artificial intelligence in orthodontics:

evaluation of a fully automated cephalometric analysis using a customized convolutional neural network [J]. J Orofac Orthop, 2020, 81(1): 52-68.

[48] BAUMRIND S, FRANTZ R C. The reliability of head film measurements. 1. Landmark identification [J]. Am J Orthod, 1971, 60(2): 111-127.

[49] LEE S M, KIM H P, JEON K, et al. Automatic 3D cephalometric annotation system using shadowed 2D image-based machine learning[J]. Phys Med Biol, 2019, 64(5): 055002.

[50] FAN Y, BEARE R, MATTHEWS H, et al. Marker-based watershed transform method for fully automatic mandibular segmentation from CBCT images [J]. Dentomaxillofac Radiol, 2019, 48 (2): 20180261.

[51] QIU B, GUO J, KRAEIMA J, et al. Automatic segmentation of the mandible from computed tomography scans for3D virtual surgical planning using the convolutional neural network[J]. Phys Med Biol, 2019, 64(17): 175020.

[52] INDRASWARI R, ARIFIN A Z, SUCIATI N, et al. Automatic segmentation of mandibular cortical bone on cone-beam CT images based on histogram thresholding and polynomial fitting[J]. Int J Intell Eng Syst, 2019, 12(4): 130-141.

[53] TOROSDAGLI N, LIBERTON D K, VERMA P, et al. Deep geodesic learning for segmentation and anatomical Landmarking[J]. IEEE Trans Med Imaging, 2019, 38(4): 919-931.

[54] ELNAGAR M H, ARONOVICH S, KUSNOTO B. Digital workflow for combined orthodontics and Orthognathic surgery[J]. Oral Maxillofac Surg Clin North Am, 2020, 32(1): 1-14.

[55] CUI Z, LI C, WANG W. ToothNet: Automatic Tooth Instance Segmentation and Identification From ConeBeam CT Images [C]//2019IEEE/CVF Conference on Computer Vision and Pattern Recognition (CVPR), Long Beach: CA, USA, 2019: 6361-6370.

[56] ELNAGAR M H, ELSHOURBAGY E, GHOBASHY S, et al. Dentoalveolar and arch dimension changes in patients treated with miniplate-anchored maxillary protraction[J]. Am J Orthod Dentofac Orthop, 2017, 151(6): 1092-1106.

[57] XU X, LIU C, ZHENG Y. 3D tooth segmentation and labeling using deep convolutional neural networks [J]. IEEE Trans Vis Comput Graph, 2019, 25(7): 2336-2348.

[58] CHEN J W, HOBDELL M H, DUNN K, et al. Teledentistry and its use in dental education[J]. J Am Dent Assoc, 2003, 134(3): 342-346.

[59] AZIZ S R, ZICCARDI V B. Telemedicine using smartphones for Oral and maxillofacial surgery consultation, communication, and treatment planning [J]. J Oral Maxillofac Surg, 2009, 67(11): 2505-2509.

[60] KRAVITZ N D, BURRIS B, BUTLER D, et al. Teledentistry, do-it-yourself orthodontics, and remote treatment monitoring[J]. J Clin Orthod, 2016, 50(12): 718-726.

[61] MORRIS R S, HOYE L N, ELNAGAR M H, et al. Accuracy of dental monitoring 3D digital dental models using photograph and video mode[J]. Am J Orthod Dentofac Orthop, 2019, 156(3): 420-428.

第四篇

机器学习辅助口腔医学研究

第十二章
机器学习在循证综合研究中的应用

Alonso Carrasco-Labra, Olivia Urquhart, Heiko Spallek

本章将探讨机器学习(machine learning，ML)如何支持进行系统评价(systemic reviews，SR)这一劳动密集型过程。鉴于 SR 在制定循证指南的过程中的重要性，以及它们对大部分人群的健康和福祉的潜在影响，这是对研究人员、临床医生和患者极为重要的议题。本章将提出充分的理由支持使用 ML 来增加开展 SR 的效果和效率，阐述了将人工智能(artificial intelligence，AI)应用于过去主要由人类专家驱动过程中存在的缺点和潜在风险。然而，重要的是要认识到临床决策并不是单纯基于人的临床经验或者计算机的算法的结果，而是介于两者之间(图 12.1)。对于推动 AI 领域的发展并使用 ML 等技术来改善开展 SR 的过程，向公众和医疗专业人士社区传达这些考虑同样重要。

12.1 什么是系统评价？

循证临床实践根植于使用最佳可用证据以及临床医生的专业知识和患者价值观的原则，来指导临床决策[1，2]。这些证据来自许多方面(例如，随机对照试验和观察性研究)，并以系统或非系统的方式进行综合。收集信息的方法和类型将影响研究者对数据结论的信任程度。系统评价(SR)是收集和综合可用证据的一种方式。在进行得当并遵循既定方

＊ A. Carrasco-Labra
美国伊利诺伊州芝加哥市美国牙科协会科学研究所(ADSRI)证据综合与转化研究部。
美国北卡罗来纳大学教堂山分校牙科学院口腔与颅面健康科学系
电子邮件：carrascolabraa@ ada. org
15. Urquhart
美国伊利诺伊州芝加哥市美国牙科协会科学研究所(ADSRI)证据综合与转化研究部。
16. H. Spallek
Head of the School and Dean, The University of Sydney School of Dentistry, Westmead, NSW, Australia
澳大利亚新南威尔士州韦斯特米德悉尼大学医学与健康学院数字健康与健康服务信息学学术带头人 Springer Nature Switzerland AG2021
C. -C. Ko et al. (eds.), *Machine Learning in Dentistry*,
https://doi.org/10.1007/978-3-030-71881-7_12

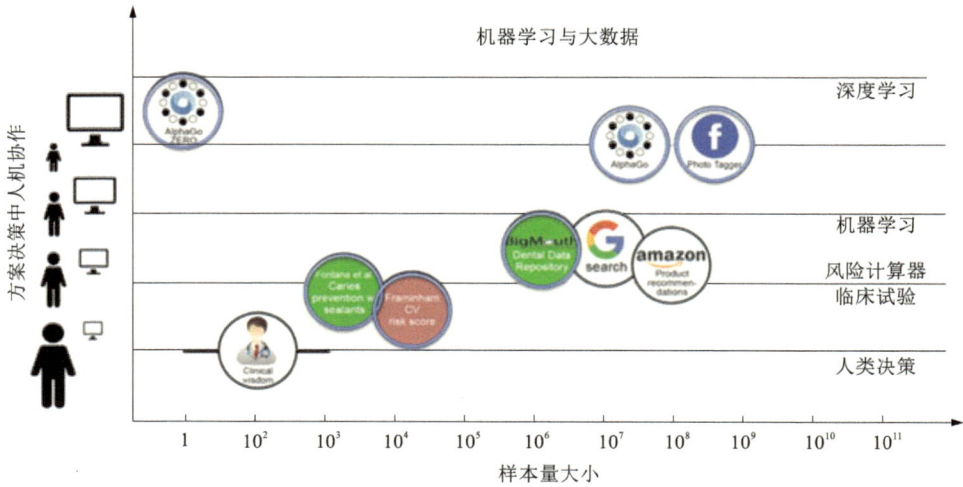

图 12.1　方案决策中人机协作与样本量大小的关系[70]

法的前提下，研究界认为 SR 是最可靠的方法之一。在医疗保健领域，系统评价是一种次级研究类型。即根据预先确定的资格或选择标准收集与临床问题相关的所有文献，并进行综合以供临床实践使用[3]。这些方法旨在确保研究的可复现性与减少偏倚。

　　系统评价过程为：①制定一个研究问题。②由信息专家（即具有医疗保健专业知识和图书管理员信息检索技能的个人[4]）搜索多个数据库，获取所有相关文献。③审查作者阅读搜索结果中每篇文章的标题和摘要，并确定是否应将其纳入系统评价。阅读已初步选择所有包括参考文献的全文，并最终决定是否应将其纳入在系统评价中。④从每篇文章中提取相关的定量和定性数据。⑤评估以确定研究是否可能受到偏倚或系统误差的影响（即偏倚风险评估）。⑥使用荟萃分析（meta-analysis）来综合数据。⑦提供对许多患者重要结果的影响评估报告（图 12.2）。

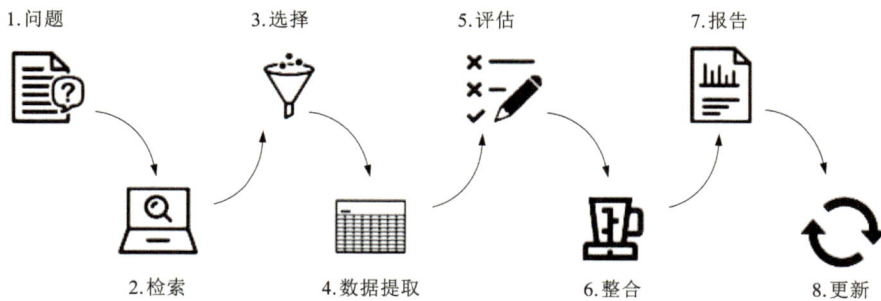

图 12.2　系统评价过程中的步骤

　　随着时间的推移，SR 方法已经出于各种原因进行了调整，包括但不限于：

　　（1）由于资源或时间限制需要快速产出成果——在公共卫生紧急情况下经常出现这种情况[5]。

（2）对某一主题的共识有限，而综述的目的是广泛了解文献状况[6]。

（3）研究问题包括复杂的社会干预[7]。

总的来说，这些调整后的方法论方法（例如，范围审查，快速审查）的工作流程与"经典"SR 的工作流程类似。完成每项任务都异常耗费精力。由于必须从大量文献中筛选出相关研究，一个项目通常需要一年以上的时间才能完成[8]。在此期间，随着已发表文献数量的迅速增加，信息很快就会过时。以 2010 年为例，大约每天在医学领域发表了 75 项试验[9]。笔者在 PubMed 的临床查询中使用 MeSH 词汇"牙科"进行搜索，发现 2018 年牙科领域每天至少有两项试验发表。为了避免人为错误，许多任务是由两个人手动独立完成，这就加剧了效率低下的问题。同时也催生了一个问题：是否有一种方法可以在保持 SR 相关严格标准的同时提高效率并减少工作量呢？

SR 流程的自动化首次在 21 世纪初被提出[10, 11]。自动化不仅有潜力提高流程的效率，而且可以节省时间，以便专注于更具挑战性和创造性的任务。将机器学习（ML）整合到 SR 开发中是实现半自动化流程的一种方式。迄今为止，已经为此目的开发了许多工具[12]。注意，目前并非工作流程中的所有任务都适合机器学习。下文将总结机器学习中显示出有潜力的 SR 任务。

12.2　研究问题

研究人员在进行 SR 时，首先要确定一个目标明确的研究问题。通常，他们需要确定纳入审查的人群或患者类型（例如，患有特定疾病或特征的成人或儿童），感兴趣的实验干预（例如，手术、药理学和行为学），对比干预（例如，另一种主动干预、安慰剂、无治疗和标准护理），以及感兴趣的结果（例如，对患者重要的结果或相关的结果），以上遵循 PICO 格式[13]。这个研究问题指导审查的下一步，即制定搜索策略和证据检索（表 12.1）。

表 12.1　遵循 PICO 格式的系统评价中研究问题的示例

问题的组成部分				
问题类型	研究问题	P=患者或人群	I=干预（暴露或指标测试）	C=对比（或参考标准）	O=结果
诊断	自动荧光手持设备在检测潜在恶性病变方面有多大用处	黏膜上有潜在恶性病变的患者	使用自动荧光手持设备	活检和组织病理诊断	诊断准确性（真阳性、真阴性、假阳性和假阴性结果）
病因或伤害	暴露于高剂量牙科 X 射线与低剂量牙科 X 射线相比，是否与脑膜瘤的风险更高相关	接受牙科 X 射线的患者	高剂量牙科 X 射线	低剂量牙科 X 射线	脑膜瘤（脑肿瘤）

续表 12.1

		问题的组成部分			
问题类型	研究问题	P=患者或人群	I=干预(暴露或指标测试)	C=对比(或参考标准)	O=结果
治疗或预防	38%银氟化钠溶液与5% NaF 涂膜相比,在阻止或逆转非龋齿病变方面有什么效果	非龋齿病变的患者	38%银氟化钠溶液	5% NaF 清漆	阻止或逆转龋齿病变,毒性
预后	与非吸烟者相比,重度吸烟者中接受牙种植术的患者是否更容易出现术后并发症	接受牙种植术的患者	重度吸烟者	非吸烟者	牙种植失败,手术部位感染,骨吸收

12.3 搜索

在明确定义 PICO 问题之后,审查作者将与信息专家或接受系统检索培训的人员合作制定搜索策略。第一,先确定所有与 PICO 或研究问题相关的文献数据库(例如,PubMed、Embase、CINAHL)。第二,信息专家制定检索策略来查询选定的数据库。第三,在选定的数据库中测试该策略。目标是找到所有相关文章(即高召回率或敏感性),这可能会以获得许多不相关文章(即低精确度或特异性)为代价[14, 15]。第四,在经过几轮精炼后,信息专家重新调整检索策略以匹配每个数据库的规范(例如,语法)。第五,他们合并从每个数据库检索到的参考文献,并删除重复的文献。

ML 在搜索中的应用之一是研究设计筛选,更具体地说,是确定随机对照试验(randomized controlled trials,RCT)。当 SR 的目的是评估干预或治疗的有效性(例如,封闭剂和复合填充物)时,RCT 被视为最合适的研究设计。此外,在医疗保健领域,有关干预措施的 SR 非常多见,因此可借助 ML 进行研究设计筛选。现有工具使用 ML 来预测一篇文章为 RCT 的可能性。RCT Tagger 是一个免费的工具,其中 ML 应用程序允许审查者从 MEDLINE 数据库中筛选参考文献。在扫描引文、摘要和与参考文献相关的 MeSH 词汇后,RCT Tagger 计算了该文章为 RCT 的概率[16]。

同样,Robot Search 是一个开放获取的工具,除了区分 RCT 与其他研究设计外,还能使用户选择是否希望系统产生最大化"敏感性/召回率"或"特异性/精确度"的输出[17]。这个功能对于进行快速审查的人来说具有巨大潜力,因为快速审查时间非常有限,更具体的搜索比更敏感的搜索更有价值。Cochrane 拥有一个 RCT 过滤 ML 工具,供用户使用[18]。这个工具结合了众包[19]和 ML 来识别 RCT。这些工具可能最终取代现有的 RCT 筛选器[20]。截至目前,还没有任何工具能够按照其他研究设计进行筛选,比如非随机或诊断测试准确性研究[21]。

ML 还被用于进行"语义搜索"。通常,信息专家使用布尔运算符(例如"AND""OR")构建检索策略。这些运算符指示搜索引擎查找包含或不包含这些术语的记录。相比之下，语义搜索引擎识别短语中的概念，而不是将短语视为单词串联[22]。这类似于在 PubMed 中使用 MeSH 词汇进行搜索[23]。MeSH 词汇是一个受控词汇集，这些词汇历来被手动分配给 PubMed 中索引的每一篇文章。Thalia 是一个语义搜索引擎，能够使用 ML 自动为文章分配 MeSH 词汇[24]。最近，PubMed 采用了一种索引方法，其中结合了 ML 和一组规则来识别 MeSH 词汇[25-27]。

12.4 研究选择/筛选

在检索完成并去重引用后，审查者会对每个引文的标题和摘要进行"筛选"，以确定其在 SR 中是否具有潜在的资格。在这个阶段，他们会确定是否值得继续阅读与研究相关的文章全文。资格判断是基于预先定义的一组条件，通常称为选择或资格标准。这些标准决定了将在 SR 中考虑的研究设计、人群和患者特征、干预措施或暴露。审查作者在这个阶段通常会过于宽松地进行筛选，因为有时标题和摘要中的简要信息无法对其资格作出明确的结论。在确定高度相关性的参考文献后，作者会检索其全文。大多数情况下，文章为 PDF 格式。在这个阶段，审阅者确定最终的资格。

标题/摘要筛选是审查过程中最费时的任务之一。通常，作者需要阅读数千到数十万个标题/摘要。研究表明，每个标题/摘要的阅读时间可能需要 30～60 秒[28]，这取决于审查者的专业知识和经验。例如，一篇关于使用非修复性治疗龋齿病变的 SR 的作者筛选了 9698 个标题和摘要[29]。如果两名经验丰富的审查者团队对这些标题/摘要进行重复阅读（即每个引文由两个人独立阅读），每个标题/摘要需要 30 秒，每周工作时间的一半（20 小时）用于此任务，则需大约一个月内才能完成。执行这项单调的任务会导致疲劳，筛选也容易出现人为错误。

在需要迅速合成信息和大量时间完成 SR 之间长期存在的矛盾中，审查者（通常是检索资源有限）可能会选择更具体的检索，试图减少需要筛选的标题和摘要的数量。这些修改会产生严重的影响，可能会威胁审查的有效性[11]。

在审查过程的所有阶段中，ML 在筛选阶段的整合已经达到了最高水平，可供 SR 作者使用[30]。简而言之，人类已经根据其预定义的符合/选择标准，通过对一组标题/摘要的潜在符合资格作出了"是/否"决定，对其进行分配。这组参考文献代表了"训练集"，通常是随机分配给个人[11, 30]。然后，机器从这些人类在"训练集"上做出的决定进行学习，从而训练分类器。机器使用训练好的分类器预测先前未见过的标题/摘要是否合格。首先，机器认为最有可能符合条件（即具有最大的纳入概率）的标题和摘要会被重新排列，出现在标题/摘要列表中。然后，人工手动筛选另一批标题/摘要。这一次，他们筛选机器预测最相关的标题/摘要（通常约 25 个摘要）[31, 32]，而不是随机抽样。如此循环重复，分类器模型在每次迭代中都会改进。当审查者确信机器已经得到充分训练时，该过程结束（图 12.3）[30]。这种方法被称为"基于确定性的主动学习"或半自动化，因为人类监督机器学习系统[28, 30, 33]。

迄今为止，已经有几种开发完全的机器学习工具/软件可以帮助审查者更有效地完成标题/摘要筛选。这些工具几乎不需要编码背景即可使用，因此对系统审查作者来说非常有吸引力且体验友好。有些工具是免费提供的[31, 33-37]，而其他一些则需要付费[32, 38, 39]。这些工具的基本检索策略相似，但每个都使用了专有的机器学习技术或模型。这些工具的开发者报告了各种衡量其性能的指标。最常报告的指标是召回率或灵敏度（即最大化识别所有相关研究）和精确度或特异度（即最小化纳入无关研究）。其他工具报告"节省工作量"，以量化使用机器学习相比手动筛选可以节省多少工作量[11]。由于文献中报告的指标多样，很难将现有工具的性能进行比较。此外，目前没有人使用相同数据集比较这些工具的性能。笔者期望这种对比有助于用户选择机器学习工具[40]。

使用机器学习来半自动化标题/摘要筛选过程有以下实际意义[11]。

1.取代第二次审查。当前方法学标准建议两个审查者独立阅读每个标题/摘要，以减少人为错误，并确保资格标准被一致解释。在机器学习的辅助下，该模型建议人工筛选所有标题/摘要，而机器充当第二个筛选者。在混合方法中，机器将给第二个人类审查者分配一个篇幅较小的研究列表进行筛选。这种策略可以将筛选时间至少减少50%[11]。

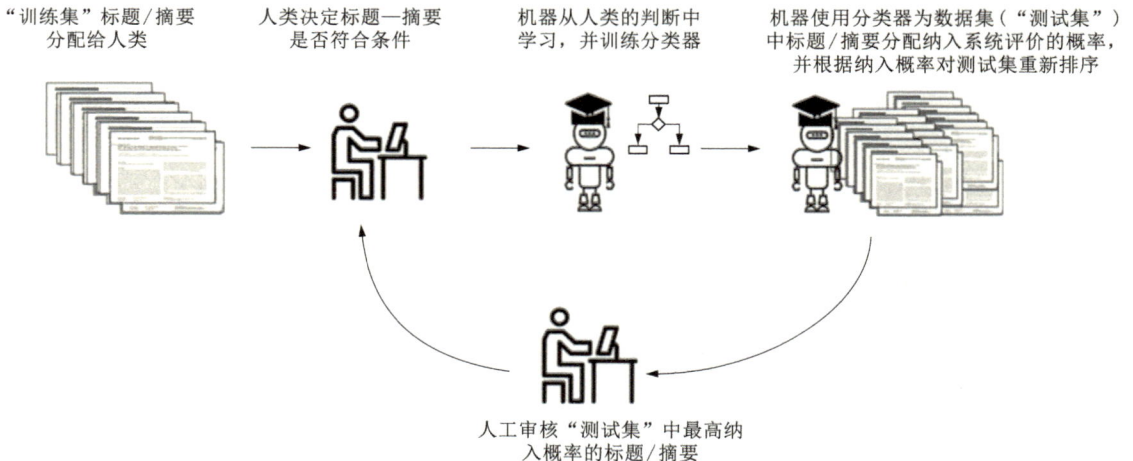

图 12.3　标题和摘要筛选中的机器学习[71]

2.减少需筛选的标题/摘要数量。在公共卫生和社会科学等领域，由于缺乏针对非随机研究的验证研究设计过滤器[41]，并且研究问题通常较为广泛，需要从各种研究中获取信息[39]，因此从搜索中获得的标题/摘要数量通常较大。通过主动机器学习，当机器完全训练充分时，人类筛选者就可以停止筛选。人类手动筛选停止的点或阈值是主观的，并且因主题而异。针对这一目的进行的研究报告称，手动筛选的标题/摘要数量减少了10%~90%[35, 36, 42]。

3.增加筛选速率。主动机器学习可以区分团队中的新手和专家审查者，并根据注释摘要所需的时间和其相关性[33]有策略地为每个人分配参考文献。这种筛选方法被称为"高效的引文分配"[11]。

4.优先处理参考文献顺序。主动机器学习可以优先审查最相关的参考文献。这种方法将快速检索最相关的参考文献，并在筛选过程中同时将其提取。同时团队中的更多专家审查者可以更快地检索和阅读相关文章,而新手审查者则筛选低相关性的参考文献。此外,通过在开始阶段查看更多相关文章,筛选者将更好地了解哪些参考文献符合筛选标准,并且在遇到更模糊的标题/摘要时更有能力且不过度包容地进行筛选。这种优势类似于前文提到的第二种优势,但更侧重于优化工作流程[43-46]。

12.5　数据提取

从纳入系统审查的原始研究中提取数据是最耗时的任务之一,需要一定水平的培训和对临床研究概念的理解。当初级研究人员未能遵守报告标准[例如,试验报告的统一标准(consolidated standards of reporting trials,CONSORT)][47]时,这项任务变得更加复杂,这一现实在口腔医学期刊中被广泛记录[48-53]。

虽然进行系统审查的研究人员可利用一系列来源来解决他们的研究问题,但最典型的来源是 PDF 格式的科学文章全文。在 SR 的背景下,数据被定义为"……关于(或源自)研究的任何信息,包括方法、参与者、环境、背景、干预、结果、出版物和调查人员的详细信息"([54],第 5 页)。此外,研究人员需要提取纳入的原始研究的特定特征,以便进行偏倚风险评估(在下一小节中讨论)。为了最大程度地减少错误和偏倚的可能,每项研究都由两名研究人员独立提取数据,使用先前为最佳可用性而进行试点的标准化数据提取表[54]。

通过机器学习和自然语言处理(natural language processing,NLP)半自动化数据提取的方法正在迅速发展,并构成了一个规模较小但有前景广阔的研究领域[55]。从摘要和全文文章中提取数据可以被构建为一个文本分类问题。标记(Token),即被分类为代表相关信息元素的单词或数字。然后,系统识别可能与提取相关的单词并创建一个向量。其中标记了感兴趣的标记或单词,并且识别了上下文信息(在标记附近的单词有助于预测该单词或数字与信息元素的相关性)。在向量中,标记位于位置 t,标记之前和之后的单词分别位于位置 $t-1$ 和 $t+1$[30]。例如,在识别信息元素总样本量时,数字是标记(即 1248),而前后伴随的单词"总计"($t-1$)和"儿童"($t+1$)为预测提供了上下文信息(图 12.4)。

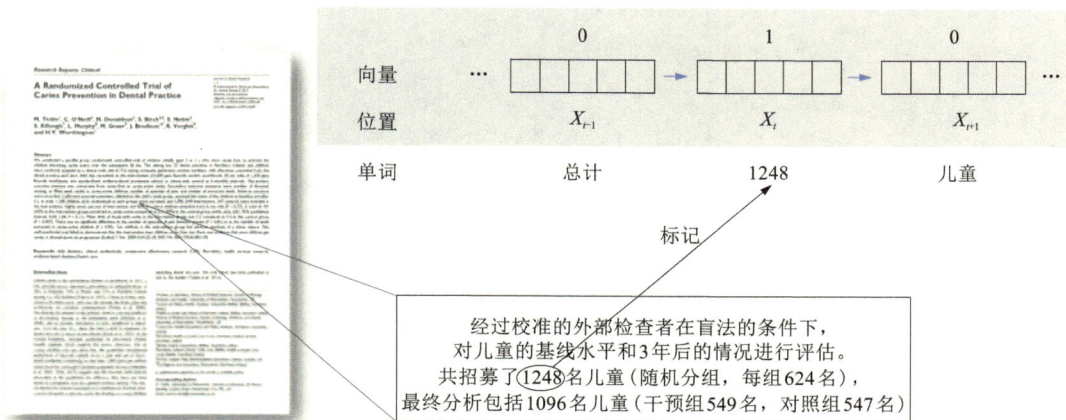

图 12.4　机器学习用于数据提取作为一种文本分类问题的示例(例如,总样本量)[72,73]

对于随机对照试验的 SR，有两种可用的应用程序：RobotReviewer 和 ExaCT。首先，这两个系统的训练数据利用全文文章，其中的句子由人工标记为相关性。然后，系统从全文 PDF（正文和摘要）中检索出几个可能为特定信息元素提供信息的句子。最后，审查者在一系列候选句子中选择最相关的句子。尽管审查者仅查看少数候选句子会比处理整个 PDF 更有效率，但这些平台仍被归类为半自动，因为它们仍然需要人工输入进行最终确定[30]。

ExaCT 系统是一个网络应用程序，它从全文文章中提取句子，并将其转换为 HTML/XML 或纯文本格式，以填充预定义的模板，其中包含超过 21 个随机对照试验的关键特征（表 12.2）。首先，该工具识别文章各章节的标题和副标题。然后，使用支持向量机算法检测嵌套在章节内的句子，并对其进行分类。该算法使用词袋方法，根据提供特定信息元素的概率对每个句子进行分类。最后，ExaCT 对包含相关信息可能性最高的前五个句子进行排名。该应用程序的开发人员描述说，通过使用元素的层次结构将从原始研究中提取的数据置于上下文考虑，并增加信息元素的最终预测，该系统性能得到了进一步增强[56]。将在本章的偏倚风险部分描述 RobotReviewer。

表 12.2　可在 ExaCT 系统中提取的随机对照试验信息元素集（关键特征）[74]

元素	元素描述
符合条件	纳入试验的逻辑条件，通常分为纳入和排除标准
样本大小	实际入组（随机分组）的参与者总数
入组开始日期	实际入组开始的日期，包括日、月、年或尽可能多的信息
入组结束日期	实际入组结束的日期，包括日、月、年或尽可能多的信息
实验治疗名称	实验干预的名称
对照治疗名称	对照干预的名称
剂量	实验/对照干预的剂量
治疗频率	实验/对照干预的给药频率
治疗途径	实验/对照干预的给药途径
治疗持续时间	实验/对照干预的给药持续时间
主要结果名称	最重要的结果。结果是指"参与者在干预后临床和功能状态的组成部分，用于评估干预的有效性"（来源：Cochrane 合作组织术语表）
主要结果时间点	评估主要结果的时间点
次要结果名称	用于评估干预的附加效应的结果，被认为不如主要结果重要（来源：Cochrane 合作组织术语表）
次要结果时间点	评估次要结果的时间点
资助机构名称	资助来源的名称
资助编号	资助授予编号
提前终止	试验是否提前终止

续表 12.2

元素	元素描述
试验注册标识符	试验注册 ID，通常为 ClinicalTrials. gov NCT 编号
作者姓名	第一作者的名字和姓氏
出版日期	文章发表年份
DOI	数字对象标识符

12.6　评估：偏倚风险评估

评估可用证据的可信度是 SRs 的关键特征。经验证据表明，系统误差或偏倚会导致对治疗效果或关联的评估产生偏差，低估或高估真实的效应[57]。偏倚是"研究设计或实施的某一特征导致结果系统偏离基本事实"[58]。Cochrane 偏倚风险工具是评估随机对照试验中潜在偏倚的最常用工具之一。该工具衡量了一种称为"偏倚风险"的结构，因为通常不可能完全确定评估受到系统误差的影响程度，只有怀疑或潜在的"偏倚风险"更恰当地反映了该工具的意图[59]。尽管 Cochrane 合作组最近发布了该工具的新版本[60]，但所有使用机器学习协助进行试验偏倚风险评估的可用系统都是基于 2011 年版本[61]。下文介绍的所有工作都集中在该版本的偏倚风险工具上。

2011 年版本的 Cochrane 随机对照试验偏倚风险工具包括六个偏倚领域和偏倚来源：①选择偏倚(随机序列生成和分配隐藏)；②执行偏倚(参与者和人员的盲法)；③检测偏倚(结果评估的盲法)；④缺失偏倚(不完整的结果数据)；⑤报告偏倚(选择性结果报告)；⑥其他偏倚。对于每个领域偏倚风险的判断反映在三个响应类别中：①低偏倚风险；②高偏倚风险；③偏倚风险不明确。为了提高透明度，该工具的使用者被要求提供原始研究的引用以支持他们的评估[61]。一项研究的整个评估需要两名审查者独立完成，每名审查者平均需要大约 20 分钟[62]。

使用机器学习来评估随机对照试验的偏倚风险分为两步。首先，需要从全文文档中识别相关的句子，然后对每个领域进行偏倚风险的判断[63]。用于训练的数据集通常利用了 Cochrane 系统评价数据库中包含的现有风险偏倚评估。这些评估包含了对高、低或不明确的偏倚风险的最终判断，以及全文中证明其合理性的引用。高和不清楚的偏倚风险标签被合并为一个二元变量(即，低偏倚风险和非低偏倚风险)[63]。当使用逻辑回归根据每个偏倚风险领域的相关性对句子进行排名(句子模型)时，句子被标记为三个标签之一：相关、不相关或未标记。然后根据目的(例如，相关/不相关、相关/不相关+未标记)构建数据集。这些数据集用于训练逻辑回归模型的参数，以确定性能最佳的模型。最后需要使用逻辑回归根据全文内容、文章标题和摘要(文章模型)创建一个排名，以预测研究水平的偏倚风险[63](图 12.5)。

Robot Reviewer 系统使用"……多任务线性核支持向量机(SVM)变体和卷积神经网络(RA-CNN)。这两个模型都是理性增强的；也就是说，它们同时对文章进行分类(即高/不明确或低偏倚风险)，并识别文章中最有力支持这一分类的文本片段"[64,65]。最近一项基

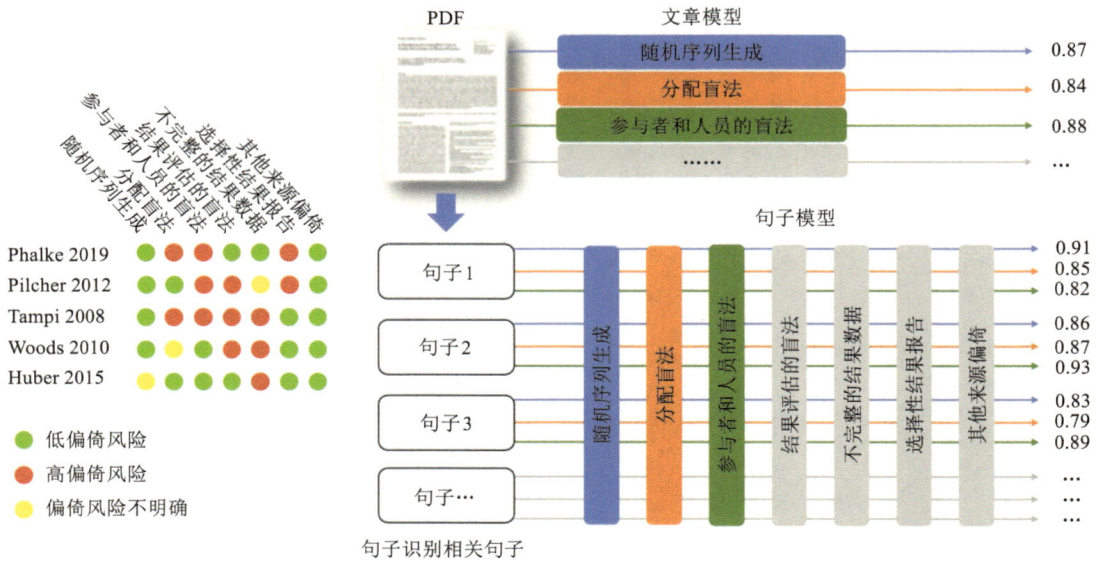

图 12.5　机器学习用于进行随机对照试验偏倚风险评估的流程[63]

于在线的随机试验表明，与完全采用手动方法的参与者相比，使用半自动化的
RobotReviewer 系统可能会减少 25% 的时间投入；有证据表明，通过系统可用性评估量表来
衡量，该系统具有很高的可用性[65, 66]。

12.7　实施中面对的挑战/障碍

尽管自动化系统审查过程取得了很多进展，但实践中采用的现有系统仍然存在一些障
碍。首先，每项不同任务的工具必须具有互操作性（即数据可以从一个系统传至下一个系
统），以便轻松集成到系统审查工作流程[21]。此外，对工具的功能知之甚少的终端用户对
其效用和有效性持怀疑态度。一些人认为机器学习完全自动化了整个过程，而实际上它是
半自动化的，并且需要人类监督。开发人员可以改变他们对系统的宣传方式，并使用术语
"计算机辅助"来消除这种误解。普通用户也可能认为机器学习算法无效。开发人员需要
证明他们的方法是可靠且可重复[40]。借助公开数据集的可用性可以促进可重复
性[21, 40]。从开发人员的角度来看，目前数据提取工具的一个关键限制是可用训练数据集
的数量有限[30]。

为每个任务开发的工具其自身也有以下局限性。

（1）搜索。

迄今为止，机器学习仅针对筛选 RCTs 进行了优化。在公共卫生领域，观察性研究是
典型的研究对象，这样的工具会限制在该领域中检索到大量研究。

（2）筛选。

使用机器学习进行筛选会带来一系列潜在挑战。第一，本章描述的机器学习工具都是
为标题/摘要筛选而构建的。不幸的是，将其应用在全文筛选中很困难，目前也没有相关

的工具。第二，现有工具无法 100% 识别所有相关研究（即 100% 的灵敏度）。但根据工具的预期功能（例如替代第二个筛选者），这可能是可以接受的。还需要注意的是，人类的筛选并不是 100% 准确的，因此研究人员可能愿意接受机器在效率上的提高而不要求其 100% 准确。第三，人类可以停止手动筛选的阈值并没有定义。第四，训练集中的引用可能并不代表引文的"总体"，即"以偏概全"。第五，训练数据集是不平衡的（包含更多被排除的研究而不是被包括的研究）。不平衡的训练集存在一定的问题，因为分类器可以训练的相关信息较少。解决这个问题的一种方法是对训练数据集进行"欠采样①"，减少被排除的研究[11]。

（3）偏倚风险。

所有这些工具性能的研究结论是，它们在做出最终的偏倚风险判断之前仍需要人类监督。然而，它们识别相关句子来提供领域信息的能力是有广阔前景的，因为在 Cochrane 综述中，它被评估为与人类识别的句子质量相当[64]。

在更广泛的范围内，承认任何机器学习的应用都可能扩大医疗保健的不平等是非常重要的。例如，加州大学伯克利分校和芝加哥大学的科学家们提出了证据表明，美国超过7000 万人的医疗决策算法存在"显著的种族偏见"[67]。目前还没有证据表明机器学习在支持系统审查方面引入了这种偏见，但积极采取方法来预防这种偏见当然是可取的。一方面，系统审查主要由持有执照的医疗保健服务提供者进行，他们提供了必要的保证，确保发布的结果符合当前生物医学理解。另一方面，用于支持系统审查的机器学习算法的设计者可能会开发对公共福祉产生重大影响的软件，而在相对有限的指导或监督下进行操作[68]。

对于使用机器学习进行系统审查，以及任何其他形式的人工智能用于医疗保健，其重点是要了解其局限性，并遵循"不造成伤害"的原则。最好的方法可能是制定确保人工智能方法和结果的透明度，以及可重复性的流程和政策[69]。

（4）本章提到的工具。

RCT 标签器：http：//arrowsmith. psych. uic. edu/cgibin/arrowsmith_uic/RCT_Tagger. cgi？ID=15634

机器人搜索：https：//robotsearch. vortext. systems/

Cochrane CRS：http：//crsweb. cochrane. org/login. html

AbstrackR：http：//abstrackr. cebm. brown. edu/account/login

SWIFT 审查：https：//www. sciome. com/swiftreview/

RobotAnalyst：https：//www. google. com/url？ q = http： //www. nactem. ac. uk/robotanalyst/&sa = D&ust = 1570651781470000&usg = AFQjCNE LoyBA — 49ljcJHWNsUD7BgjRJgHg

GAPscreener：https：//omictools. com/gapscreenertool

EPPI-Reviewer4：https：//eppi. ioe. ac. uk/cms/Default. aspx？ tabid=2935

ExaCT 工具：http：//exactdemo. iit. nrc. ca

RobotReviewer：https：//robot-reviewer. vortext. systems/

---

① 欠采样是一种用于平衡不均匀数据集的技术，通过保留少数类的所有数据并减少多数类的大小来实现。

参考文献

［1］ BRIGNARDELLO-PETERSEN R, CARRASCO-LABRA A, GLICK M, et al. A practical approach to evidence-based dentistry: Understanding and applying the principles of EBD［J］. J Am Dent Assoc, 2014, 145: 1105-1107.

［2］ SACKETT D L, ROSENBERG W M, GRAY J A, et al. Evidence based medicine: What it is and what it isn't［J］. BMJ, 1996, 312: 71-72.

［3］ CHANDLER J, CUMPSTON M, THOMAS J, et al. Chapter 1: introduction［M］//HIGGINS J P T, THOMAS J, CUMPSTON M, et al. Cochrane handbook for systematic reviews of interventions version, 2019.

［4］ READ K, CREAMER A, KAFEL D, et al. Building an escience thesaurus for librarians: a collaboration between the National Network of libraries of medicine, New England region and an associate fellow at the National Library of medicine［J］. J eSci Librariansh, 2013, 2: 53-67.

［5］ TRICCO A C, ANTONY J, ZARIN W, et al. A scoping review of rapid review methods［J］. BMC Med, 2015, 13: 244.

［6］ PHAM M T, RAJIC A, GREIG J D, et al. A scoping review of scoping reviews: Advancing the approach and enhancing the consistency［J］. Res Synth Methods, 2014, 5: 371-385.

［7］ PAWSON R, GREENHALGH T, HARVEY G, et al. Realist review-a new method of systematic review designed for complex policy interventions［J］. J Health Serv Res Policy, 2005, 10(Suppl1): 21-34.

［8］ BORAH R, BROWN A W, CAPERS P L, et al. Analysis of the time and workers needed to conduct systematic reviews of medical interventions using data from the PROSPERO registry［J］. BMJ Open, 2017, 7: e012545.

［9］ BASTIAN H, GLASZIOU P, CHALMERS I. Seventy-five trials and eleven systematic reviews a day: how will we ever keep up? ［J］. PLoS Med, 2010, 7: e1000326.

［10］ COHEN A M, HERSH W R, PETERSON K, et al. Reducing workload in systematic review preparation using automated citation classification［J］. J Am Med Inform Assoc, 2006, 13: 206-219.

［11］ O'MARA-EVES A, THOMAS J, MCNAUGHT J, et al. Using text mining for study identification in systematic reviews: a systematic review of current approaches［J］. Syst Rev, 2015, 4: 5.

［12］ MARSHALL C M, SUTTON A. SR tool box［WWW Document］. 2019.

［13］ THOMAS J, KNEALE D, MCKENZIE J E, et al. Chapter 2: Determining the scope of the review and the questions it will address［M］//HIGGINS J P T, THOMAS J, CHANDLER J, et al. Cochrane handbook for systematic reviews of interventions version 6.0. Cochrane, 2019.

［14］ KUGLEY S, WADE A, THOMAS J, et al. A guide to information retrieval for cambell systematic reviews. 2010.

［15］ TSAFNAT G, GLASZIOU P, CHOONG M K, et al. Systematic review automation technologies［J］. Syst Rev, 2014, 3: 74.

［16］ COHEN A M, SMALHEISER N R, MCDONAGH M S, et al. Automated confidence ranked classification of randomized controlled trial articles: an aid to evidence-based medicine［J］. J Am Med Inform Assoc, 2015, 22: 707-717.

［17］ MARSHALL I J, NOEL-STORR A, KUIPER J, et al. Machine learning for identifying randomized controlled trials: an evaluation and practitioner's guide[J]. Res Synth Methods, 2018, 9: 602−614.

[18] WALLACE B C, NOEL-STORR A, MARSHALL I J, et al. Identifying reports of randomized controlled trials (RCTs) via a hybrid machine learning and crowdsourcing approach[J]. J Am Med Inform Assoc, 2017, 24: 1165−1168.

[19] Cochrane Crowd. 2019.

[20] GLANVILLE J, LEFEBVRE C, WRIGHT K. ISSG search filter resource York (UK): the InterTASC information specialists' sub-group [WWW document]. 2019.

[21] O'CONNOR A M, TSAFNAT G, GILBERT S B, et al. Still moving toward automation of the systematic review process: A summary of discussions at the third meeting of the international collaboration for automation of systematic reviews (ICASR)[J]. Syst Rev, 2019, 8: 57.

[22] LEVAY P, CRAVEN J. Systematic searching-chapter 7. London: Facet Publishing; 2019.

[23] Introduction what is MeSH? [WWW Document]. 2019.

[24] SOTO A J, PRZYBYLA P, ANANIADOU S. Thalia: semantic search engine for biomedical abstracts [J]. Bioinformatics, 2018, 35: 1799−1801.

[25] Incorporating values for indexing method in MEDLINE/PubMed CML [WWW Document]. 2018.

[26] JIMENO-YEPES A, MORK J G, WILKOWSKI B, et al. MEDLINE MeSH indexing: lessons learned from machine learning and future directions. 2012.

[27] MORK J, ARONSON A, DEMNER-FUSHMAN D. 12 years on-is the NLM medical text indexer still useful and relevant? [J]. J Biomed Semantics, 2017, 8: 8.

[28] WALLACE B C, TRIKALINOS T A, LAU J, et al. Semi-automated screening of biomedical citations for systematic reviews[J]. BMC Bioinform, 2010, 11: 55.

[29] URQUHART O, TAMPI M P, PILCHER L, et al. Nonrestorative treatments for caries: systematic review and network meta-analysis[J]. J Dent Res, 2019, 98: 14−26.

[30] MARSHALL I J, WALLACE B C. Toward systematic review automation: a practical guide to using machine learning tools in research synthesis[J]. Syst Rev, 2019, 8: 163.

[31] PRZYBYŁA P, BROCKMEIER A J, KONTONATSIOS G, et al. Prioritising references for systematic reviews with RobotAnalyst: a user study[J]. Res Synth Methods, 2018, 9: 470−488.

[32] THOMAS J, BRUNTON J, GRAZIOSI S. EPPI-reviewer4: software for research synthesis. London: Social Science Research Unit, UCL Institute of Education; 2010.

[33] WALLACE B C, SMALL K, BRODLEY C, et al. Modeling annotation time to reduce workload in Comparative Effectivenss reviews. 2010a.

[34] HOWARD B E, PHILLIPS J, MILLER K, et al. SWIFT-review: a text-mining workbench for systematic review[J]. Syst Rev, 2016, 5: 87.

[35] WALLACE B C, SMALL K, BRODLEY C E, et al. Toward modernizing the systematic review pipeline in genetics: efficient updating via data mining[J]. Genet Med, 2012, 14: 663−669.

[36] WALLACE B C, SMALL K, BRODLEY C E, et al. Deploying an interactive machine learning system in an evidence-based practice center: abstrackr[M]//Proceedings of the 2nd ACM SIGHIT International Health Informatics. 2012b.

[37] YU W, CLYNE M, DOLAN S M, et al. GAPscreener: an automatic tool for screening human genetic association literature in PubMed using the support vector machine technique[J]. BMC Bioinform, 2008, 9: 205.

［38］ DISTILLER S R ［WWW Document］. Systematic review and literature review software by evidence partners. 2019.

［39］ SHEMILT I, SIMON A, HOLLANDS G J, et al. Pinpointing needles in giant haystacks: use of text mining to reduce impractical screening workload in extremely large scoping reviews［J］. Res Synth Methods, 2014, 5: 31-49.

［40］ OLORISADE B K, BRERETON P, ANDRAS P. Reproducibility of studies on text mining for citation screening in systematic reviews: evaluation and checklist［J］. J Biomed Inform, 2017, 73: 1-13.

［41］ REEVES B C, DEEKS J J, HIGGINS J P T, et al. Chapter 24: Including non-randomized studies on intervention effects［M］//HIGGINS J P T, THOMAS J, CHANDLER J, et al. Cochrane handbook for systematic reviews of interventions version: Cochrane. 2019.

［42］ MATWIN S, KOUZNETSOV A, INKPEN D, et al. A new algorithm for reducing the workload of experts in performing systematic reviews［J］. J Am Med Inform Assoc, 2010, 17: 446-453.

［43］ COHEN A M. Optimizing feature representation for automated systematic review work prioritization［C］// AMIA Annu Symp Proc. 2008: 121-125.

［44］ COHEN A M, AMBERT K, MCDONAGH M. Studying the potential impact of automated document classification on scheduling a systematic review update［J］. BMC Med Inform Decis Mak, 2012, 12: 33.

［45］ COHEN A M, AMBERT K, MCDONAGH M. Cross-topic learning for work prioritization in systematic review creation and update［J］. J Am Med Inform Assoc, 2009, 16: 690-704.

［46］ WALLACE B C, SMALL K, BRODLEY C E, et al. Who should label what? Instance allocation in multiple expert active learning［C］//SDM. 2011.

［47］ SCHULZ K F, ALTMAN D G, MOHER D. CONSORT2010 statement: Updated guidelines for reporting parallel group randomized trials［J］. Ann Intern Med, 2010, 152: 726-732.

［48］ AL-NAMANKANY A A, ASHLEY P, MOLES D R, et al. Assessment of the quality of reporting of randomized clinical trials in paediatric dentistry journals［J］. Int J Paediatr Dent, 2009, 19: 318-324.

［49］ HUA F, DENG L, KAU C H, et al. Reporting quality of randomized controlled trial abstracts: survey of leading general dental journals［J］. J Am Dent Assoc, 2015, 146: 669-678. e1.

［50］ KLOUKOS D, PAPAGEORGIOU S N, DOULIS I, et al. Reporting quality of randomised controlled trials published in prosthodontic and implantology journals［J］. J Oral Rehabil, 2015, 42: 914-925.

［51］ LEMPESI E, KOLETSI D, FLEMING P S, et al. The reporting quality of randomized controlled trials in orthodontics［J］. J Evid Based Dent Pract, 2014, 14: 46-52.

［52］ SARKIS-ONOFRE R, POLETTO-NETO V, CENCI M S, et al. Impact of the CONSORT statement endorsement in the completeness of reporting of randomized clinical trials in restorative dentistry［J］. J Dent, 2017, 58: 54-59.

［53］ SAVITHRA P, NAGESH L S. Have CONSORT guidelines improved the quality of reporting of randomised controlled trials published in public health dentistry journals?［J］. Oral Health Prev Dent, 2013, 11: 95-103.

［54］ LI T, HIGGINS J P T, DEEKS J J. Chapter 5: Collecting data［M］//HIGGINS J P T, THOMAS J, CHANDLER J, et al. Cochrane handbook for systematic reviews of interventions version 6. 0: Cochrane, 2019.

［55］ JONNALAGADDA S R, GOYAL P, HUFFMAN M D. Automating data extraction in systematic reviews: A systematic review［J］. Syst Rev, 2015, 4: 78.

［56］ KIRITCHENKO S, DE BRUIJN B, CARINI S, et al. ExaCT：Automatic extraction of clinical trial characteristics from journal publications［J］. BMC Med Inform Decis Mak, 2010, 10：56.

［57］ SAVOVIC J, JONES H E, ALTMAN D G, et al. Influence of reported study design characteristics on intervention effect estimates from randomized, controlled trials［J］. Ann Intern Med, 2012, 157：429-438.

［58］ GUYATT G, RENNIER D, MEADE M O, et al. Glossary. In：Guyatt G, Rennier D, Meade MO, Cook DJ, eds. Users' guide to the medical literature：a manual for evidence-based clinical practice［M］. New York：McGraw-Hill Education；2015. p.645.

［59］ BOUTRON I, PAGE M J, HIGGINS J P T, et al. Chapter7：Considering bias and conflicts of interest among the included studies［M］//HIGGINS J P T, THOMAS J, CHANDLER J, et al. Cochrane handbook for systematic reviews of interventions version6. 0：Cochrane, 2019.

［60］ HIGGINS J P T, SAVOVIC J, PAGE M J, et al. Chapter 8：Assessing risk of bias in a randomized trial ［M］//HIGGINS J P T, THOMAS J, CHANDLER J, et al. Cochrane handbook for systematic reviews of interventions version 6. 0：Cochrane, 2019.

［61］ HIGGINS J P T, ALTMAN D G, GØTZSCHE P C, et al. The Cochrane Collaboration's tool for assessing risk of bias in randomised trials［J］. BMJ, 2011, 342：d5928.

［62］ HARTLING L, OSPINA M, LIANG Y. Risk of bias versus quality assessment of randomised controlled trials：cross sectional study［J］. BMJ, 2009, 339：b4012.

［63］ MILLARD L A C, FLACH P A, HIGGINS J P T. Machine learning to assist risk-of-bias assessments in systematic reviews［J］. Int J Epidemiol, 2016, 45：266-277.

［64］ MARSHALL I J, KUIPER J, WALLACE B C. RobotReviewer：evaluation of a system for automatically assessing bias in clinical trials［J］. J Am Med Inform Assoc, 2016, 23：193-201.

［65］ SOBOCZENSKI F, TRIKALINOS T A, KUIPER J, et al. Machine learning to help researchers evaluate biases in clinical trials：a prospective, randomized user study［J］. BMC Med Inform Decis Mak, 2019, 19：96.

［66］ SAURO J. Measuring usability with the system usability scale (SUS). 2011.

［67］ NORDLING L. Mind the gap［J］. Nature, 2019, 573：S103-S105.

［68］ DAWSON D, SCHLEIGER E, HORTON J, et al. Artificial intelligence：Australia's ethics framework ［R］. Data 61 CSIRO, Australia, 2019.

［69］ JASON, The MITRE Corporation. Artificial intelligence for health and health care［R］. JSR-17-Task-002. 2017.

［70］ BEAM A L. Kohane I S：Big Data and Machine Learning in Health Care［J］. JAMA. 2018, 319(13)：1317-1318.

［71］ MARSHALL I J, WALLACE B C. Toward systematic review automation：a practical guide to using machine learning tools in research synthesis［J］. Systematic Reviews, 2019, 8.

［72］ MARSHALL I J, WALLACE B C. Toward systematic review automation：a practical guide to using machine learning tools in research synthesis［J］. Syst Rev. 2019, 8(1)：163.

［73］ TICKLE M, O'NEILL C, DONALDSON M, et al. A randomized controlled trial of caries prevention in dental practice［J］. J Dent Res, 2017, 96(7)：741-746.

［74］ KIRITCHENKO S, BRUIJN B D, CARINI S, et al. ExaCT：Automatic extraction of clinical trial characteristics from journal publications ［J］. BMC Medical Informatics and Decision Making, 2010, 10(1)：1-17.

第十三章
机器/深度学习在遗传学和基因组学中的应用

Di Wu, Deepti S. Karhade, Malvika Pillai, Min-Zhi Jiang, Le Huang,
Gang Li, Hunyong Cho, Jeff Roach, Yun Li, and Kimon Divaris

13.1   机器学习和口腔健康基础知识

早在 1943 年，文献中就出现了神经网络可以模仿人脑的概念[1]。16 年后，Arthur

＊　 D. Wu
美国北卡罗来纳大学教堂山分校亚当牙科学院口腔和颅面健康科学部
美国北卡罗来纳大学教堂山分校吉林斯全球公共卫生学院生物统计学系
电子邮件：dwu@ unc. edu
D. S. Karhade
美国北卡罗来纳大学教堂山分校亚当牙科学院儿科和公共卫生系
电子邮件：deepti_karhade@ unc. edu
M. Pillai
美国北卡罗来纳大学教堂山分校卡罗来纳健康信息学项目
电子邮件：mpillai@ live. unc. edu
M. -Z. Jiang
美国北卡罗来纳州教堂山北卡罗来纳大学应用物理科学系
电子邮件：minzhi@ live. unc. edu
L. Huang ・ Y. Li
美国北卡罗来纳州教堂山北卡罗来纳大学遗传学系
电子邮件：lehuang@ email. unc. edu；yun_li@ med. unc. edu
G. Li
美国北卡罗来纳大学教堂山分校统计与运筹学系
电子邮件：franklee@ live. unc. edu
H. Cho
北卡罗来纳大学教堂山分校吉林斯全球公共卫生学院生物统计学系
电子邮件：hunycho@ live. unc. edu
J. Roach
美国北卡罗来纳大学教堂山分校计算机研究中心
电子邮件：jeff_roach@ unc. edu
K. Divaris
美国北卡罗来纳大学教堂山分校亚当牙科学院儿科与公共卫生系
美国北卡罗来纳大学教堂山分校吉林斯全球公共卫生学院流行病学系
电子邮件：kimon_divaris@ unc. edu
 Springer Nature Switzerland AG2021
C. -C. Ko et al. （eds.）, *Machine Learning in Dentistry*,
https://doi. org/10. 1007/978－3－030－71881－7_13

Samuel 创造了"机器学习"一词，从此它成为协助临床医生进行医疗诊断和预测结果不可或缺的工具[2]。机器学习（machine learning，ML）方法分为两大类：监督学习和无监督学习。监督学习（包括分类和回归）在已标记的数据集上训练模型，该模型将输入特征/预测因子映射到输出标签/响应/结果。相比之下，无监督学习方法（包括聚类、主成分分析和密度估计）旨在从数据中识别模式。从广义上讲，机器学习模型可以通过三个步骤破译训练数据中的复杂模式并将其推广到测试数据。首先，使用可用的输入数据构建模型。接着，对模型进行调整和评估，最终用于预测未知的结果[3]。深度学习（deep learning，DL）是最近发展起来的机器学习类型，由于图形处理器（GPU）加速技术硬件端的进步以及深度学习具备有效学习潜在特征的能力等因素，它在许多应用中可以发挥比传统机器学习更好的作用。由于这些原因，深度学习即使不是机器学习领域发展最快的分支之一，也是发展速度较快的分支。深度学习变得如此重要，以至于在最近的文献中，机器学习和深度学习大多作为平行概念被提及，而前者仅指非深度学习的机器学习方法。按照惯例，在本综述中，将机器学习表示传统的机器学习方法，例如支持向量机（SVM）、随机森林、自适应增强，将深度学习用于表示基于深度神经网络的方法。这些方法能够通过利用 GPU 的强大功能，从非常大的训练数据集中提取多个潜在特征，获取深层隐藏层的权重（如 AlexNet[4]中所述）。

机器学习在口腔健康领域（特别是牙科）有许多应用。例如，机器学习已被用来识别最有可能患上根面龋的人群。通过曲面断层片对成釉细胞瘤和牙源性角化囊肿进行鉴别诊断，对曲面断层片上的修复体进行分类，并判断 11 岁至 15 岁之间的儿童正畸治疗前是否需要拔牙[5-8]。机器学习也被报道用于儿童早期龋齿（early childhood caries，ECC）分类/预测，其中性能最好的算法是神经网络，其次是 SVM[9]。

13.2　机器学习的"组学应用"

具体场景中使用何种计算方法取决于要测试的生物学假设和可用于测试的数据。一般来说，研究人员从不同的细胞、亚细胞和细胞间来源收集不同分子水平的数据。1958年，Francis Crick 提出了分子生物学的中心法则，解释了 DNA 中的遗传信息传递给信使 RNA（mRNA）以产生功能性产物蛋白质的过程。根据中心法则，可以理解调控可能发生在 DNA 水平、RNA 水平、蛋白质水平，或者涉及多种蛋白质或 DNA、RNA 和蛋白质之间复杂相互作用的通路水平。由于所有这些方面都是相关的，因此收集遗传学、表观遗传学、转录组学和蛋白质组学领域的数据变得越来越流行。主要计算方法包括：全基因组基因分型芯片、全基因组测序、全外显子组测序、全基因组甲基化芯片、亚硫酸氢盐测序、RNA 测序（RNA-seq）以及代谢物和蛋白质定量。当然，环境因素也会影响代谢组和微生物组等领域的分子功能，并与健康和疾病相关，但这些超出了本章的范围。

人们已经开发了许多统计方法来分析遗传学和基因组学数据，以更好地理解生物医学问题。在过去的几十年里，随着 K 均值聚类或支持向量机等机器学习方法的发展，人们逐渐获得了从大数据中挖掘更多信息的能力。最近，鉴于基于神经网络的表示学习方法在计算机视觉（computer vision，CV）和自然语言处理（natural language processing，NLP）等数据驱动领域取得的成功，研究人员开始将深度学习框架应用到遗传学和基因组学中。由于相似的数据结构(如基因组序列作为句子)和规则模式(如基因组序列基序作为句子中的单词或图像中的纹理)，计算机视觉和自然语言处理中使用的一些经典深度学习框架也可以应用于遗传和基因组数据分析。

传统使用的统计方法和机器/深度学习之间存在一些差异。传统的统计方法的结果可能更容易解释，并进而解释生物学机制。然而，这些方法严重依赖于数据分布的假设。例如变量之间的线性关系或样本之间特定类型的依赖性或独立性。机器/深度学习方法对数据分布和样本关系的假设不太严格。因此，它们能够更好地处理具有大样本量的高维、复杂数据结构。

机器学习对大型、复杂的"组学"数据集的分析产生了深远的影响。例如，机器学习已被用于发现新的遗传位点和生物标志物，并用于识别和分类癌症基因组学模式，从而更好地了解疾病过程。最近的一项系统综述研究了机器学习是否可以在头颈癌的预后预测中发挥作用[10]。在七项纳入的研究中，机器学习技术的平均报告准确度范围为57%至99%，这表明机器学习在头颈癌的预后预测中具有广阔的前景[10, 11]。从理论上讲，与仅利用一个数据层的分析相比，综合系统基因组学方法对于检测基因型—表型关联而言更加全面和强大。由于数据的高维性和生物学/临床问题的复杂性，多组学数据的综合分析具有挑战性。基于此，优化特征选择和识别数据中潜在模式是机器学习可以提供的关键优势。如果成功，综合组学可以帮助研究人员发现和理解生物系统和疾病过程的复杂性，识别可能在不同组学水平上运作的关键分子特征，并最终了解这些元素之间的相互作用如何影响疾病风险或其他健康情况。此外，经过来自不同组学层面、指向相同生物途径的多重关联，假阳性的可能极低[12]。

13.3　多组学和综合分析

机器学习在多组学数据结构中的应用越来越普遍。过去二十年的技术进步促进了几乎所有组学技术的发展，使人类和微生物 DNA(基因组学和宏基因组学)、RNA(转录组学)、蛋白质(蛋白质组学)和代谢物(代谢组学)的生成和分析成为可能。原则上，基因组变异的研究可以提供有关单核苷酸多态性、罕见变异、拷贝数变异和基因组重排等信息[12]。转录组分析生成有关基因表达、选择性剪接长链非编码 RNA、小 RNA 等数据。代谢组需要对各种组织[包括血清、血浆、尿液、脑脊液 (cerebrospinal fluid，CSF) 和唾液]中的代谢物进行分析。蛋白质组包含蛋白质表达相关的信息，例如蛋白质表达水平和翻译后修饰[12]。这些新一代测序和高通量组学方法产生了大量数据。如前所述，使用传统统计方法很难处理和解释这些数据。无监督机器学习方法规避了其中一些问题，并能够检测数据中以前未知或无法检测的模式，而不是仅仅通过聚类对关键特征进行基本识别[11]。无监督机器学习在牙科研究中的一个主要应用示例是分析慢性或侵袭性牙周炎患者受疾病影响的牙龈组织。Kebschull 和 Papapanou[11]的算法在基于转录组数据区分慢性牙周炎和侵袭性牙周炎诊断时表现出较高的诊断准确性。他们利用无监督聚类方法的最终目标是检测新的、基于病理生物学的牙周炎分类[11]。

组学数据整合主要有两种方法：多阶段分析和元维度分析。有几种统计工具和软件解决方案可用于实现它们[13]。一方面，多阶段分析将数据分析分为几个步骤。在每个步骤中，信号都会得到富集，最终该方法能够发现数据类型之间以及与感兴趣的表型相关的关联[12]。Ritchie 等人[12]在最近的一篇综述中描述了新兴的数据整合方法，以揭示基因组变异和人类表型之间的复杂关系。示例包括基因组变异分析和领域知识引导分析。另一方面，元维度分析将所有数据类型都组合起来进行同步分析。元维度分析主要有三种子类型：基于串联的集成、基于变换的集成和基于模型的集成[12]。利用机器学习和嵌入式生物统计分析来发现基因组和其他组学生物标记，其最终目标是根据个人的基因构建定制医疗保健，包括医学和牙科实践。精准医学日益成为医疗实践的基石，不再是遥远的未来愿景。例如，使用多组学数据特征的机器学习算法能够以超过 90% 的置信度区分乳腺癌高风险和低风险患者[14]。然而，牙科精准医学仍处于起步阶段[15]。

13.4　多组学在龋齿和幼儿口腔健康中的应用

龋齿是一种常见、复杂的疾病，由牙齿表面—生物膜界面的微生物失调引起。如果不加以改变，可能导致牙齿结构溶解和破坏[16, 17]。众所周知，社会、环境和行为因素是龋齿形成的关键影响因素。目前对口腔微生物组关键因果作用的理解在过去几十年中迅速发展，这主要归功于测序方法的技术进步[18]。众所周知，龋齿的特点是牙齿生物膜内复杂的代谢失衡。在健康状态下，龈上生物膜与底层牙齿结构保持脱矿和再矿化的平衡[19]。而在菌群失调导致的疾病中，这种平衡被打破。因此，要全面了解疾病过程，需要测量生物膜工牙齿表面界面上的这些复杂的生物现象。除了表征失调生物膜环境的各种组学层（即宏基因组学、元转录组学、蛋白质组学和代谢组学）[20]之外，人类基因组信息的叠加和联合分析考虑（个体易感性的衡量标准）是一项雄心勃勃但可行的目标。如果需要分析真菌和病毒在口腔生物膜背景下的跨界互作，执行额外所需的复杂工作将不可避免[21, 22]。

这里提供一个针对幼儿口腔健康的大型、基于社区的遗传流行病学研究（ZOE 2.0）示例。该研究生成了四个级别的口腔健康相关组学数据：人类基因组学、龈上生物膜宏基因组学、宏转录组学和代谢组学（来自宿主和微生物组）[23-25]。笔者收集了约 6500 名 3 至 5 岁儿童的牙齿表面龋齿的临床检查数据，以及一系列人口统计、社会、行为和主观口腔健康信息。尽管有人认为龋齿的临床表现呈现出不同的集群或模式[17, 26, 27]，但这一概念尚未在共识分类系统中得到广泛推广或正式认可[28]。

如上所述，ZOE 2.0 数据结构既带来了机遇，也带来了挑战（图 13.1）。前者围绕着大量特征鲜明的幼儿群体中丰富且高质量的数据源。后者与如何有效整合基于社区研究的多维数据结构有关，以回答与精准健康概念一致的生物学和临床问题[15, 29]。机器学习应用几乎适用于整合和特征选择的所有阶段。例如，基于机器学习的方法适用于宏基因组分析中的测序分类/比对阶段（MEGAN 和 PhymmBL 等）[30-32]。机器学习应用也非常适合代谢组学和 DNA/RNA 整合分析。重要的是，机器学习可从大量表面疾病指标中识别隐藏的数据结构和明显的临床表现疾病簇。此外，它还可用于从一长串候选疾病预测因子（例如环境、主观测量、行为）中选择重要特征，以帮助开发预测模型和最终决策辅助工具。笔者的团队目前正在使用更新的技术，例如部署在 Google Cloud 上的 Auto ML Tables，旨在覆盖从原始数据集到可部署的机器学习模型的全流程，以构建具有不同上下文和应用程序特定预测器集的 ECC 分类器，并开发预测模型。

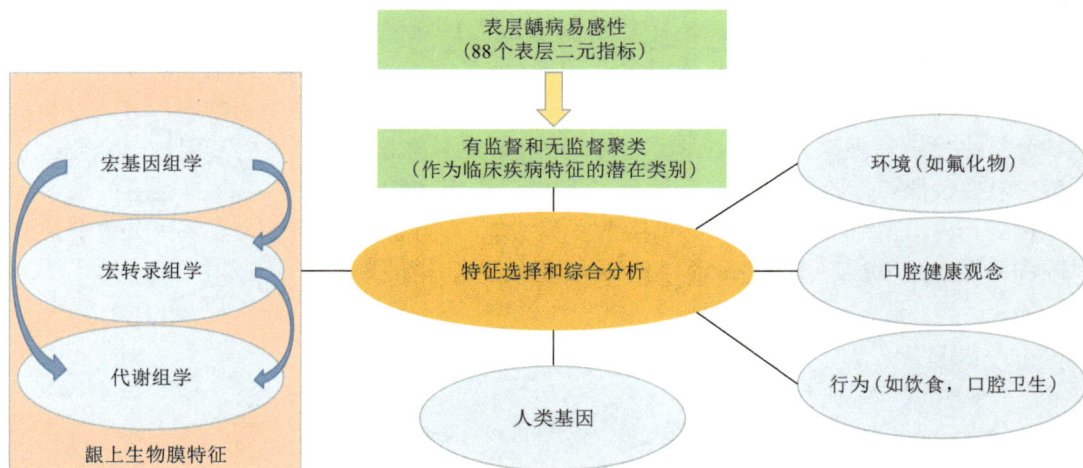

图 13.1　作为机器学习应用的最佳示例：ZOE 2.0 早期儿童口腔健康研究中的组学、临床和行为数据结构

概述机器学习在组学数据分析中的应用后，接下来介绍机器学习/深度学习在遗传学和基因组学中的应用。其中讨论的大多数机器学习方法都属于监督机器学习类别。

13.5　单核苷酸多态性（SNPs）与复杂疾病关联分析中的机器/深度学习等统计方法

与孟德尔疾病相反，人类常见的复杂疾病是由遗传和环境因素共同引起和（或）影响的。龋齿、牙周病、阿尔茨海默病、硬皮病、哮喘、帕金森病、肾病和几乎所有癌症都是复杂疾病的例子[33]。随着人类基因组计划（human genome project，HGP）[34]的完成，研究人员有权研究复杂疾病的遗传发病机制。人类基因组计划和随后的国际合作，包括国际单体型图谱计划[35-38]和千人基因组计划[39-41]，对主要大陆群体之间的常见遗传变异以及它们之间的连锁不平衡（linkage disequilibrium，LD）模式进行了分类。这些努力可以经济且有效地绘制复杂疾病的图谱，从而更好地了解这些疾病的遗传发病机制。直接受益于这些国际合作，全基因组关联分析（Genome wide association study，GWAS）已成功用于识别与复杂性状和疾病相关的遗传变异，分析出了超过 100000 种关联[42]。根据特征变量的数据类型，可以执行逻辑回归或线性回归。为了检测/GWAS 中的多位点单核苷酸多态性相互作用，Zhang 和 Liu[43]提出了一种基于马尔可夫链蒙特卡罗方法（MCMC）的方法——贝叶斯上位关联映射（Bayesian epistasis association mapping，BEAM）。FEPI-MB[44]是一种基于启发式搜索的快速马尔科夫毯法（Markov blanket）检测单核苷酸多态性相互作用的新方法。

研究热点已从单基因座测试进一步扩展到相互作用测试，旨在使用机器学习和深度学习等分析方法找到与特定性状共同相关的相互作用单核苷酸多态性位点。

随机森林（RF）和支持向量机（SVM）是两种非常常用的机器学习方法。早期基于随机森林的方法在单核苷酸多态性相互作用检测时，需要确保至少有一个单核苷酸多态性对具有边际效应[45]。人们已经开发了几种方法来解决随机森林的这一局限性[46-52]。在此应用中，支持向量机在检测模拟数据和真实数据中的单核苷酸多态性（SNP）交互作用方面均优于其他方法。此外，支持向量机的结果易于解释，减少了响应变量的不稳定性。支持向量机应用也面临一些挑战，包括潜在的不可接受的Ⅰ类错误及其仅对少量 SNP 的适用性。支持向量机方法从根本上来说也是基于距离，因此必须进行扩展以正确处理缺失数据和遗传异质性[53-58]。虽然随机森林技术可以从基于距离的角度来看待[59]，但其框架允许更容易地整合这些考虑因素。

如今的深度学习方法通常称为基于神经网络（neural network，NN）的方法。在研究复杂疾病时，通常使用已知的 SNP 作为输入、疾病特征作为输出来训练神经网络。连锁（识别疾病位点和标记物之间的连锁）和关联（识别疾病位点和标记物之间的连锁不平衡）分析是用于发现与疾病相关的 SNPs 的两种不同方法[60]。然而，深度学习并不常用于复杂疾病的关联研究。

13.6　拷贝数变异检测中的机器学习和深度学习

拷贝数变异（copy number variation，CNV）可见于正常组织或癌组织。对于两者，通常都需要参考样本。例如，邻近的正常组织样品可以用作肿瘤样品中 CNV 检出的参考样品。期望最大化（expectation maximization，EM）是一种在各种分析方法中部署的流行方法[61-64]。ReadDepth[65] 是另一种使用循环二进制分割算法的方法。自 2015 年以来已经发布了几种新方法[66-70]，包括 CODEX[71]，其中涉及基于泊松似然的递归分割过程。用于 CNV 机器学习[72-75]和深度学习[76-78]方法是最近出现的，目前尚未建立。例如，基于卷积神经网络（CNN）的 DL-CNV[78]方法是一种新颖的免比对方法，可以从单个样本的 DNA 测序数据中检测 CNV。在癌症领域，已经探索了一些机器学习方法来检测单核苷酸变异（single nucleotide variations，SNVs）和 CNVs。例如，使用马尔可夫链蒙特卡罗法的 Canopy[79] 和使用动态图形模型的 THEMIS[80]都可以检测 SNV 和 CNV。

共识聚类①通常用于肿瘤亚型聚类[66]。最近开发了深度学习方法用于肿瘤亚型分类。例如，Karim 等人[67]训练了 Conv-LSTM 和卷积自动编码器（convolutional autoencoder，CAE）来预测癌症类型，准确率达到 80%。Alshibli 等人[68]提出了三种基于 CNV 对癌症类型进行分类的深度学习模型，分别为六层卷积网络（CNN6）、残差六层卷积网络②（ResCNN6）和相关 VGG16 网络的迁移学习。所有这些方法都可以应用于研究口腔癌。

---

①　共识聚类是一种聚合多个聚类算法结果的方法。它通过对数据集的多次子采样和多次聚类算法迭代，得出对聚类分配的共识。

②　迁移学习是一种机器学习方法，它利用已经为一个任务开发的模型，来重新应用到另一个任务中，和从头开始创建模型相比，它可以使用更少的数据来训练深度神经网络。

13.7 DNA 甲基化数据的机器学习和深度学习方法

作为最常用的表观遗传学手段之一，DNA 甲基化在建立组织特异性基因表达和调控过程中发挥着重要作用。高密度阵列和亚硫酸氢盐测序技术[69]都可以在大量群体样本中以高分辨率测量全基因组 DNA 甲基化。CpG 岛（CpG islands，CGI）是基因组中包含大量 CpG 二核苷酸重复序列的区域，其中胞嘧啶和鸟嘌呤通过重复序列中的磷酸盐连接。这些区域是遗传热点，因为它们是活跃甲基化的位点，可能影响基因的表达。

利用全基因组甲基化数据，大量计算工具已被用于关联测试，以识别与表观基因组关联研究（epigenome-wide association studies，EWAS）中表型/性状相关的差异甲基化区域（differentially methylated regions，DMR），并在甲基化数量性状位点（methylation quantitative trait loci，mQTL）研究中确定与 DNA 甲基化模式相关的遗传变异[70]。

机器学习和深度学习方法的最新进展为研究者提供了深入了解表观遗传过程的机会，并为未来的研究以及临床和医学应用带来了希望[81]。一方面，机器学习/深度学习算法可用于估算或预测未观察到的 DNA 甲基化状态，作为响应变量[82-85]或查找 DMR[81]。例如，DeepCpG 已被证明具有可解释的模型参数，可用于解释序列组成如何影响甲基化变异[83]。Zeng 等人[86]介绍了一个基于序列的深度学习框架 CpGenie，它通过三层卷积神经网络学习 DNA 甲基化的调控代码，以预测非编码变异的影响并提供 mQTL。

另一方面，机器学习/深度学习算法可以利用甲基化数据作为预测或分类的解释性特征[86-89]。例如，采用传统的机器学习方法随机森林，DNA 甲基化数据可用于对所有群体和年龄组的中枢神经系统肿瘤进行分类[87]。Cai 等人[88]通过基于集成特征选择和机器学习方法，应用 DNA 甲基化数据对肺癌进行分类。该算法能够提高肺癌分类的准确率，基于留一法交叉验证准确率达到 86.54%。此外，远端调控位点的 DNA 甲基化也被证明是癌症基因失调的特征。构建甲基化和表达之间的关联模型可以区分真正的甲基化表达对和错误的随机表达对[90]。

13.8 Hi-C 数据的机器学习和深度学习方法

Hi-C 是一种无偏差的全基因组染色体构象捕获技术，用于表征细胞核内染色质的空间组织，有助于研究人员了解调控元件在分化、分裂、减数分裂等许多关键生物过程中的功能[91]。这些无偏见和无针对性的 Hi-C 技术虽然具有捕获所有关联的优势，但需要生成和分析前所未有的大数据，每个样本测序片段（reads）数量高达数十亿。例如，Rao 等人[92]为 GM 12878 淋巴细胞系生成了 49 亿个原始测序片段。Bonev 等人[93]为小鼠胚胎干细胞系产生了 70 亿个测序片段。Jin 等人[94]为研究原代人胎儿肺成纤维细胞系 IMR 90 检测了 34 亿个测序片段。尽管获得染色质空间组织的 Kb 分辨率映射非常有必要，但每个样本数十亿次的测序片段仍然成本高昂。同时，生成此类数据还面临其他挑战，包括大量输入材料（特别是原代组织）、文库制备成本高以及存在多文库/重复文库时的批次效应。为了通过计算机方法缓解这些问题，最近开发了几种深度学习方法来提高 Hi-C 数据的分辨率。由于上述原因，迄今为止生成的大多数 Hi-C 数据集（每个样本的测序片段为 5 亿或更少）都是在相对较低的分辨率（例如 25 kb 或 40 kb）下进行分析。这种粗略的分辨率很容易包含多个基因、遗传变异或调控元件，使得识别更精细的结构（例如子域或增强子–启动子相互作用）[95] 或者将 GWAS 变异和远端调控元件与其目标基因联系起来变得具有挑战性。HiCPlus[95] 最初被提出是为了解决 Hi-C 数据的低分辨率问题。它利用深度学习方法来增强 Hi-C 接触频率矩阵的分辨率。HiCPlus 深度学习方法的架构简单明了，包含三层卷积神经网络。尽管架构简单，但训练后的模型可用于增强训练数据集以外的细胞系数据集。最近，为了获得比 HiCPlus 更好的性能，特别是为了提高低分辨率 Hi-C 数据的分辨率，HiCNN 被提出。它用残差网络的捷径连接代替普通网络，以在优化中实现更有效地梯度传播①。该网络具有 25 层残差块②，每个残差块有两层卷积及一个恒等捷径[96]。同时，出于与 HiCNN 相同的目的，HicGAN 使用生成对抗网络（GAN）来增强 HiC 数据的分辨率[97]。

计算方法也被用来从高分辨率 Hi-C 数据中消除各种已知和未知的偏差（例如 GC 含量、可映射性和有效长度）[98]。一方面，对于已知的偏差来源，Yaffe 和 Tanay[99] 提出了一种非参数方法，该方法对观察跨越两个片段末端的双端测序片段的概率进行建模[99]。2012 年，Hu 等人[100] 提出了 HiCNorm。它拟合泊松回归模型以消除原始 Hi-C 接触图中的系统偏差。与 Yaffe 和 Tanay[99] 提出的非参数方法相比，HiCNorm 凭借参数化建模方法和需要估计的参数较少，显示出了统计和计算优势。另一方面，也可以解释未知的偏见来源。例如，有研究提出了一种基于 Sinkhorn-Knoppbalancing 算法的迭代校正方法[101] 来平衡接触频率矩阵。具体来说，该方法采用以下两步方法对 Hi-C 数据进行归一化处理：①将每行除以行的平均值；②将每列除以列的平均值。重复这两个步骤直到均值收敛。

重要的是，计算方法在从 Hi-C 数据中识别染色质相互作用方面也发挥了不可或缺的作用。偏差校正后，研究人员通常进行分析，从 Hi-C 数据生成各种具有生物学意义的读数[102, 103]，包括多 Mb 分辨率的"A"（即开放和主动转录）和"B"（即压缩和抑制）区、Mb 分辨率的拓扑关联域（topologically associating domains，TAD）、数十 kb 分辨率的频繁相互作用区域（frequently interacting regions，FIRE）[104, 105] 和高分辨率（例如 kb）的染色质环[106] 和相互作用[107-111]。针对高分辨率染色质相互作用的检测，已经提出了几种统计方法。其中包括 Fit-HiC[112]、FitHiC2[107]、HMRF-Bayes[110] 和 FastHiC[111]。Fit-HiC 使用非参数样条来估计中等范围的染色体内接触。HMRF-Bayes 和 FastHiC 利用基于隐马尔可夫随机场模型从相邻的基因组位点对中借用信息，以实现更稳健、更强大地染色质相互作用检测。FastHiC 通过采用模拟场算法来近似隐藏峰值状态的联合分布，改进了 HMRF-Bayes 中的贝叶斯实现。因此，FastHiC 可以有效地检测具有生物学意义的染色质相互作用，并实现比 Fit-HiC 和 HMRF-Bayes 更好的性能。

---

① 梯度传播是神经网络训练过程中的一种方法，通过计算损失函数对网络参数的梯度，利用优化算法来更新网络参数，达到最小化损失函数的目的。

② 残差块是神经网络中的一种模块，用于学习相对于层输入的残差函数，而不是学习无参考的函数。残差块的设计使得网络更容易学习类似于恒等映射的函数。

13.9　转录因子分析中的机器学习和深度学习方法

转录因子（transcription factors，TF）是与特定基因组区域/序列结合以调节基因表达的蛋白质。了解转录因子调控基因表达的机制一直是一项艰巨的任务，其中，有两项任务仍然备受关注：①识别转录因子结合位点（TF binding sites，TFBS）；②识别破坏转录因子结合的变体。

对于第一项任务，转录因子基序的发现是一个长期存在的热点问题，已提出了多种概率方法。例如，基于期望最大化（expectation-maximum，EM）算法的方法首次发现了生物聚合物中的基序[113]。在转录因子基序发现的背景下，推理的重点是确定每个输入序列中基序的起始和结束位置。另一种方法是基序诱导的多重 EM（multiple EM for motif elicitation，MEME）[114]，使用位置特异性评分矩阵（position-specific scoring matrix，PSSM）作为输入，从输入序列中发现转录因子基序。MEME 方法[114]的各种扩展已经被提出，其中许多扩展方法利用与进化守恒密切相关的信息来提高预测基序的准确性。这些方法包括 EmnEM[115]、orthoMEME[116]、PhyME[117]和 Converge[117]。近年来，人们借助机器学习、深度学习和其他人工智能方法同时取得的进展，提出了几种用于转录因子基序发现的机器学习/深度学习方法。例如，Alipanahi 等人[118]提出了 DeepBind 来预测序列特异性，使用一层 CNN 与 MEMEChIP[119]和 MatrixREDUCE[120]等最先进的方法进行竞争。最近，Quang 等人[121]提出 FactorNet 使用卷积—递归神经网络模型来预测序列特异性，并表明 FactorNet 优于 DeepBind。

对于第二项任务，使用计算方法来检测影响转录因子结合的变异已引起许多研究人员的兴趣。一个最重要的动机是帮助解释全基因组关联分析（GWAS）变异。通过 GWAS 鉴定出的超过 80% 的疾病相关变异位于非编码基因组区域。对于绝大多数非编码 GWAS 变异，其分子和生物学机制在很大程度上仍然难以捉摸。在其与疾病相关的众多潜在原因中，一个重要的原因是遗传变异可以影响转录因子结合。转录因子结合位点的等位基因变异可能导致基因表达失调并最终导致疾病。针对这项重要任务，人们提出了许多方法。例如，Zhou 等人[122]开发了 DeepSEA，这是一种基于深度学习的序列分析器，使用 CNN 块来预测非编码变异的功能影响。具体来说，该方法可预测序列的全面表观遗传状态，包括多种细胞类型中的转录因子结合、DNase Ⅰ 敏感性和组蛋白标记。尽管只有一层 CNN，包括卷积、整流线性单元（ReLU）激活函数和最大池化操作，但 DeepSEA 的性能优于经典的随机森林方法 GWAVA[123]。Define[124]采用 CNN 方法来预测非编码变体对转录因子结合强度的影响，取得了比 DeepSEA 更好的性能。

13.10　单细胞转录组学数据的机器学习和深度学习方法

随着单细胞 RNA 测序（single-cell RNA sequencing，scRNA-seq）的最新发展，遗传学家可以在单细胞水平上分析可扩展的基因表达，从而可以对复杂的生物系统进行高分辨率剖析[125-128]。因为存在许多混杂因素，scRNA-seq 数据的分析仍具有挑战性，例如批次效应、可变灵敏度和基因"丢失"（即技术原因未能捕获 RNA 导致测序读数为零）[125-128]。人们提出了各种机器学习方法来解决上述问题。其中许多方法产生的去噪 scRNA-seq 数据可用于多种任务，例如差异表达、聚类、插补、伪时间轨迹推断和基因调控网络的构建。最近，随着深度学习在各个领域（例如，计算机视觉、自然语言处理、药物发现）取得了巨大成功[129, 130]，许多深度学习方法也渗透 scRNA-seq 数据分析领域，并在许多任务中实现更高的性能。下面仅介绍几种基于深度学习的最先进的 scRNA-seq 数据分析方法。

近几年，Deng 等人[131]提出了一种可扩展的深度递归方法 scScope，可以准确、快速地从数百万个单细胞中识别细胞类型组成。Lopez 等人[132]引入了单细胞变分推理（single cell variational inference, scVI），这是一种可扩展的深度学习框架，用于学习 scRNA-seq 数据的概率表示。scVI 在不同任务（包括聚类和差异表达）上的表现似乎与 MAGIC[133]和 DCA[134]（一种基于自动编码器的深度学习框架）等现有的深度学习方法相当或优于它们，同时考虑了批次效应和有限的灵敏度[135]。一些方法在模拟数据中进行了评估，包括使用 GAN 模拟稀有细胞群[136]。SCANPY[137]是一个基于 Python 的可扩展机器学习工具包，用于 scRNA-seq 数据分析。它整合了许多现有的方法，例如 SEURAT[138]、MONOCLE[139]、SCDE/PAGODA[140]、MAST[141]、CELL RANGER[142]和 SCRAN[143]。与许多现有 R 包相比，SCANPY 的 Python 实现为许多高级且计算效率更高的深度学习库（例如 PyTorch、Keras 和 TensorFlow）提供了一个简单的接口。随着 scRNA-seq 技术和深度学习方法的进步，笔者期望遗传学家能够在统计和计算效率方面获得更多提升的工具，进一步破译单细胞 RNA 测序数据集中的信息。

13.11　基于基因组学的口腔健康中的机器学习和深度学习：文献系统回顾

为了更好地了解使用机器/深度学习方法与遗传或基因组数据来回答口腔健康问题，笔者进行了一项系统评价。

13.11.1　方法

使用 PRISMA 声明中提出的系统评价方法（Moher 等人，2009 年）用于创建检索策略。使用 PubMed 数据库对与口腔健康、机器学习或深度学习以及遗传学或基因组学相关的所有研究进行了全面检索。

搜索于 2020 年 1 月 27 日进行，使用查询：

口腔[标题/摘要]或牙科[标题/摘要]，或"口腔疾病"[MeSH 术语]和"机器学习"[所有领域]，或"深度学习"[所有领域]，或"机器学习"[mh]，或"机器学习"[专业]，或"深度学习"[mh]，或"深度学习"[专业]和"基因组学"[所有领域]，或"基因组学"[mh]，或"基因组学"[专业]，或"遗传学"[所有领域]，不是"评论"[出版物类型]或"评论作为主题的文献"[MeSH 术语]或"评论"[所有字段]。

搜索策略和结果如图 13.2 所示。总共检索出 39 篇文章。本次综述的纳入标准：① 研究必须关注口腔健康；② 研究必须使用机器学习/深度学习方法。排除标准是该研究必须是描述原创研究的原始文献。如果一项研究的摘要中包含口腔健康，则该研究的全文将经过人工审核。如果一项研究使用了机器学习或深度学习方法，则会被纳入评价。39 项研究中有 12 项与口腔健康无关，其余 27 项研究纳入全文评价。在全文审查过程中，有三项研究不符合纳入标准。其中一项研究重点不是口腔健康，一项研究不是原始文献，一项研究没有使用机器或深度学习方法。笔者提取了其余 24 项研究的有关疾病重点、所用方法和研究任务的数据。

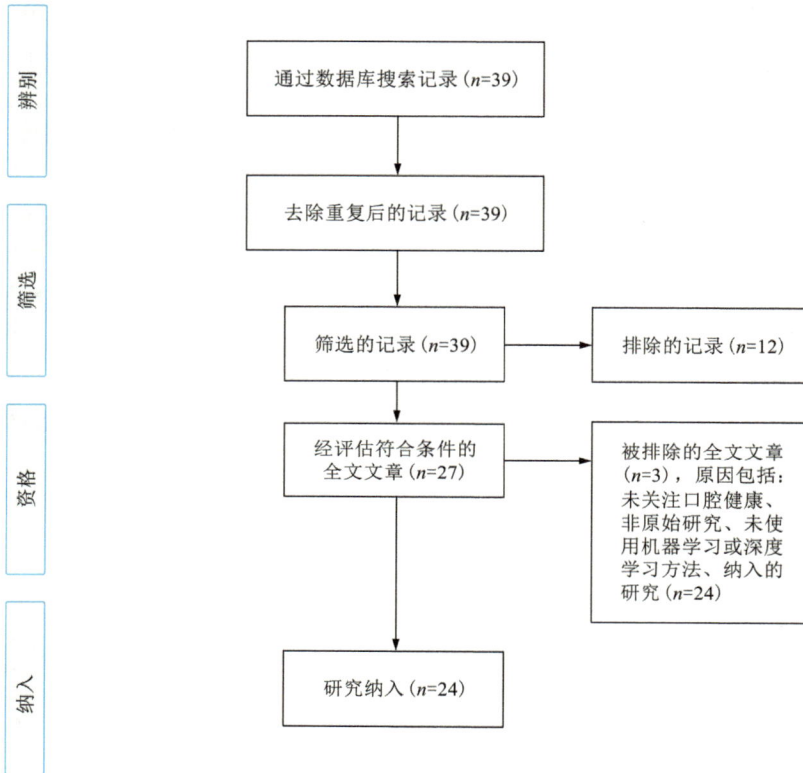

图 13.2　用于系统回顾的 PRISMA 流程图

13.11.2　结果

24 项研究符合审查标准。笔者对每项研究的疾病重点进行审查，以了解口腔健康研究的领域。其中 10 项研究涉及癌症研究，14 项研究涉及其他领域的研究。其他领域和相应数量的研究包括牙周病（4 项）、牙周炎（2 项）、口腔感染（1 项）、唇腭裂（2 项）、龋齿（2 项）、口腔微生物群（1 项）和口腔异味（2 项）。

系统评价中的研究使用了以下分类方法：支持向量机、随机森林、逻辑回归、朴素贝叶斯、最近邻聚类、人工神经网络（artificial neural network，ANN）、决策树和深度神经网络（deep neural network，DNN）。在该评价纳入的所有研究中，8% 的研究（2 项）使用的深度学习方法为 DNN。使用 DNN 的研究旨在对与牙周病相关的口腔微生物群组成进行分析[144]并预测口腔异味[145]。另外 92% 的研究（22 项）仅使用了各种机器学习方法。一半的研究（12 项）在分析中使用单一机器学习方法，而另一半则使用 2~6 个模型进行分类以获得最佳性能。最常用的机器学习方法是支持向量机，在 79% 的研究（19 项）中使用；其次最常用的方法是随机森林，在 33% 的研究（8 项）中使用。各种研究还将机器学习用于特征选择，来确定每个分类任务中最具辨别力的信息。

随后对研究任务进行审查，以了解所有研究中的研究问题。这些研究分为以下研究任务类别：诊断、预测、诊断和预测、预后及机制/生物学。四项研究聚焦于自动诊断。例如，Hsieh 等人[146]提出了一种利用机器学习区分健康受试者与口腔鳞状细胞癌患者的方法。六项研究侧重于预测。Nakano 等人[145]通过使用深度学习检查唾液样本中的微生物群来预测口腔异味。四项研究同时关注预测和诊断。Saxena 等人[147]使用支持向量机首先从唾液和汇集的牙菌斑样本中确定生物标志物的最佳组合，然后使用 ANN 和决策树来区分严重的儿童早期龋齿和无龋齿样本。三项研究侧重于疾病预后。Carnielli 等人[148]使用机器学习方法来预测口腔鳞状细胞癌的预后特征。七项研究重点调查与口腔疾病相关的潜在生物学。例如，Torres 等人[149]鉴定了牙周样本中口腔细菌的基因组。但由于学科领域较为狭窄，各种研究任务存在一定程度的重叠。

13.12 探讨口腔健康遗传学和基因组学中使用机器学习和深度学习的局限性

机器/深度学习在预测和分类中将发挥更重要的作用，以解决复杂的数据结构。与其他疾病领域相比，当前与口腔相关的组学数据研究通常具有较小的样本量，这是使用机器/深度学习的局限。

事实上，越灵活的模型对基础数据的基本假设越少，可能会以更高的方差为代价实现更低的偏差，因此需要更大的样本量来克服更高的方差。机器学习可以被视为一个包含各种工具的工具箱。线性模型位于谱系的左端，而右端是深度学习方法。可以根据 Vapnik-Chervonenkis 维数对该谱进行粗略量化[150]。左边的方法对数据进行了最严格的假设，并且可以用最小样本量来考虑，尽管代价是潜在的高偏差。因此，只有当假设的模型被认为接近事实时，才能使用简单模型。

利用上述方法实现简单的诊断可以抱有一定的信心。幸运的是，在实践中不难找到线性模型发挥作用的例子。相比之下，右端的机器学习方法依赖于大量数据。当有更大的样本量时，可以通过更复杂的模型实现高精度。例如，核支持向量机和随机森林可以揭示线性模型无法发现的非线性相互作用效应。卷积神经网络的表示学习能力成功地将分类错误率降低到低于人为错误水平，但大多数非深度学习方法可能不具备这种能力。

因此，在研究组学数据时，了解机器学习工具箱中可用的方法、如何根据所需样本量和潜在偏差之间的权衡对这些方法进行排序，以及每种方法的其他优缺点，将有助于研究人员最大限度地利用其研究设计和数据。

在这方面，小样本量和高维度是口腔健康组学数据面临的挑战。应谨慎考虑偏差与方差的权衡。鉴于疾病与基因型特征的潜在关联可以通过简单的模型成功地近似，因此考虑经典的统计学习方法。例如可能带有稀疏惩罚或变量筛选后的线性模型和广义线性模型。通过采用贝叶斯框架，可以将领域的先验知识整合到模型中。在这种情况下，即使更小的样本量也可处理。

在样本量相对较小的情况下，仍然可以考虑机器/深度学习算法。机器学习是从完全非参数模型到完全参数模型的方法集合。模型结构越坚固、越简洁，所需的样本量就越小。例如，如果真实模型可以用更少的层和节点来近似，则神经网络将需要更小的样本量。相反，由多层组成的深度学习在没有广泛正则化的情况下，可能无法直接适用于这些小样本设置，甚至根本无法应用。

深度学习应用于小样本数据的一种方法是降维。自动编码器，例如，深度自动编码器（deep autoencoder，DAE）、稀疏自动编码器（sparse autoencoder，SAE）和变分自动编码器（variational autoencoder，VAE）已经成为主成分分析（principal component analysis，PCA）的常用非线性替代方案[151]。自动编码器可以非线性方式找到数据的低维表示。在这方面，自动编码器可以有效地自动确定适用于较小样本量的方法所需的适当假设。获得"组学"数据的低维表示后，就可以学习"组学"数据与疾病状态之间的关联并减少高维度而导致的准确性下降。

通过合并外部数据可以进一步丰富该降维过程。虽然有少量的"组学"数据样本包含疾病状态和其他表型数据，但更多的组学数据可能没有感兴趣的疾病标签。虽然学习疾病预测模型需要所有组成部分的样本，但降维通常不需要疾病标签（即无监督学习），因此可以接受额外或外部数据提供的信息。

这种低表示的"组学"数据可以被输入到更简单的模型中，从小型数据中学习。DeepMicro[152]是在宏基因组学中采用这种基于深度学习的两步法的方法之一。在两步法中，首先在没有疾病标签的情况下学习基因组数据的内在最小信息（即步骤1，通过自动编码器进行无监督学习），然后进一步以监督方式学习基因组数据的低维表示与疾病标签之间的关联（即步骤2）。在步骤2中，可以构建卷积层来反映系统发育树结构的既定知识[153]。最终，样本数量可以随着测序成本的降低而增加。

13.13　口腔健康遗传学和基因组学中机器学习和深度学习的总结和结论

统计和机器学习方法已被用于许多基因组数据分析领域，以回答口腔健康相关问题。疾病表型包括但不限于儿童早期龋齿、牙周炎、腭裂和口腔癌。其面临的挑战之一是疾病表型并不总是明确定义，临床定义可能反映更多症状，而不是与生物学或基因组学机制相关。现在的趋势是使用多个测量/特征来描述表型，而不是使用单个诊断值来定义疾病。同时，基因组数据通常是高维的，具有相关结构，并且可能存在大量缺失数据和零。来自同一受试者队列的多层"组学"数据为更深入地研究疾病提供了机会，但作为下一个数据整合时代，它们也带来了挑战。

本章首先介绍了 ZOE 2.0 中大型队列的示例研究。其次回顾了基于机器学习/深度学习的数据分析方法，以回答生物和临床领域（包括口腔健康领域）的遗传学和基因组学问题。并非所有讨论的方法都已应用于回答口腔健康问题，但它们能够分析更多在口腔健康研究和口腔诊所中收集的"组学"数据，特别是使用基因组学信息进行精准口腔护理。最后讨论了目前样本量相对较小导致机器/深度学习在口腔遗传学和基因组学中应用局限性的原因和考虑。一般来说，已开发或正在开发的机器/深度学习工具可用于回答口腔遗传学和基因组学问题。希望这将有助于口腔健康临床诊断和决策（例如口腔癌、龋齿和牙周炎），正如乳腺癌、肺癌等其他疾病领域一样。

致谢：

这项工作得到了美国国立卫生研究院（NIH）、美国国家牙科和颅面研究所的资助，R03-DE028983to DW and HC，U01-DE025046to KD and HC，NIH R01GM105785，R01HL129132，and R01HL146500to YL，and NLM T15-LM012500to MP.

参考文献

[1]　MCCULLOCH W S, PITTS W. A logical calculus of the ideas immanent in nervous activity[J]. Bull MathBiophys, 1943, 5(4): 115-133.

[2]　PARK W J, PARK J-B. History and application of artificial neural networks in dentistry[J]. Eur J Dent, 2018, 12(04): 594-601.

[3]　LIN E, LANE H-Y. Machine learning and systems genomics approaches for multi-omics data[J]. Biomarker Res, 2017, 5(1): 2.

[4]　KRIZHEVSKY A, SUTSKEVER I, HINTON G E. Image classification with deep convolutional neural networks[C]//Adv Neural Informn Proc Syst. 2012, 25: 1097-1105.

[5]　HUNG M, VOSS M W, ROSALES M N, et al. Application of machine learning for diagnostic prediction of root caries[J]. Gerodontology, 2019, 36(4): 395-404.

[6]　LIU Z, LIU J, ZHOU Z, et al. Differential diagnosis of ameloblastoma and odontogenickeratocyst by machine learning of panoramic radiographs[J]. Int J Comput Assist Radiol Surg, 2021, 16(3): 415-422.

[7]　ABDALLA-ASLAN R, YESHUA T, KABLA D, et al. An artificial intelligence system using machine-learning for automatic detection and classification of dental restorations in panoramic radiography[J]. Oral Surg Oral Med Oral Pathol Oral Radiol, 2020, 130(5): 593-602.

[8]　XIE X, WANG L, WANG A. Artificial neural network modeling for deciding if extractions are necessary prior to orthodontic treatment[J]. AngleOrthod, 2010, 80(2): 262-266.

[9]　MONTENEGRO R D, OLIVEIRA A L, CABRAL G G, et al. A comparative study of machine learning techniques for caries prediction[C]//200820th IEEE International Conference on tools with artificial intelligence. Piscataway, NJ: IEEE, 2008. p.477-481.

[10]　PATIL S, HABIB AWAN K, ARAKERI G, et al. Machine learning and its potential applications to the genomic study of head and neck cancer—a systematic review[J]. J Oral Pathol Med, 2019, 48(9): 773-779.

[11]　KEBSCHULL M, PAPAPANOU P N. Exploring genome-wide expression profiles using machine learning

techniques[M]//Methods Oral Biol. Springer, 2017, 1537: 347-364.

[12] RITCHIE M D, HOLZINGER E R, LI R, et al. Methods of integrating data to uncover genotype-phenotype interactions[J]. Nat Rev Genet, 2015, 16(2): 85-97.

[13] MISRA B B, LANGEFELD C, OLIVIER M, et al. Integrated omics: tools, advances and future approaches[J]. J Mol Endocrinol, 2019, 62(1): R21-R45.

[14] FRÖHLICH H, PATJOSHI S, YEGHIAZARYAN K, et al. Premenopausal breast cancer: potential clinical utility of a multi-omics based machine learning approach for patient stratification[J]. EPMA J, 2018, 9(2): 175-186.

[15] DIVARIS K. Fundamentals of precision medicine[J]. Compend Contin Educ Dent, 2017, 38(8Suppl): 30-32.

[16] SELWITZ R H, ISMAIL A I, PITTS N B. Dental caries[J]. Lancet, 2007, 369(9555): 51-59.

[17] DIVARIS K. Predicting dental caries outcomes in children: a "risky" concept[J]. J Dent Res, 2016, 95(3): 248-254.

[18] BURNE R A, ZENG L, AHN S J, et al. Progress dissecting the oral microbiome in caries and health [J]. Adv Dent Res, 2012, 24(2): 77-80.

[19] MARSH P D. Microbial ecology of dental plaque and its significance in health and disease[J]. Adv Dent Res, 1994, 8(2): 263-271.

[20] NYVAD B, CRIELAARD W, MIRA A, et al. Dental caries from a molecular microbiological perspective [J]. Caries Res, 2013, 47(2): 89-102.

[21] FALSETTA M L, KLEIN M I, COLONNE P M, et al. Symbiotic relationship between Streptococcus mutants and Candida albicans synergizes virulence of plaque biofilms in vivo[J]. Infect Immun, 2014, 82(5): 1968-1981.

[22] DELISLE A L, GUO M, CHALMERS N I, et al. Biology and genome sequence of Streptococcus mutans phage M102AD[J]. Appl EnvironMicrobiol, 2012, 78(7): 2264-2271.

[23] DIVARIS K, JOSHI A. The building blocks of precision oral health in early childhood: the ZOE2. 0study [J]. J Public Health Dent, 2018, 80(Suppl1): S31-S36.

[24] GINNIS J, FERREIRA ZANDONA A G, SLADE G D, et al. Measurement of early childhood Oral health for research purposes: dental caries experience and developmental defects of the enamel in the primary dentition[M]//Methods Mol Biol. 2019: 511-523.

[25] DIVARIS K, SHUNGIN D, RODRIGUEZ-CORTES A, et al. The Supragingival biofilm in early childhood caries: clinical and laboratory protocols and bioinformatics pipelines supporting metagenomics, Metatranscriptomics, and metabolomics studies of the Oral microbiome[M]//Methods Mol Biol. 2019, 2019: 525-548.

[26] HAWORTH S, ESBERG A, LIF HOLGERSON P, et al. Heritability of caries scores, trajectories, and disease subtypes[J]. J Dent Res, 2020, 99(3): 264-270.

[27] SHAFFER J R, FEINGOLD E, WANG X, et al. Heritable patterns of tooth decay in the permanent dentition: principal components and factor analyses[J]. BMC Oral Health, 2012, 12: 7.

[28] GLOBALSURG C, WRITING G, PATIENT R, et al. Global variation in anastomosis and end colostomy formation following left-sided colorectal resection[J]. BJS Open, 2019, 3(3): 403-414.

[29] DIVARIS K. Searching deep and wide: advances in the molecular understanding of dental caries and periodontal disease[J]. Adv Dent Res, 2019, 30(2): 40-44.

［30］WOOD D E, SALZBERG S L. Kraken: Ultrafast metagenomic sequence classification using exact alignments［J］. Genome Biol, 2014, 15(3): R46.

［31］HUSON D H, AUCH A F, QI J, et al. MEGAN analysis of metagenomic data［J］. Genome Res, 2007, 17(3): 377-386.

［32］BRADY A, SALZBERG S. Phymm B L expanded: confidence scores, custom databases, parallelization and more［J］. Nat Methods, 2011, 8(5): 367.

［33］CRAIG J. Complex diseases: research and applications［J］. Nature Education, 2008, 1(1): 184.

［34］The Human Genome Project. 2018; Accessed2020.

［35］The International HapMap Consortium. The international HapMap project［J］. Nature, 2003, 426(6968): 789-796.

［36］The International HapMap Consortium. A haplotype map of the human genome［J］. Nature, 2005, 437: 1299320.

［37］The International HapMap Consortium. A second generation human haplotype map of over3.1million SNPs ［J］. Nature, 2007, 449: 851-861.

［38］The International HapMap Consortium. Integrating common and rare genetic variation in diverse human populations［J］. Nature, 2010, 467(7311): 52-58.

［39］The 1000 Genomes Project Consortium. A map of human genome variation from population-scale sequencing［J］. Nature, 2010, 467(7319): 1061-1073.

［40］ABECASIS G R, AUTON A, BROOKS L D, et al. An integrated map of genetic variation from1,092human genomes［J］. Nature, 2012, 491(7422): 56-65.

［41］The 1000 Genomes Project Consortium. A global reference for human genetic variation［J］. Nature, 2015, 526(7571): 68-74.

［42］MACARTHUR J, BOWLER E, CEREZO M, et al. The new NHGRI-EBI catalog of published genome-wide association studies (GWAS catalog)［J］. Nucleic Acids Res, 2017, 45(D1): D896-D901.

［43］ZHANG Y, LIU J S. Bayesian inference of epistatic interactions in case-control studies［J］. Nat Genet, 2007, 39(9): 1167-1173.

［44］HAN B, CHEN X-W, TALEBIZADEH Z. FEPI-MB: identifying SNPs-disease association using a Markov Blanket-based approach［J］. BMC Bioinform, 2011, 12(Suppl12): S3.

［45］UPPU S, KRISHNA A, GOPALAN R P. A review on methods for detecting SNP interactions in high-dimensional genomic data［J］. IEEE/ACM Trans Comput Biol Bioinform, 2016, 15(2): 599-612.

［46］JIANG R, TANG W, WU X, et al. A random forest approach to the detection of epistatic interactions in case-control studies［J］. BMC Bioinform, 2009, 10(1): S65.

［47］DELOBEL L, GEURTS P, BAELE G, et al. A screening methodology based on random forests to improve the detection of gene-gene interactions［J］. Eur J Hum Genet, 2010, 18(10): 1127-1132.

［48］YOSHIDA M, KOIKE A. SNPInter Forest: a new method for detecting epistatic interactions［J］. BMC Bioinform, 2011, 12(1): 469.

［49］SCHWARZ D F, KÖNIG I R, ZIEGLER A. On safari to random jungle: a fast implementation of random forests for high-dimensional data［J］. Bioinformatics, 2010, 26(14): 1752-1758.

［50］WU Q, YE Y, LIU Y, et al. SNP selection and classification of genome-wide SNP data using stratified sampling random forests［J］. IEEE TransNanobioscience, 2012, 11(3): 216-227.

［51］LIN H Y, ANN CHEN Y, TSAI Y Y, et al. TRM: a powerful two-stage machine learning approach for identifying SNP-SNP interactions[J]. Ann Hum Genet, 2012, 76(1): 53-62.

[52] PAN Q, HU T, MALLEY J D, et al. Supervising random forest using attribute interaction networks[C]// European conference on evolutionary computation, machine learning and data mining in bioinformatics. Berlin: Springer, 2013. p. 104-116.

[53] CHEN S H, SUN J, DIMITROV L, et al. A support vector machine approach for detecting gene-gene interaction[J]. Genetic Epidemiology: The Official Publication of the International Genetic Epidemiology Society, 2008, 32(2): 152-167.

[54] ÖZGÜR A, VU T, ERKAN G, et al. Identifying gene-disease associations using centrality on a literature mined gene-interaction network[J]. Bioinformatics, 2008, 24(13): i277-i285.

[55] SHEN Y, LIU Z, OTT J. Support vector machines with L1penalty for detecting gene-gene interactions [J]. Int J Data Min Bioinform, 2012, 6(5): 463-470.

[56] FANG Y H, CHIU Y F. SVM-based generalized multi-factor dimensionality reduction approaches for detecting gene-gene interactions in family studies[J]. Genet Epidemiol, 2012, 36(2): 88-98.

[57] MARVEL S, MOTSINGER-REIF A. Grammatical evolution support vector machines for predicting human genetic disease association[C]//Proceedings of the14th annual conference companion on Genetic and evolutionary computation2012. p. 595-598.

[58] ZHANG H, WANG H, DAI Z, et al. Improving accuracy for cancer classification with a new algorithm for genes selection[J]. BMCBioinform, 2012, 13(1): 298.

[59] LIN Y, JEON Y. Random forests and adaptive nearest neighbors[J]. J Am Stat Assoc, 2006, 101(474): 578-590.

[60] KOO C L, LIEW M J, MOHAMAD M S, et al. A review for detecting gene-gene interactions using machine learning methods in genetic epidemiology[J]. Biomed Res Int, 2013, 2013: 432375.

[61] ROLLER E, IVAKHNO S, LEE S, et al. Canvas: versatile and scalable detection of copy number variants [J]. Bioinformatics, 2016, 32(15): 2375-2377.

[62] IVAKHNO S, ROLLER E, COLOMBO C, et al. Canvas SPW: calling de novo copy number variants in pedigrees[J]. Bioinformatics, 2018, 34(3): 516-518.

[63] WANG Z, HORMOZDIARI F, YANG W-Y, et al. CNVeM: copy number variation detection using uncertainty of read mapping[J]. J Comput Biol, 2013, 20(3): 224-236.

[64] NGUYEN H T, MERRIMAN T R, BLACK M A. The CNVrd2package: measurement of copy number at complex loci using high-throughput sequencing data[J]. Front Genet, 2014, 5: 248.

[65] MILLER C A, HAMPTON O, COARFA C, et al. ReadDepth: a parallel R package for detecting copy number alterations from short sequencing reads[J]. PLoS One, 2011, 6(1): e16327.

[66] AURE M R, VITELLI V, JERNSTRÖM S, et al. Integrative clustering reveals a novel split in the luminal A subtype of breast cancer with impact on outcome[J]. Breast Cancer Res, 2017, 19(1): 44.

[67] KARIM M R, RAHMAN A, JARES J B, et al. A snapshot neural ensemble method for cancer-type prediction based on copy number variations[J]. Neural Comput & Applic, 2019: 1-19.

[68] ALSHIBLI A, MATHKOUR H. A shallow convolutional learning network for classification of cancers based on copy number variations[J]. Sensors, 2019, 19(19): 4207.

[69] FORTIN J-P, TRICHE T J JR, HANSEN K D. Preprocessing, normalization and integration of the Illumina Human Methylation EPIC array with minfi[J]. Bioinformatics, 2017, 33(4): 558-560.

[70] ROBERTSON K D. DNA methylation and human disease[J]. Nat Rev Genet, 2005, 6(8): 597-610.

［71］ JIANG Y, OLDRIDGE D A, DISKIN S J, et al. CODEX：a normalization and copy number variation detection method for whole exome sequencing［J］. Nucleic Acids Res, 2015, 43(6)：e39-e.

［72］ WANG K, LI M, HADLEY D, et al. PennCNV：an integrated hidden Markov model designed for high-resolution copy number variation detection in whole-genome SNP genotyping data［J］. Genome Res, 2007, 17(11)：1665-1674.

［73］ COLELLA S, YAU C, TAYLOR J M, et al. Quanti SNP：an objective Bayes hidden-Markov model to detect and accurately map copy number variation using SNP genotyping data［J］. Nucleic Acids Res, 2007, 35(6)：2013-2025.

［74］ ZHANG Z, CHENG H, HONG X, et al. EnsembleCNV：an ensemble machine learning algorithm to identify and genotype copy number variation using SNP array data［J］. Nucleic Acids Res, 2019, 47(7)：e39-e.

［75］ POUNRAJA V K, JAYAKAR G, JENSEN M, et al. A machine-learning approach for accurate detection of copy number variants from exome sequencing［J］. Genome Res, 2019, 29(7)：1134-1143.

［76］ POPLIN R, CHANG P-C, ALEXANDER D, et al. A universal SNP and small-indel variant caller using deep neural networks［J］. Nat Biotechnol, 2018, 36(10)：983-987.

［77］ HILL T, UNCKLESS R L. A deep learning approach for detecting copy number variation in next-generation sequencing data［J］. G3：Genes, Genomes, Genetics, 2019, 9(11)：3575-3582.

［78］ ZHANG Y, JIN L, WANG B, et al. DL-CNV：a deep learning method for identifying copy number variations based on next generation target sequencing［J］. Math Biosci Eng：MBE, 2019, 17(1)：202-215.

［79］ JIANG Y, QIU Y, MINN A J, et al. Assessing intratumor heterogeneity and tracking longitudinal and spatial clonal evolutionary history by next-generation sequencing［J］. Proc Natl Acad Sci, 2016, 113(37)：E5528-E5537.

［80］ LIU J, HALLORAN J T, BILMES J A, et al. Comprehensive statistical inference of the clonal structure of cancer from multiple biopsies［J］. Sci Rep, 2017, 7(1)：1-13.

［81］ HOLDER L B, HAQUE M M, SKINNER M K. Machine learning for epigenetics and future medical applications［J］. Epigenetics, 2017, 12(7)：505-514.

［82］ NI P, HUANG N, ZHANG Z, et al. DeepSignal：detecting DNA methylation state from Nanopore sequencing reads using deep-learning［J］. Bioinformatics, 2019, 35(22)：4586-4595.

［83］ ANGERMUELLER C, LEE H J, REIK W, et al. Deep-CpG：accurate prediction of single-cell DNA methylation states using deep learning［J］. Genome Biol, 2017, 18(1)：67.

［84］ ZHANG W, SPECTOR T D, DELOUKAS P, et al. Predicting genome-wide DNA methylation using methylation marks, genomic position, and DNA regulatory elements［J］. Genome Biol, 2015, 16(1)：14.

［85］ ZHANG G, HUANG K C, XU Z, et al. Across-platform imputation of DNA methylation levels incorporating nonlocal information using penalized functional regression［J］. Genet Epidemiol, 2016, 40(4)：333-340.

［86］ ZENG H, GIFFORD D K. Predicting the impact of non-coding variants on DNA methylation［J］. Nucleic Acids Res, 2017, 45(11)：e99-e.

［87］ CAPPER D, JONES D T, SILL M, et al. DNA methylation-based classification of central nervous system tumours［J］. Nature, 2018, 555(7697)：469-474.

［88］CAI Z, XU D, ZHANG Q, et al. Classification of lung cancer using ensemble-based feature selection and machine learning methods［J］. Mol BioSyst, 2015, 11(3)：791-800.

［89］WEI S H, BALCH C, PAIK H H, et al. Prognostic DNA methylation biomarkers in ovarian cancer ［J］. Clin Cancer Res, 2006, 12(9)：2788-2794.

［90］ARAN D, SABATO S, HELLMAN A. DNA methylation of distal regulatory sites characterizes dysregulation of cancer genes［J］. Genome Biol, 2013, 14(3)：R21.

［91］FORCATO M, NICOLETTI C, PAL K, et al. Comparison of computational methods for Hi-C data analysis ［J］. Nat Methods, 2017, 14(7)：679-685.

［92］RAO S S, HUNTLEY M H, DURAND N C, et al. A3D map of the human genome at kilobase resolution reveals principles of chromatin looping［J］. Cell, 2014, 159(7)：1665-1680.

［93］BONEV B, MENDELSON COHEN N, SZABO Q, et al. Multi-scale 3D genome rewiring during mouse neural development［J］. Cell, 2017, 171(3)：557-572. e24.

［94］JIN F, LI Y, DIXON J R, et al. A high-resolution map of the three-dimensional chromatin interactome in human cells［J］. Nature, 2013, 503(7475)：290-294.

［95］ZHANG Y, AN L, XU J, et al. Enhancing Hi-C data resolution with deep convolutional neural network HiCPlus［J］. Nat Commun, 2018, 9(1)：750.

［96］LIU T, WANG Z. HiCNN：a very deep convolutional neural network to better enhance the resolution of Hi-C data［J］. Bioinformatics, 2019, 35(21)：4222-4228.

［97］LIU Q, LV H, JIANG R. hicGAN infers super resolution Hi-C data with generative adversarial networks ［J］. Bioinformatics, 2019, 35(14)：i99-i107.

［98］LAJOIE B R, DEKKER J, KAPLAN N. The Hitchhiker's guide to Hi-C analysis：practical guidelines ［J］. Methods, 2015, 72：65-75.

［99］YAFFE E, TANAY A. Probabilistic modeling of Hi-C contact maps eliminates systematic biases to characterize global chromosomal architecture［J］. Nat Genet, 2011, 43(11)：1059-1065.

［100］HU M, DENG K, SELVARAJ S, et al. HiCNorm：removing biases in Hi-C data via Poisson regression ［J］. Bioinformatics, 2012, 28(23)：3131-3133.

［101］IMAKAEV M, FUDENBERG G, MCCORD R P, et al. Iterative correction of Hi-C data reveals hallmarks of chromosome organization［J］. Nat Methods, 2012, 9(10)：999-1003.

［102］LI Y, HU M, SHEN Y. Gene regulation in the3D genome［J］. Hum Mol Genet, 2018, 27(R2)：R228-R233.

［103］YU M, REN B. The three-dimensional Organization of Mammalian Genomes［J］. Annu Rev Cell Dev Biol, 2017, 33：265-289.

［104］CROWLEY C, YANG Y, QIU Y, et al. FIREcaller：an R package for detecting frequently interacting regions from Hi-C data［J］. bioRxiv, 2019, 619288.

［105］SCHMITT A D, HU M, JUNG I, et al. A compendium of chromatin contact maps reveals spatially active regions in the human genome［J］. Cell Rep, 2016, 17(8)：2042-2059.

［106］RAO SUHAS S P, HUNTLEY MIRIAM H, DURAND NEVA C, et al. A 3D map of the human genome at kilobase resolution reveals principles of chromatin looping［J］. Cell, 2014, 159(7)：1665-1680.

［107］KAUL A, BHATTACHARYYA S, AY F. Identifying statistically significant chromatin contacts from Hi-C data with FitHiC2［J］. Nat Protoc, 2020, 15(3)：991-1012.

［108］AY F, BAILEY T L, NOBLE W S. Statistical confidence estimation for Hi-C data reveals regulatory chromatin contacts[J]. Genome Res, 2014.

[109] JURIC I, YU M, ABNOUSI A, et al. MAPS: Model-based analysis of long-range chromatin interactions from PLAC-seq and HiChIP experiments[J]. PLoS Comput Biol, 2019, 15(4): e1006982.

[110] XU Z, ZHANG G, JIN F, et al. A hidden Markov random field-based Bayesian method for the detection of long-range chromosomal interactions in Hi-C data[J]. Bioinformatics, 2016, 32(5): 650-656.

[111] XU Z, ZHANG G, WU C, et al. Fast HiC: a fast and accurate algorithm to detect long-range chromosomal interactions from Hi-C data[J]. Bioinformatics, 2016, 32(17): 2692-2695.

[112] AY F, BAILEY T L, NOBLE W S. Statistical confidence estimation for Hi-C data reveals regulatory chromatin contacts[J]. Genome Res, 2014, 24(6): 999-1011.

[113] LAWRENCE C E, REILLY A A. An expectation maximization (EM) algorithm for the identification and characterization of common sites in unaligned biopolymer sequences[J]. Proteins, 1990, 7(1): 41-51.

[114] BAILEY T L, WILLIAMS N, MISLEH C, et al. MEME: discovering and analyzing DNA and protein sequence motifs[J]. Nucleic Acids Res, 2006, 34(Web Server issue): W369-W373.

[115] MOSES A M, CHIANG D Y, EISEN M B. Phylogenetic motif detection by expectation-maximization on evolutionary mixtures[C]//Pac Symp Biocomput. 2004: 324-335.

[116] PRAKASH A, BLANCHETTE M, SINHA S, et al. Motif discovery in heterogeneous sequence data[C]//Pac Symp Biocomput. 2004: 348-359.

[117] SINHA S, BLANCHETTE M, TOMPA M. PhyME: A probabilistic algorithm for finding motifs in sets of orthologous sequences[J]. BMC Bioinform, 2004, 5: 170.

[118] ALIPANAHI B, DELONG A, WEIRAUCH M T, et al. Predicting the sequence specificities of DNA-and RNA-binding proteins by deep learning[J]. Nat Biotechnol, 2015, 33(8): 831-838.

[119] MACHANICK P, BAILEY T L. MEME-ChIP: motif analysis of large DNA datasets[J]. Bioinformatics, 2011, 27(12): 1696-1697.

[120] FOAT BC, MOROZOV A V, BUSSEMAKER H J. Statistical mechanical modeling of genome-wide transcription factor occupancy data by MatrixREDUCE[J]. Bioinformatics, 2006, 22(14): e141-e149.

[121] QUANG D, XIE X. FactorNet: a deep learning framework for predicting cell type specific transcription factor binding from nucleotide-resolution sequential data[J]. Methods, 2019, 166: 40-47.

[122] ZHOU J, TROYANSKAYA O G. Predicting effects of non-coding variants with deep learning-based sequence model[J]. Nat Methods, 2015, 12(10): 931-934.

[123] RITCHIE G R, DUNHAM I, ZEGGINI E, et al. Functional annotation of noncoding sequence variants [J]. Nat Methods, 2014, 11(3): 294-296.

[124] WANG M, TAI C, WEINAN E, et al. DeFine: Deep convolutional neural networks accurately quantify intensities of transcription factor-DNA binding and facilitate evaluation of functional non-coding variants [J]. Nucleic Acids Res, 2018, 46(11): e69.

[125] STUART T, BUTLER A, HOFFMAN P, et al. Comprehensive integration of single-cell data[J]. Cell, 2019, 177(7): 1888-1902. e21.

[126] ADEY A C. Integration of single-cell genomics datasets[J]. Cell, 2019, 177(7): 1677-1679.

[127] WELCH J D, KOZAREVA V, FERREIRA A, et al. Single-cell multi-omic integration compares and contrasts features of brain cell identity[J]. Cell, 2019, 177: 1873-1887. e17.

[128] LI G, YANG Y, VAN BUREN E, et al. Dropout imputation and batch effect correction for single-cell RNA

sequencing data[J]. J Bio-X Res, 2019, 2(4): 169-177.

[129] BENGIO Y. Learning deep architectures for AI[J]. Foundations and trends® in Mach Learn, 2009, 2 (1): 1-127.

[130] ZHANG X, ZHAO J, LECUN Y. Character-level convolutional networks for text classification[C]//Adv Neural Inform Proc Syst. 2015: 649-657.

[131] DENG Y, BAO F, DAI Q, et al. Scalable analysis of cell-type composition from single-cell transcriptomics using deep recurrent learning[J]. Nat Methods, 2019, 16(4): 311-314.

[132] LOPEZ R, REGIER J, COLE M B, et al. Deep generative modeling for single-cell transcriptomics [J]. Nat Methods, 2018, 15(12): 1053-1058.

[133] VAN DIJK D, SHARMA R, NAINYS J, et al. Recovering gene interactions from single-cell data using data diffusion[J]. Cell, 2018, 174(3): 716-729. e27.

[134] ERASLAN G, SIMON L M, MIRCEA M, et al. Single-cell RNA-seq denoising using a deep count autoencoder[J]. Nat Commun, 2019, 10(1): 1-14.

[135] WAY G P, GREENE C S. Bayesian deep learning for single-cell analysis[J]. Nat Methods, 2018, 15(12): 1009-1010.

[136] GOODFELLOW I, POUGET-ABADIE J, MIRZA M, et al. Generative adversarial nets[C]//Adv Neural Inform Process Syst. 2014, 3: 2672-2680.

[137] WOLF F A, ANGERER P, THEIS F J. SCANPY: Large-scale single-cell gene expression data analysis [J]. Genome Biol, 2018, 19(1): 15.

[138] SATIJA R, FARRELL J A, GENNERT D, et al. Spatial reconstruction of single-cell gene expression data [J]. Nat Biotechnol, 2015, 33(5): 495-502.

[139] TRAPNELL C, CACCHIARELLI D, GRIMSBY J, et al. The dynamics and regulators of cell fate decisions are revealed by pseudotemporal ordering of single cells[J]. Nat Biotechnol, 2014, 32(4): 381.

[140] KHARCHENKO P V, SILBERSTEIN L, SCADDEN D T. Bayesian approach to single-cell differential expression analysis[J]. Nat Methods, 2014, 11(7): 740.

[141] FINAK G, MCDAVID A, YAJIMA M, et al. MAST: A flexible statistical framework for assessing transcriptional changes and characterizing heterogeneity in single-cell RNA sequencing data[J]. Genome Biol, 2015, 16(1): 278.

[142] ZHENG G X, TERRY J M, BELGRADER P, et al. Massively parallel digital transcriptional profiling of single cells[J]. Nat Commun, 2017, 8(1): 1-12.

[143] LUN A T, MCCARTHY D J, MARIONI J C. A step-by-step workflow for low-level analysis of single-cell RNA-seq data with Bioconductor[J]. F1000Research, 2016, 5: 2122.

[144] CHEN W-P, CHANG S-H, TANG C-Y, et al. Composition analysis and feature selection of the oral microbiota associated with periodontal disease[J]. Biomed Res Int, 2018.

[145] NAKANO Y, SUZUKI N, KUWATA F. Predicting oral malodour based on the microbiota in saliva samples using a deep learning approach[J]. BMC Oral Health, 2018, 18(1): 128.

[146] HSIEH C-H, CHEN W-M, HSIEH Y-S, et al. A novel multi-gene detection platform for the analysis ofmiRNA expression[J]. Sci Rep, 2018, 8(1): 1-9.

[147] SAXENA D, CAUFIELD P W, LI Y, et al. Genetic classification of severe early childhood caries by use of subtracted DNA fragments from Streptococcus mutans[J]. J Clin Microbiol, 2008, 46(9): 2868-2873.

[148] CARNIELLI C M, MACEDO C C S, DE ROSSI T, et al. Combining discovery and targeted proteomics

reveals a prognostic signature in oral cancer[J]. Nat Commun, 2018, 9(1): 117.

[149] TORRES P J, THOMPSON J, MCLEAN J S, et al. Discovery of a novel periodontal disease-associated bacterium[J]. Microb Ecol, 2019, 77(1): 267-276.

[150] VAPNIK V. The nature of statistical learning theory [M]. Berlin: Springer Science & Business Media, 2000.

[151] KRAMER M A. Nonlinear principal component analysis usingautoassociative neural networks[J]. AICHE J, 1991, 37(2): 233-243.

[152] OH M, ZHANG L. DeepMicro: deep representation learning for disease prediction based on microbiome data[J]. Sci Rep, 2020, 10(1): 1-9.

[153] REIMAN D, METWALLY A, DAI Y, et al. PopPhy-CNN: A phylogenetic tree embedded architecture for convolutional neural networks to predict host phenotype from metagenomic data[J]. IEEE J Biomed Health Inform, 2020, 24(10): 2993-3001.

第十四章
机器/深度学习与有限元建模分析

Yan-Ting Lee，Tai-Hsien Wu，Mei-Ling Lin，Ching-Chang Ko

14.1　引言

有限元分析(fenite element analysis，FEA)采用一种数字化技术，即有限元方法(finite element method，FEM)来模拟既定的物理现象，如静态结构分析、稳态热力分析和动态分析。本章将简要介绍传统有限元分析的理论基础和实施步骤，并着重讨论该方法在临床应用中的局限性和挑战。

一个质量连续的物理系统兼具几何特性和材料特性，其系统现象可用复杂的数学模型来表达。这些数学模型由偏微分方程(partial differential equations，PDE)和边界条件(boundary conditions，BC)组成，共同构成了边界值问题(boundary value problem，BVP)。该边界值问题的解决方案可以全面地代表该物理系统的响应模式。这些偏微分方程被称为其对应物理问题的支配方程。例如，在结构分析问题中，力的平衡、胡克定律和应变—位移关系是其支配方程；表面载荷、重力、零位移等可作为边界条件；结构主体的位移、应变和应力则为该系统的响应内容。

边界值问题的解析解(即格林函数)通常只适用于几何结构和边界条件非常简单的结构。换而言之，在几何形状和边界条件复杂的实际问题中，往往无法获得解析解。在这种情况下，需要使用有限元等计算模拟方法对边界值问题进行数值求解。有限元方法将几何

*　Y. -T. Lee
　　美国北卡罗来纳大学教堂山分校亚当斯牙科学院口腔和颅面健康科学部
　　T. -H. Wu · C. -C. Ko
　　美国俄亥俄州立大学牙科学院正畸科
　　电子邮件：ko. 367@ osu. edu
　　M. -L. Lin
　　美国德克萨斯大学圣安东尼奥健康科学中心健康专业学院职业治疗系
　　Springer Nature Switzerland AG2021
　　C. -C. Ko et al. (eds.)，*Machine Learning in Dentistry*，
　　https://doi. org/10. 1007/978-3-030-71881-7_14

体划分为更小的单元(如三角形),单元之间由节点(如顶点)连接。这种离散化过程称为网格划分。因此,支配方程变成了代数方程组。方程组的解代表了所有节点和单元上的响应。此外,根据相邻节点和单元的插值函数(形状函数),可以在几何结构的任何位置求解。这就意味着系统的复杂数学模型可完全通过数值方法求解。在口腔领域,研究人员利用有限元分析对复杂的牙科结构进行生物力学分析,包括托槽、弓丝、牙釉质、牙本质、修复体、牙髓、牙周膜和硬骨板[1, 2]。

生成有限元几何结构有两种方法。第一种方法是通过计算机辅助设计(computer-aided design,CAD)软件。三维牙科几何结构,如弓丝、种植体和托槽,都可以用 CAD 软件生成。图 14.1 列举了一个使用 Solidworks 设计的包含 4 颗牙齿、托槽和弓丝的生死单元几何结构。其中,弓丝上设计了 0.45 mm 的台阶曲以压低侧切牙(https://www.solidworks.com/)。另一种生成有限元几何结构的方法是对患者的扫描图像进行三维重建,如计算机断层扫描(CT)和磁共振成像(MRI)。值得注意的是,这些图像重建过程非常耗时、昂贵、存在操作误差,且受图像质量等不确定因素的影响。

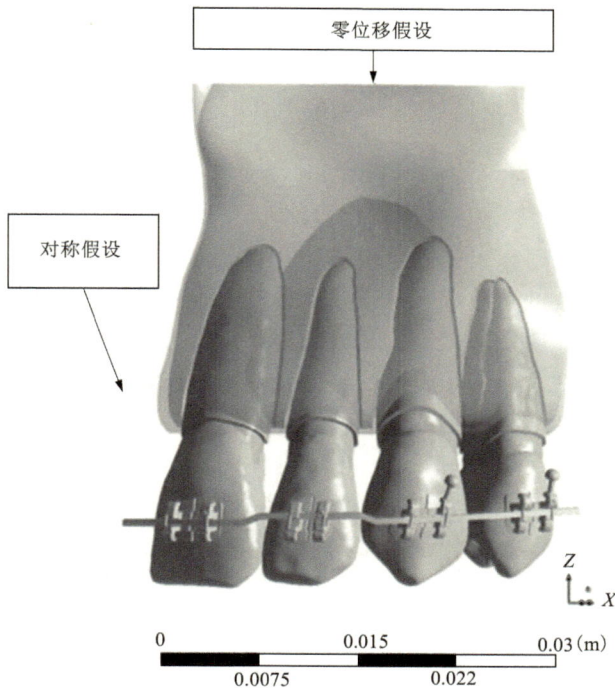

注:带有托槽的四颗牙齿的生死单元有限元模型,0.45 mm 弓丝弯制了阶梯曲以压低侧切牙。
本例说明了两种边界条件。模型顶部采用零位移假设,正中矢状面采用对称假设。

图 14.1　带有托槽的四颗牙齿的生死单元有限元模型[2]

此外,材料特性是根据真实的实验数据测量或基于合理的假设进行简化获得。使用材料特性的真实实验数据有助于获得更真实的模拟结果,但其计算成本可能更高,甚至可能导致收敛问题。

网格划分(或离散化)有助于将自由度从无限降低到有限。不同网格的选定很大程度地依赖操作者对有限元和单元类型的熟悉程度。例如，粗网格可以减少计算负载，但会导致产生不准确和无意义的结果。相反，精细网格由于节点和元素较多，可以生成更准确的结果，但会增加计算负载。因此，应针对不同的模拟问题分配不同类型的网格，以便在准确度和计算速度之间取得平衡。

边界条件是基于相应的物理问题来设置的。若相应的物理问题过于复杂，研究人员根据可接受的假设简化边界条件。如图 14.1 所示，在 4 颗牙生死单元有限元模型的顶部设定了零位移假设。尽管该区域在现实中可能会有一些移动，但由于位移太小且远离所关注的区域，因而可以被忽略。根据圣维南(Saint-Venant)原理，只要载荷的合力是正确的，其在远离施加区域的精确分布并不重要。该示例中，正中矢状面的边界条件是对称约束，因而减少了计算负载。

总而言之，在口腔领域应用有限元分析的局限性包括模拟时间长和依赖操作者经验的预处理操作。为了解决这些障碍，研究人员提出采用了机器学习(ML)方法来增强有限元分析处理能力。

14.2 机器学习用于有限元分析的几何重建

针对特定患者的有限元分析研究通常需要手动几何重建并生成有限元模型网格。这一过程非常耗时，建议由该领域专家实施，以尽量减少误差。这个过程限制了有限元分析在有时效性要求的临床应用和大样本研究中应用。为了应对这一挑战，Liang 等人[3]开发了一种基于机器学习算法的计算建模框架，以实现几何重建过程的自动化。在这个研究中，他们基于机器学习的图像分析方法，从 CT 图像对主动脉瓣进行了三维几何重建。重建后的几何结构可直接用作有限元模型。对比专家采用自动重建方法对 10 例患者进行的几何重建结果，平均差异为 0.69 mm。根部表面的瓣膜小叶标记和附着曲线均可被识别，并通过建模拟合重建了瓣膜小叶的有限元模型。他们分别采用手动和自动几何重建对 7 名患者主动脉瓣闭合进行了有限元分析。有限元分析中变形的瓣叶几何结构平均差异为 1.57 mm。这些结果表明，采用机器学习建模框架生成有限元模型有望取代耗时的手工重建模型过程。

14.3 利用机器学习降低有限元分析中的计算成本

在 14.2 节讨论了如何应用机器学习为有限元分析生成几何结构，本节将回顾两项研究，这两项研究应用机器学习来攻克有限元分析普遍存在的缺点，即高计算成本。从批判的角度去思考，我们能否绕过耗时的模拟过程，从而直接获得结果？

Liang 等人[4]的研究回答了这个问题。2017 年，Liang 等人利用机器学习的方法研究了形状特征与升主动脉瘤(ascending aortic aneurysm，AsAA)之间的关系，并对 AsAA 的风险进行了定量预测[4]。他们通过三维 CT 图像重建了 25 名 AsAA 患者的主动脉形状。他们开发了基于主成分分析（principal component analysis，PCA）的统计形状模型（statistical shape model，SSM），用于描述研究样本的形状分布。图 14.2 为重建工作示意图。该研究共生成了 729 个具有代表性的形状，其中四边形表面网格包含 5000 个节点和 4950 个单元。根据前期实验[5]所得的材料属性，他们对每种代表性的几何形状进行了有限元分析，并将有限元分析结果与实验研究及改良的后向位移法[6-10]相结合，确定了风险分值。通过支持向量机（support vector machine，SVM）和支持向量回归（support vector regression，SVR）[11, 12]确定了形状特征与风险评分之间的关系。对机器学习结果进行了十倍交叉验证。基于使用 SSM 参数（如形状特征）的 SVM 分类，其分级准确率的平均风险为 95.58%。使用相同参数的 SVR 回归，平均回归误差为 0.0332。研究结果表明，使用 SSM 参数作为强形状特征来预测风险评分与有限元分析是一致的。进行一次有限元分析过程平均需要约 30 分钟，如果出现数值收敛问题，处理时间将更长。相比之下，SVM 和 SVR 只需要几秒钟就可以完成预测。这个例子显示了使用机器学习的方法解决基于有限元分析的分类问题的潜力。然而，是否可以用机器学习的方法代替有限元分析，但仍获得有限元分析的结果（例如，应力分布图）

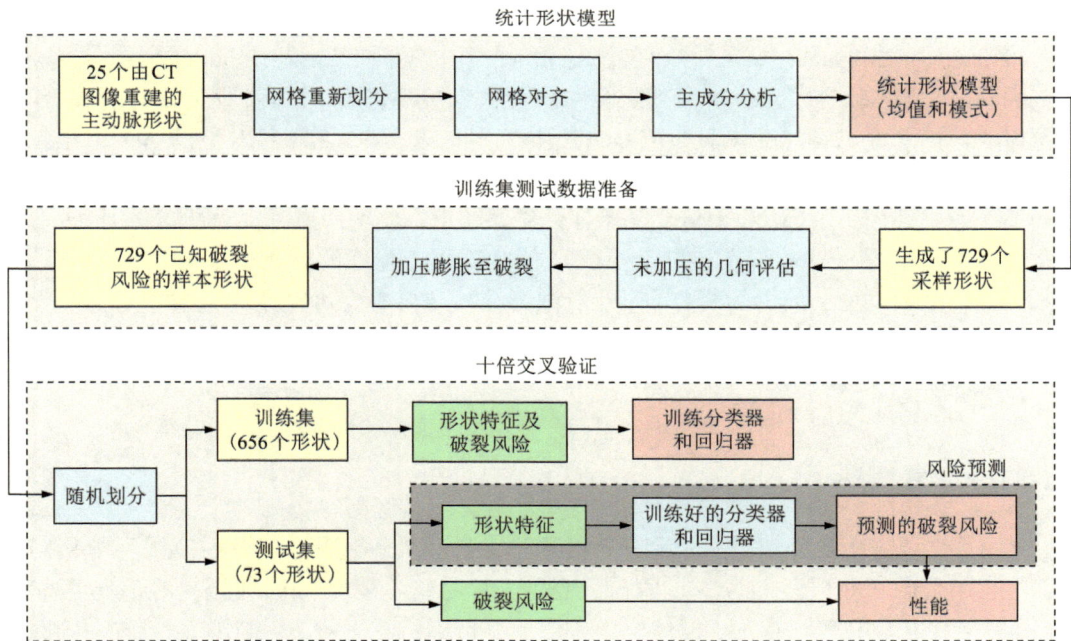

图 14.2　建模、模拟和评估流程[4]

该研究团队随后回答了这个问题。2018 年，Liang 等人[13]进一步开发了一种深度学习（DL）模型，用于直接评估主动脉的应力分布。在该研究中，他们结合了之前基于机器学习的几何重建和力学分析工作，提供了一个全自动的特定患者建模工作流程，以满足有时效性要求的临床应用需求。该力学分析以解剖模型为输入，直接输出有限元应力分析结果。他们设计并分别进行了训练了三个深度学习模块，以完成此项任务。第一个模块为形状编码模块，该神经网络将形状作为输入并将其编码为形状编码。该模块的参数由主成分分析获得。第二个模块为非线性映射模块。它是将形状编码映射为应力编码的多层神经网络。第三个模块是应力解码和编码模块，是具有多层和线性单元的双向神经网络。在该模块中，从有限元分析获得的主动脉壁应力分布被编码为应力代码，通过非线性映射得到的应力代码则被解码为应力分布。该模块的参数是通过低阶近似法（low-rank approximation，LRA）获得的。使用十倍交叉验证法对这个深度学习系统的性能进行评估，发现 Von Mises 应力分布和应力峰值的平均误差分别为 0.492% 和 0.891%。这些结果表明，与传统有限元分析方法相比，机器学习方法可以在不牺牲精度的情况下加快计算速度。

14.4 以有限元分析结果作为特征之一在机器学习的分类任务中的应用

在 14.3 节中，笔者指出了训练机器学习模型对疾病风险进行分级的可能性，以此绕过耗时的有限元分析过程。本节将进一步介绍另一种有限元分析与机器学习结合的方式，即将有限元分析结果作为分类预测的输入特征。

2013 年，Nishiyama 等人[14] 使用定量计算机断层扫描（quantitative computed tomography，QCT）和有限元分析来判断女性是否患有髋部骨折。20 名股骨颈骨折和 15 名股骨粗隆骨折女性患者接受了髋关节 QCT 扫描。同时还对 35 名年龄匹配的对照组患者进行了扫描。通过有限元分析评估髋部在典型侧向摔倒情况下的骨硬度和骨破坏载荷。在其分类任务中采用了 SVM 和十倍交叉验证。结果表明，仅使用有限元分析区分骨折/非骨折女性的准确率为 82.9%。将有限元分析与股骨颈和全髋部的体积骨矿密度测量相结合时，准确率为 91.4%。他们的研究表明，有限元分析结果本身可以作为机器学习分类任务的一个重要特征。将有限元分析结果与其他特征结合进行机器学习，可以进一步提高分类任务的准确率。

14.5 讨论和结论

本章中，首先简要介绍了有限元分析的理论基础和处理过程，以及将有限元分析与机器学习相结合的一些可能的方式。值得注意的是，尽管本章回顾的应用是在其他医学领域，不是直接在口腔领域应用，但这也为有限元分析和机器学习方法在口腔领域中的联合应用奠定了基础。例如，Liang 等人[13] 使用机器学习自动生成了主动脉壁模型。由于很难从 CT 或锥形束 CT 中获得牙周膜模型，也可能使用同样的技术来自动生成模型。此外，使用机器学习代替有限元分析是另一条有前景的路径，它可以显著减少计算时间并实时获得结果。随着数字化牙科的兴起（如无托槽隐形矫治），机器学习–有限元分析可能将简化正畸患者的个性化力学设计。与其他应用机器学习–有限元分析的医疗领域相比，口腔领域研究问题的几何结构和边界条件通常更为复杂，这意味着将其应用于口腔领域之前，还需要对结合过程进行更多的调整。重温第 14.3 节中提出的问题，可以得出结论：结合有限元分析与机器学习的方法在克服有限元分析的缺点(如计算时间长和操作者知识依赖性高)方面表现出优势。此外,训练数据在机器学习中,尤其是在深度学习中发挥着最重要的作用。有限元分析的结果也可作为训练数据的一种,因此有限元分析与机器学习的结合也能提高分类问题中预测的准确性。

参考文献

[1] TRIVEDI S. Finite element analysis: a boon to dentistry[J]. J Oral Biol Craniofacial Res, 2014, 4(3): 200-203.

[2] Uhlir R, Mayo V, Lin P H, et al. Biomechanical characterization of the periodontal ligament: Orthodontic tooth movement[J]. Angle Orthod, 2016, 87: 183-192.

[3] LIANG L, KONG F, MARTIN C, et al. Machine learning-based 3D geometry reconstruction and modeling of aortic valve deformation using 3D computed tomog-raphy images[J]. Int J Numer Method Biomed Eng, 2017, 33: e2827.

[4] LIANG L, LIU M, MARTIN C, et al. A machine learning approach to investigate the relationship between shape features and numerically predicted risk of ascending aortic aneurysm [J]. Biomech Model Mechanobiol, 2017, 16(5): 1519-1533.

[5] MARTIN C, SUN W, PHAM T, et al. Predictive biomechanical analysis of ascending aortic aneurysm rupture potential[J]. Acta Biomater, 2013, 9: 9392-9400.

[6] WEISBECKER H, PIERCE D M, HOLZAPFEL G A. A generalized prestressing algorithm for finite element simulations of preloaded geometries with application to the aorta[J]. Int J Numer Method Biomed Eng, 2014, 30: 857-872.

[7] RAGHAVAN M L, MA B, FILLINGER M F. Non-invasive determination of zero-pressure geometry of arterial aneurysms[J]. Ann Biomed Eng, 2006, 34: 1414-1419.

[8] LU J, ZHOU X, RAGHAVAN M L. Computational method of inverse elastostatics for anisotropic hyperelastic solids[J]. Int J Numer Methods Eng, 2007, 69: 1239-1261.

[9] GEE M W, FÖRSTER C, WALL W A. A computational strategy for prestressing patient-specific biomechanical problems under finite deformation[J]. Int J Numer Method Biomed Eng, 2010, 26: 52-72.

[10] MARTIN C, SUN W, ELEFTERIADES J. Patient-specific finite element analysis of ascending aorta aneurysms[J]. Am J Physiol Circ Physiol, 2015, 308: H1306-1316.

[11] CHANG C C, LIN C J. LIBSVM: a library for support vector machines[J]. ACM Trans Intell Syst Technol, 2011, 2: 27.

[12] CORTES C, VAPNIK V. Support-vector networks[J]. Mach Learn, 1995, 20: 273-297.

[13] LIANG L, LIU M, MARTIN C, et al. A deep learning approach to estimate stress distribution: a fast and accurate surrogate of finite-element analysis[J]. J R Soc Interface, 2018, 15: 20170844.

[14] NISHIYAMA K K, ITO M, HARADA A, et al. Classification of women with and without hip fracture based on quantitative computed tomography and finite element analysis[J]. Osteoporos Int, 2014, 25: 619-626.